马良坤 主编

协和医生说怀孕

副主编　王冬军

编　委（按姓氏笔画排序）

史亦丽　丛　卉

李　宁　张　砡

胡惠英　段艳平

人民卫生出版社
·北京·

PREFACE

前言

　　翻开这本书的时候，你应该已经在为孕育小宝宝做准备了。关于备孕，关于怀胎十月，关于分娩，你应该有很多的疑问，并期待着妇产科专家贴心而专业的指导，帮助你照顾好孕期的自己和腹中的胎宝宝。

　　备孕期间要怎么吃？孕前要做哪些检查？是否要提前接种疫苗？怎样把身体调整到最佳状态？怎样确定排卵期？高龄备孕要注意什么？怎样知道自己怀孕了？孕期怎么吃才能既保证营养充足又不使体重超标？孕期适合做哪些运动？准爸爸应该怎样照顾准妈妈的孕期生活？怎样做胎教？职场准妈妈如何安排工作和生活？产检的项目有哪些？怎样看懂产检报告单？孕期不适怎样处理？妊娠并发症如何预防？临产前什么时候去医院？临产前吃什么？无痛分娩何时申请？能不能自己选择分娩方式？顺产过程中准妈妈怎样与医生配合？剖宫产后怎样护理？准爸爸能为待产中的准妈妈做些什么？这些都是准妈妈和准爸爸非常关心的内容，本书会为准妈妈、准爸爸们做详尽解读。在怀孕的每个阶段，都设置了"协和专家特别提醒"，提醒准妈妈、准爸爸这一时期需要特别重视的事情，避开认知误区。翻开这本书，就像是北京协和医院妇产科马良坤医师和你面对面，为你一一解答备孕、怀孕和生产的种种疑问，陪伴你从容度过这段幸福又难忘的时光。

　　这是一本给准妈妈、准爸爸的孕育枕边书，希望在这本书的指导下，准妈妈、准爸爸轻松度过十月孕期，养育健康、聪明的宝宝。

编　者
2022.1

目录
CONTENTS

PART 1
孕早期

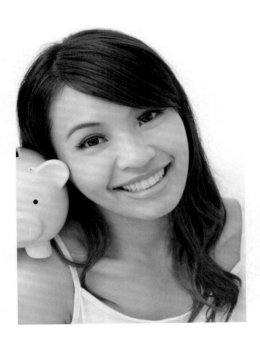

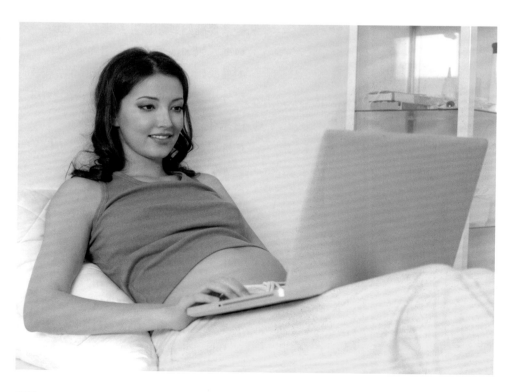

PART 2

孕中期

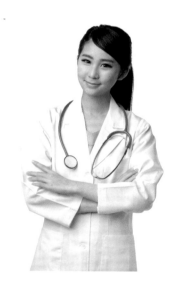

PART 3

孕晚期

PART 4

分娩

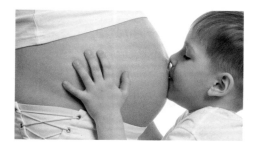

PART 1

孕早期

我经常会开导准妈妈，因为很多准妈妈是非常紧张的，我常说孩子是什么样的都已经定了，就像种花一样养育孩子，种子是定了的。您给他的土壤是最关键的，您给他的是盐碱地还是肥沃的土壤，这个是您唯一能做到的。所以心态一定要放端正，要特别放松，平和、坦然地接受所有，接受所有好的和不好的可能性。孩子就是老天爷给您的礼物，好的就接着，不好的没有缘分，那就以后再说。

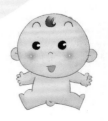

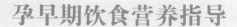

孕早期饮食营养指导

从怀孕开始,准妈妈就应遵循"一日三餐两点心"的原则来安排饮食。早、中、晚3次正餐应该确保大部分营养素的摄入,特别是优质蛋白质、脂肪和碳水化合物三大营养素。准妈妈每天需要的热量主要由三次正餐提供90%,剩下的10%由两餐之间的加餐提供,加餐也不必多,一般来说,几颗坚果、100克水果、1盒酸奶就足够了。准妈妈还应注意,孕期食用的坚果应首选无加工的,市售调味坚果含糖量、含盐量都有所增加,虽然美味但是对于健康无益。

一些准妈妈在得知自己怀孕后,立刻开始加大日常饮食量,认为吃得越多对胎儿越好。其实,这是一种误解。食物的摄入量取决于准妈妈的热量需求,不一定吃得越多就能为胎儿提供越多的营养,关键在于饮食结构要均衡。因此,准妈妈应该根据自身的身体情况来判断适当多吃何种食物以及适当少吃何种食物。

孕期准妈妈所需热量随孕期变化而改变。身高、体重适中的准妈妈,孕早期每日热量摄入1800千卡即可,这也是一般女性每日所需的热量;孕中期每日所需热量为2100千卡;孕晚期的热量摄入为每日2250千卡。

准妈妈只要保证每日都摄入足够的营养,做到均衡膳食,就能够为自己和胎儿提供足量且高质量的营养。

北京协和医院营养科孕早期带量食谱(孕1月～孕3月)

原则:能量需求与孕前没有太大区别,但是需要考虑早孕反应引起的进食和吸收障碍。

协和医生划重点

● 保证优质蛋白质的供应,均衡饮食,尤其关注维生素和矿物质的摄入,使用加碘盐。

● 放松心情,少食多餐 / 及时饮食,尽量迎合准妈妈的口味和喜好,选择易于消化的食物。可以选择烤馒头、面包、苏打饼干等。

● 出现孕吐,采用生姜 3 片 + 红枣 3 颗 + 乌梅 10 粒煮水服用,有助于缓解孕吐。妊娠剧吐的患者应及时补充电解质,服用肠内营养制剂以补充营养。严重者应前往产科急诊就诊。

● 规律服用多种复合微量营养素补充剂。

食谱举例:身高 160 ～ 165 厘米,正常体重(55 ～ 60 千克),轻体力劳动者。

能量:1800 千卡,谷、薯类 225 ～ 250 克,鱼、禽、肉、蛋类 150 ～ 200 克,蔬菜 500 克,乳制品 150 ～ 200 克,水果 100 ～ 200 克,坚果 25 克,植物油 25 克。

推荐食谱 ❶

早餐:标准切片面包 2 片 + 纯牛奶 250 毫升 + 煮鸡蛋 1 个。

加餐:核桃仁 2 个 + 姜枣乌梅茶 200 毫升。

午餐:米饭 1 平碗(中等大小的碗,大米生重 100 克)+ 清蒸鲈鱼 200 克 + 素炒双花(西蓝花 125 克,菜花 125 克,干木耳 5 朵)+ 海带紫菜汤 100 毫升(海带 50 克、紫菜 3 克)。

加餐:香蕉 1 根(约 200 克)。

晚餐:蒸山药 200 克 + 玉米面饼 100 克(玉米面粉 50 ～ 70 克)+ 芹菜炒肉丝(芹菜 200 克 + 猪里脊 50 克)。

加餐:苏打饼干 3 ～ 5 片。

推荐食谱 ❷

早餐:菠菜面条(菠菜 150 克 + 小麦粉 75 克)+ 鹌鹑蛋 6 个。

加餐:腰果仁一小把 + 无糖酸梅汤 150 毫升。

午餐:二米饭 1 平碗(大米、小米各 50 克)+ 白灼大虾(8 只,约 200 克)+ 蚝油生菜 250 克 + 大麦茶 100 毫升(大麦 20 克)。

加餐:无糖酸奶 100 克 + 中等大小猕猴桃 1 个。

晚餐:西葫芦糊塌子(面粉 75 克 + 西葫芦 100 克)+ 鹅肝西蓝花(鹅肝 50 克 + 西蓝花 5 朵)+ 凉拌木耳 100 克(水发木耳)。

加餐:纯牛奶 150 毫升。

第一章　孕1月

胎儿身体发育

经过艰辛的历程,精子和卵子终于结合成受精卵。7～10天后,受精卵便在子宫内膜着床,开始发育。受精卵在前8周称为胚芽。胚芽发育到第3周时肉眼就可以看见了,长0.5～1厘米,重约1克,头部非常大,占了身长的一半,并长有腮和尾巴,形状像小海马,和其他动物的胚胎发育没什么区别。胚芽的表面覆盖着绒毛组织,这种组织不久将要形成胎盘。

准妈妈身体变化

受精卵形成的1周内,准妈妈不会有特别的感觉,但有些人会有恶寒、发热、慵懒困倦及难以成眠的症状,不过因为没有呈现怀孕的迹象,会被误以为感冒了。

营养与饮食

本月重点营养素

叶酸

胎儿神经管发育的关键时期在怀孕初期17～30天。此时,如果叶酸缺乏,胎儿神经系统发育异常,导致出现脊柱裂或无脑儿等神经管畸形的风险增加。如果准妈妈在孕前没有特别注意补充叶酸,此时应在医生的指导下购买400微克/片的叶酸增补剂,每天1次,1次服用1片,最好在饭后半小时左右用温水送服。进入孕中期后,一些准妈妈开始服用孕期营养合剂,就可以停服叶酸片了。

蛋白质

孕1月的准妈妈应该保证每天摄入55～65克的优质蛋白质,以保证受精卵的正常发育。除了鸡蛋、牛奶和肉类,每周吃 2 次鱼虾也是不错的选择。坚果含有丰富的优质蛋白质,准妈妈可每天食用一小把坚果。

维生素 C

孕期推荐维生素 C 每日摄入量为 110 ～ 115 毫克,摄入 150 克花菜就可以满足这个需求。150 克花菜还可等量代换为 150 克草莓、半个木瓜、50 克鲜枣等。

维生素 B6

维生素 B6 可帮助准妈妈缓解孕吐,对胎儿的大脑和神经系统发育也有重要作用。准妈妈每天食用一碗麦片就可满足对维生素 B6 的需求。

卵磷脂

卵磷脂对于胎儿的大脑发育至关重要。大豆、蛋黄、坚果、肉类和动物内脏的卵磷脂含量较高,准妈妈可适量食用。

根据热量高低选择食物

日常食用的食物热量,可以按以下表格大致分类,准妈妈只要大致掌握饮食的热量等级,就可以把握自己的热量摄入了。

日常食物热量等级

食物类别	低热量食物	中热量食物	高热量食物
五谷、根茎类及其制品	白米饭、糙米饭、无糖白馒头、米粉、燕麦片、红豆、绿豆、莲子	吐司、面条、小餐包、玉米、苏打饼干、高纤维饼干、海绵蛋糕、芋头、地瓜、土豆、小汤圆、山药、莲藕	各式甜面包、油条、丹麦酥饼、小西点、鲜奶油蛋糕、派、爆玉米花、甜芋泥、炸地瓜、八宝饭、八宝粥、炒饭、炒面、水饺、烧麦、锅贴
奶类	脱脂奶或低脂奶、低糖酸奶	全脂奶、调味奶、酸奶	奶昔、炼乳、乳酸饮料、奶酪
鱼类、肉类、蛋类	鱼肉(背部)、海蜇皮、海参、虾、乌贼、蛋白	瘦肉、去皮的家禽肉、鸡翅、猪肾、鱼丸、贡丸、全蛋	肥肉、牛腩、动物肠、鱼肚、肉酱罐头、油渍鱼罐头、香肠、火腿、肉松、鱼松、炸鸡、盐酥鸡、热狗
豆类	豆腐、无糖豆浆、黄豆干	甜豆花、咸豆花	油豆腐、炸豆包、炸臭豆腐

续表

食物类别	低热量食物	中热量食物	高热量食物
蔬菜类	各种新鲜蔬菜及菜干	腌渍蔬菜	炸蚕豆、炸豌豆、炸蔬菜
水果类	新鲜的水果	纯果汁	果汁饮料、水果罐头、蜜饯
油脂类	低热量沙拉酱	植物油	动物油、人造奶油、沙拉酱、花生酱、黑芝麻酱、腰果、花生、核桃、瓜子
饮品类	白开水、无糖茶类	低糖茶类	一般汽水、果汁、运动饮料、奶茶、含糖饮料
调味品	盐、酱油、醋、胡椒、芥末、八角、五香粉		西红柿酱、沙茶酱、香油、蜂蜜、果糖、蛋黄酱、辣椒油、豆瓣酱
甜食			糖果、巧克力、冰激凌、甜甜圈、酥皮点心、布丁、果酱、沙琪玛
零食		海苔、米果	方便面、牛肉干、鱿鱼丝、薯片、各类油炸制品

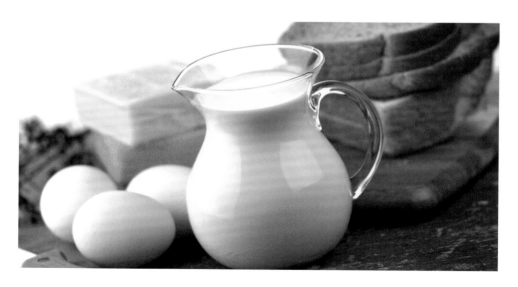

要不要选择孕妇奶粉

孕妇奶粉几乎含有孕期需要的所有营养素,能够满足准妈妈的营养需求,而且也很容易被消化。但不是所有准妈妈都必须选择孕妇奶粉,当准妈妈出现以下情形时,可在医生的指导下使用孕妇奶粉。

孕前体重较轻;早孕反应比较严重,体重增长较慢;出现贫血以及缺钙症状;孕中期胎儿体重偏轻。

饮食均衡、体重等各项指标都在正常值范围内或已经超标的准妈妈,则不必饮用孕妇奶粉,否则可能造成胎儿营养过剩,出现巨大儿。

准妈妈每天应喝多少水

准妈妈每天应该每隔 2 个小时喝 1 次水,1 天保证饮水 8 次,1 次 100 ~ 200 毫升为宜,早起空腹饮 1 杯温度在 25 ~ 30℃的温开水至关重要。晨起饮水不但可以补充细胞夜间失去的水分,还有助于温润胃肠,促进消化液分泌,刺激胃肠蠕动,能够很好地预防 / 缓解便秘。不要等到有口渴的感觉时才去喝水,因为当准妈妈感到口渴时,表示体内严重缺水。

准妈妈怎样喝牛奶

每 100 克牛奶中含有约 90 毫克的钙,牛奶中的钙容易被人体吸收,并且磷、钾、镁等多种矿物质和氨基酸的比例也十分合理,非常适合准妈妈饮用。准妈妈每天可饮用 200 ~ 400 克牛奶,可安神助眠、补充钙质。

不喜欢喝牛奶或有乳糖不耐受的准妈妈,可以用酸奶代替牛奶。酸奶不但保留了牛奶中的营养成分,还将牛奶中的乳糖分解了,是牛奶的最佳替代品。乳糖不耐受的准妈妈若想喝牛奶,可以在餐后饮用少量牛奶,减少一次摄入的乳糖量,延长牛奶在胃肠道停留的时间,减轻胃肠道的不适。

果蔬怎样清洗才能去除农药残留

准妈妈在食用蔬菜、水果时非常担心有农药残留,以下两种方法可以有效去除蔬菜、水果中的农药残留。

将蔬菜、水果冲洗掉泥沙、杂质后用淘米水、小苏打水或淡盐水浸泡 20 分钟,也可使用果蔬清洗剂清洗水果,再用清水冲洗干净。

蔬菜在烹饪之前先焯水,沸水焯烫会使农药残留降到人体安全范围内,此时准妈妈可以放心食用。

日常生活保健

怀孕的第 1 个信号——停经

有性生活的健康育龄准妈妈,平时月经规律,一旦月经没有来,就可通过验孕试纸或去医院查血等方法来检测。月经周期长或者排卵异常的女性则要在同房后 14 天左右检测比较准确。有的准妈妈会在月经该来的时候阴道内出现少量出血,血液呈咖啡色,这有可能是受精卵着床引起的,是怀孕初期的一种正常现象。

善用验孕棒验孕

大约在同房后 14 天左右使用验孕棒即可检验出是否怀孕,所以月经没有如期而至时,可以用验孕试纸测试一下。

在拿到验孕试纸后应首先阅读说明书,了解正确的使用方法,然后去卫生间仔细地按照说明去做。还要特别注意验孕试纸的生产日期,买验孕试纸时要注意包装盒上的生产日期,拿出来使用时也需要看一看。不要使用过期的试纸,因为验孕试纸含化学成分,时间长了就会失效。

尿液标本应现采现试,最好是取清晨第 1 次尿液的中段,这样准确度比较高。测试前夜应尽量少饮水,不要为了增加尿量而大量饮水,否则会稀释激素浓度,可能出现假阴性的结果。

如果验孕后出现阳性(有两条色带)则表示可能怀孕了,如果出现弱阳性(一条深、一条浅的色带),也要考虑怀孕的可能性。

什么时候去医院验孕

虽然验孕试纸的结果基本是准确的,但还是不能排除因为时间、尿液浓度等因素造成的误差,最好配合到医院进行检查,确保结果更准确。

去医院验孕还有一个重要原因,就是初次检查时,医生除了判断准妈妈是否怀孕外,还会确认是否为正常的怀孕,如果出现一些特别明显的不利于怀孕的情况,医生可以及早发现并给出相应的建议,以便于及早采取相应措施。

医院验孕有 3 种方式:尿液验孕、超声检查验孕和血液验孕。血液验孕可以在同房后 14 天左右进行,是能够最早检查出怀孕的方法,准确率更高。人绒毛膜促性腺激素(HCG)在同房后约 14 天后在血液中出现,此后开始出现在尿液中。

选择合适的化妆品

很多准妈妈怀孕后由于激素的作用,皮肤变得光滑细腻、面色红润,但同时也伴随着毛孔粗大、满面油光。此时准妈妈可根据自己的皮肤状态选择正规厂家生产的孕妇护肤品,但美白祛斑类护肤品,含有异维 A 酸、A 醇的护肤品,精油,唇膏,指甲油等就不要用了,这些护肤品含有较高浓度的化学成分,对胎儿的健康不利。香水也不要用了,其中含有的人工麝香会扰乱人体内分泌以及影响激素正常发挥作用,会对胎儿造成不良影响。此外,准妈妈也不宜染发、烫发。

使用手机、电脑、电视机的注意事项

手机、电脑和电视机是平时生活与工作中必不可少的设备,很容易因为使用不当而造成眼睛疲劳,甚至影响身体健康,使用时应当注意以下事项。

❶ 看手机的距离不要太近,要保持 20 厘米以上,不要在马路上或行走时低头看手机,每次看手机的时间要有节制,看 10 分钟左右就要休息。

❷ 看电脑的距离不要太近,最好保持 50 厘米以上,使用电脑每 30 分钟就应该休息一下,每天不要超过 8 个小时。

❸ 喜欢长时间看电视的准妈妈应注意休息,不要过度用眼,不要距离电视机太近,与屏幕之间的距离最好在 3 米以上。

❹ 使用完手机、电脑、电视机后,睡前应当用清水洗脸、洗手,注意个人卫生。

必须穿防辐射服吗

有些准妈妈自从怀孕后就天天防辐射服不离身,生怕胎儿受到辐射伤害。事实上,防辐射服的作用目前还没有被证实,因此,准妈妈穿防辐射服时应该注意以下3个要点。

❶ 有需要时再穿:如果经常处于微波或者存在强大电磁辐射的环境时,那么建议穿着防辐射服。

❷ 及时脱换:准妈妈要注意穿着时间,在离开辐射环境后,尽量脱下防辐射服,让肚子里的胎儿"透透气"。

❸ 晒太阳时不穿:晒太阳是很好的补钙方式,可以防止准妈妈患上骨质疏松症,预防胎儿将来得佝偻病。因此,各位准妈妈要谨记晒太阳前一定要将防辐射服脱下。

养一些有益身心的花草

有益花草的名称及作用

花草名称	作用
吊兰、芦荟、虎尾兰、龟背竹、常青藤、紫茉莉、金橘等	清除室内的甲醛、苯、氯、氟等有毒、有害气体,防止电磁辐射
紫罗兰、柠檬、蔷薇、石竹、紫薇等	有杀菌作用,可净化室内空气,对准妈妈预防或减少疾病有益
仙人掌/球	仙人掌/球类植物肉质茎上的气孔白天关闭、夜间打开,吸收二氧化碳、释放氧气,有益人体健康

从现在开始爱上散步

对准妈妈来说,散步是一种很安全的运动方式,整个孕期都可以进行。双足上的神经末梢与大脑密切联系,足踝以下有60多个穴位,经常散步能够刺激穴位、调理脏腑、疏经通络,进而改善身体组织器官的功能。散步不但能够锻炼身体,还能够促进睡眠、改善消化功能。

散步要避免环境嘈杂的地方以及车辆过多的马路,要选择在空气清新、人流较少、环境好的公园、林荫道等地进行。这样,准妈妈可以一边散步一边欣赏美丽的风景,整个人的心情自然而然就会变得很好。

散步的时间可选择早晨和晚上。早上八九点钟时散步会感觉比较舒服。夏天可提前 1 个小时开始散步。晚上则选择饭后 10 分钟出去散步比较好,最好不要选择天黑后去散步,以免摔倒。每天散步时间最好不要超过 2 小时,一次半小时或者 1 小时比较好。准妈妈也可依据自己的感觉来调整时间,以不疲劳为宜。散步时步伐要缓慢,身体幅度不要太大,如果孕期体重增长过快、过多,可以将步伐放慢一点。

准妈妈胎教进行时

做好角色转换,迎接全新生活

准妈妈在怀孕前是人妻,怀孕后就多了一个身份——为人母。从怀孕之时起,责任也随之而来,除了孕育孩子,孩子将来的成长也需要准妈妈与准爸爸来承担。孩子一旦出生,夫妻俩大部分的精力和时间会花在孩子身上,尤其是准妈妈,有的甚至不得不放弃自己的工作,这都会让准妈妈产生失落感。可是,换个角度看,孩子点滴成长所带给你的欣喜和乐趣是无可取代的,并且,随着孩子年龄的增长,你就会感受到为孩子付出得越多,得到的回报也越多。因此,准妈妈要调整好自己的心态,及早做好角色转换的准备,这样才能在整个孕期拥有一份好心情,泰然处之,这对自己和胎儿都有好处。

让准爸爸做自己的情绪加油站

怀孕后,准妈妈由于生理上的变化,可能会变得烦躁不安、爱发脾气,准爸爸要理解和体贴准妈妈,给予她最大的支持,陪伴她一起度过孕育小生命的特殊时光。准爸爸要与准妈妈一起"怀孕",陪着准妈妈去医院做检查,和准妈妈一起学习孕期知识,和准妈妈一起给胎儿做胎教等,才能尽快地进入"父亲"的角色。

写"胎教日记"

胎教日记

年 月 日 星期( ) 天气( )			
时间	日常行动	胎教内容	胎儿反应
7:00			
8:00			
12:00			
13:00 – 14:00			
15:00			
16:00 – 17:00			
19:00			
21:00 – 21:30			

另外,准妈妈最好将以下内容也记录下来。

- 最后一次月经的日期
- 早孕反应开始和消失的时间
- 孕早期检查的情况
- 孕期患的疾病
- 孕期用过的药物
- 阴道流血情况
- 是否接触过 X 射线和其他放射性物
质或有毒物质

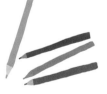

哪些音乐最能"投胎儿所好"

在古典音乐中,巴赫、莫扎特等著名音乐家的乐曲韵律和人类生命节律相通,它们与大脑中的 α 波以及心跳波形相似,所以很容易被胎儿和准妈妈接受。如果准妈妈能每天哼唱一些抒情歌曲,也可起到母婴心音谐振的作用。

接受过音乐胎教的胎儿,出生后一般更喜欢音乐,往往反应灵敏、性格开朗、智商较高。

选一张漂亮的宝宝照片

准妈妈怀着无比期待的心情等待宝宝的到来,准妈妈可以在卧室床头挂上一幅漂亮宝宝的图片,也可以将喜欢的各种宝宝图片贴在床头。如果可以找到准妈妈和准爸爸小时候的漂亮照片,也可以经常拿出来翻看,或是贴在床头,这样,准妈妈就可以将它们当作是宝宝未来的样子,每天醒来,总可以与胎儿一起处在这种好心情中。这种好心情,自然会影响到胎儿,他的"心情"也会变好,自然就会健康、快乐地生长、发育。

职场准妈妈须知

职场准妈妈要了解自己的权利

《中华人民共和国妇女权益保障法》明确规定:任何单位不得以结婚、怀孕、产假、哺乳等为由,辞退女职工或单方面解除劳动合同。

另外,女职工在医疗期、孕期、产期和哺乳期内,劳动合同期限届满时,用人单位不得中止劳动合同。劳动合同的期限应自动延续至医疗期、孕期、产期和哺乳期满为止。

此外,准妈妈还享有以下权利。

❶ 准妈妈享有不被降低工资的权利。

❷ 女职工在孕期禁止从事危险劳动。

❸ 女职工生育享受 98 天产假,其中产前可以休假 15 天;难产的,增加产假 15 天;生育多胞胎的,每多生育一个婴儿,增加产假 15 天。

如何安排工作与生活

准妈妈一旦确诊怀孕,要尽早将怀孕的事情告知自己的领导和同事,以便领导安排工作。回到家中要尽可能早点休息,以保证充足的睡眠以及第二天好的生活和工作状态。

准妈妈每天的工作时间不能超过 8 小时，工作量也不能太大，再忙碌也要抽出时间来休息一下。工作 1～2 个小时之后要放下手中的工作，离开电脑，走动一下，并通过伸伸胳膊、动动腿来缓解疲劳或者闭目养神 15 分钟。另外，尽量不要加班。

工作日进餐，准妈妈要把握一个原则："挑三拣四" + 降低口味要求。"挑三拣四"是指不要吃那些对孕期不利的食物，降低口味是指工作餐毕竟不如自己做的饭菜那么可口，准妈妈此时应该从合理营养的角度来挑选食物，而不是依照自己的重口味。有条件带午饭是最好的。每天都带上一些水果，饭前半小时吃个水果。

准妈妈如果是乘坐公共交通工具上下班的话，一定要避开高峰期，如上班早半个小时，下班晚半个小时，以避免拥挤。

调整不适合的工作岗位

经常接触铅、镉、汞、二硫化碳、二甲苯、苯、氯乙烯等有害物质的准妈妈，最好在计划怀孕前一年就调离工作岗位，因为有害物质排出体外需要很长的一段时间。

工作环境温度过高，或者震动剧烈，或者噪声过大，都不利于胎儿的生长发育。从事这类工作的准妈妈要提前调离工作岗位。

接触工业生产放射性物质，从事电离辐射研究、电视机生产以及在医疗机构的放射科工作的准妈妈，要提前调离工作岗位。因为电离辐射是终止妊娠的隐形杀手。

准爸爸课堂

和准妈妈一起给未来的宝宝取名字

对宝宝进行语言胎教时，不妨先给宝宝起个乳名，并时时呼唤。此外，在宝宝出生前，准爸爸、准妈妈也可以一起给未来的宝宝取好名字。

虽然宝宝出生前并不知道是男孩还是女孩，但是这并不妨碍准爸爸、准妈妈给宝宝取个中意的名字，反而还能让准爸爸、准妈妈对宝宝的未来充满期待，激发他们的慈爱之心。

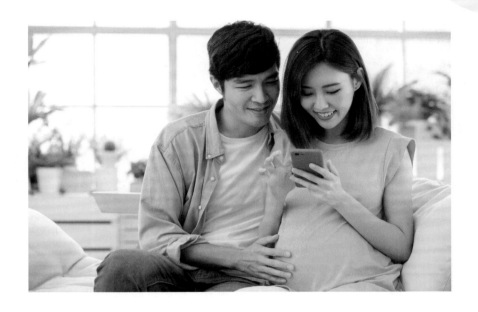

和准妈妈一起制订孕期日程表

准妈妈怀孕以后,为了宝宝和自身的健康,在日常生活和产前检查等方面都会有一些需要格外注意的地方,准妈妈容易忘记或忽视,因此准爸爸要协助准妈妈制订一张孕期日程表,以提醒准妈妈在不同的时间段里需要做些什么。

向当爸爸的同事、朋友汲取经验

准妈妈怀孕,意味着准爸爸要"升格"做爸爸了。这个新角色对年轻准爸爸来说是完全陌生的,准爸爸将会遇到很多从来没有经历过的事情,也难免会犯一些错误。所以,准爸爸最好在准妈妈怀孕期间了解一下哪些是新爸爸应该做和应该避免的,从准爸爸顺利晋升为一个合格的新爸爸。

准爸爸可以通过多种途径学习孕期经验,与同事和朋友交流是最直接、有效的方式。同事和朋友是准爸爸熟悉的群体,他们中当爸爸的人往往能提供十分有价值的信息和中肯的建议。同时,作为过来人,他们还可以帮助准爸爸规避一些在孕期很容易犯的小错误。另外,同事和朋友的经验要比从网络和书本上看到的更鲜活、更具有操作性,印象也更深刻一些,不容易忘记。

营造干净、温馨的居室环境

为准妈妈营造一个温馨、干净的居室环境，是准爸爸当仁不让的责任，需要注意以下事项。

❶ 保持室内通风：天气晴朗的时候，准爸爸要注意多开窗通风，保持空气流通。如果空气过于干燥，可采用加湿器加湿，或是在室内放置两盆水。

❷ 去蟑灭螨：蟑螂能携带的病原体有 40 多种，螨虫的排泄物可引起多种疾病，准爸爸要定期用药物或其他手段清除蟑螂和螨虫，一定要注意清洁地毯或者干脆暂停使用，因为螨虫通常栖息于此。

❸ 购买环保家具：孕期购买新家具，准爸爸应尽量选择真正的木制品。在家具外面喷一层密封材料，可以防止甲醛的散发。

❹ 营造温馨卧室：卧室要保持良好的采光、通风，床铺要放在远离窗户、相对背光的地方，以免准妈妈睡觉的时候吹风着凉，从窗户照进的光线太亮也会影响睡眠。

胎儿最喜欢准爸爸的声音

胎儿不仅喜欢准妈妈的声音，对准爸爸浑厚的声音更是情有独钟。

随着胎儿渐渐长大，他能听见子宫外的声音，准爸爸、准妈妈说话的声音是最常听到的，并且因为羊水传递低声部的男性声音的效果比传递高声部的女性声音的效果好，所以，胎儿比较听得清楚准爸爸的声音。

如果准爸爸经常同腹中的胎儿说话，宝宝出生后往往很快会对准爸爸的声音产生反应，可见，准爸爸的声音深深烙印在宝宝的脑海中。因此，经常让胎儿聆听准爸爸的声音，会使胎儿精神安定，为出生后形成豁达、开朗的性格打下心理基础，还能增进亲子关系。

孕期不适与疾病

感冒和流感

准妈妈在孕期身体免疫力低下，加上怀孕后呼吸道黏膜容易充血、水肿，更容易发生呼吸道感染；并且准妈妈怕热、出汗多，突然到温度较低的环境（如空调房）中，很容易着凉,此时易被空气中的病毒所感染,出现感冒的临床症状。

准妈妈感冒时容易发热,尤其是在怀孕 8 周内,此时胚胎的器官刚刚分化,高热容易引起胚胎畸形,出现胎儿唇裂、腭裂、心脏病等。

一般来说,怀孕能够安全使用的感冒药有板蓝根颗粒、感冒清热颗粒等,这类药物对解热有良好的功效;如果有条件可去中医科通过望、闻、问、切,四诊合参,辨证施治更好。感冒初起,服用维生素 C 并多喝水有助于机体的恢复;如果出现鼻塞、流涕,可局部使用滴鼻剂;咳嗽、咳痰时,可用镇咳、祛痰的药物。

感冒症状超过 1 周,或伴有疲劳、食欲不佳、低热或高热、咳嗽、咳痰、心悸时,应及时就医,进一步诊治。发生感冒后,如果有持续心动过速的症状,应警惕病毒性心肌炎的发生。另外还要辨证进行相应的治疗,因为感冒类型不同,用药和护理方式也不同。

妊娠期牙周炎

妊娠期牙周炎表现为全口牙龈组织,特别是牙间乳头出现明显水肿,颜色暗红、松软,严重的会有出血现象,甚至出现溃疡,伴有严重的疼痛。

怀孕时由于准妈妈体内雌激素、孕激素等发生变化,影响到组织的新陈代谢,进而使得牙龈对牙菌斑的反应也发生改变。另外,怀孕期间胎儿会从准妈妈体内吸收大量的钙、磷、铁等微量元素,如果这些微量元素不足,准妈妈骨骼与牙齿中的钙就会脱离出来进入血液,以血钙的形式供给胎儿。准妈妈牙齿的脱钙现象会使得牙齿的耐酸性降低,就很容易发生龋齿。

准妈妈孕前一定要去口腔科检查,怀孕后也要定期检查牙齿。准妈妈应使用牙刷和牙线,每日加餐后及时漱口。一旦患上牙龈炎,要及时进行洁齿治疗。

皮肤过敏

准妈妈以前吃某种食物会过敏,怀孕的时候要禁止食用。如果在吃某种食物时出现全身瘙痒或者气喘、心慌的症状,赶紧停止食用,严重时要立即就医。

准妈妈出现皮肤过敏一般不会对胎儿造成不良影响,可是如果乱用药物的话,某些药物就有可能进入胎盘,影响胎儿的生长发育,导致胎儿出现畸形或罹患疾病。所以,准妈妈一旦出现皮肤过敏,不要私自买药,要立即去医院就诊。

出现皮肤过敏,准妈妈应注意保持个人卫生和环境卫生,穿着透气的纯棉衣裤,千万不要随便抓挠皮肤,这样会加重症状;定期清洗床上用品,保持室内清洁。避免大吃大喝,少吃油腻食物、甜食以及刺激性食物,过敏期间每餐的食物种类特别是肉类要尽量单一,以便查找导致过敏的食物,少吃调料多的食物,如卤味等。

下腹疼痛要警惕

孕早期腹痛

正常的生理现象:因子宫增大所产生的胀痛感,初次怀孕的准妈妈感受尤为深刻。这种胀痛感通常胀感明显,痛感不明显,休息一下就可以缓解。

异常现象:如果下腹一侧持续出现撕裂般的绞痛,则有可能是异位妊娠的征兆;若下腹出现一阵阵的收缩痛,同时伴随阴道出血,就有可能是流产的先兆。

孕中期腹痛

正常的生理现象:这时的准妈妈常常出现下腹两侧抽痛,往往是一边痛,或两边轮流痛,特别是早晚上下床的时候。这是因为子宫圆韧带拉扯而引起的抽痛感,并不会对怀孕过程造成危险。

异常现象:如果下腹出现规则的收缩痛,同时下腹有紧绷感,要怀疑是否由子宫收缩引起,有可能发生孕中期流产。

孕晚期腹痛

正常的生理现象:孕晚期胀大的子宫会压迫胃肠,准妈妈常常感到上腹痛、恶心、吃不下东西,两侧的肋骨好像快被扒开,甚至出现喘气的现象。同时,下腹部的膀胱受到子宫的压迫而出现尿频与疼痛;直肠也因受到子宫的压迫而出现腹胀及便秘。要缓解这些症状,需要增加核心肌群力量,并且少量多餐。

异常现象:如果准妈妈感到下腹部持续强烈收缩,有时还伴有阴道出血,应警惕胎盘剥离,若胎盘位置低,无腹痛即出血,均应立即去医院。

阴道出血如何应对

阴道出血首先要注意查看血量、颜色和形态。如果出血量很少,呈咖啡色,没有血块,没有腹痛,则不需要担心。如果血液呈鲜红色,但是量少、时间短暂、无疼痛感,且准妈妈没有其他不适症状,则不必过度紧张,少量出血并不会影响胎儿。医生会根据准妈妈和胎儿的情况给出补充黄体酮、适度休息、定期检查等建议。

如果大量出血则应及时就医。如果出血伴随疼痛、痉挛,或者大量出血、有凝结血块等现象,应马上就医。阴道炎症、宫颈息肉、先兆流产、异位妊娠、葡萄胎、胎盘低置等都可能引起阴道大量出血,一旦出现以上症状,准妈妈应马上平躺,保持冷静,赶紧就医。

给高龄准妈妈的贴心提醒

要特别重视产前检查

常见的如感冒、拉肚子等小毛病,要看"双科",也就是除了看呼吸科、消化科外,最好同时也看看妇产科。因为,对于高龄准妈妈来说,拉肚子这种小毛病也有可能会导致宫缩,使妊娠出现问题。

要特别注重孕期保健

高龄准妈妈要特别注重孕期保健。饮食方面,以高蛋白、低脂肪、性温和的食物为宜,远离烟、酒、咖啡等刺激性食物;运动方面,要进行适度的体育锻炼,如慢跑、散步以及在教练的指导下做孕妇操、瑜伽、普拉提,都是很好的运动方式;工作方面,要放慢工作的节奏,减少工作量,还要特别注意休息,保证充足的睡眠。

产前检查

产前检查项目早知道

一般情况下,第一次产前检查的最佳时间是在孕 12 周左右。孕 16 ~ 20 周时进行第二次产前检查,此后每 4 周进行一次产前检查。孕 28 周后,每 2 周进行一次产前检查。孕 36 周以后每周进行一次产前检查。有特殊情况的准妈妈可能会增加一些特殊的产前检查项目。

产前检查项目一览表

产前检查次数	怀孕周期	检查项目
第一次产前检查	孕 12 周	血压、体重、妇科检查、超声、胎儿颈后透明层厚度、心电图、血常规、血型（ABO+Rh）、尿常规、肝功能 + 乙肝两对半、肾功能、血糖、血脂、丙肝抗体、快速血浆反应素试验、HIV 抗体
第二次产前检查	孕 16 ～ 20 周	血压、体重、宫高、腹围、胎心率监测、唐氏筛查
第三次产前检查	孕 21 ～ 24 周	血压、体重、宫高、腹围、胎心率监测、妊娠糖尿病筛查、系统超声检查
第四次产前检查	孕 28 ～ 30 周	血压、体重、宫高、腹围、胎心率监测、血常规、尿常规
第五次产前检查	孕 32 ～ 34 周	血压、体重、宫高、腹围、胎心率监测、血常规、尿常规、超声评价胎儿发育
第六次产前检查	孕 36 周	血压、体重、宫高、腹围、胎心率监测、胎心监护、尿常规
第七次产前检查	孕 37 周	血压、体重、宫高、腹围、胎心率监测、胎心监护、彩超、血常规、尿常规
第八次产前检查	孕 38 周	血压、体重、宫高、腹围、胎心率监测、胎心监护、尿常规
第九次产前检查	孕 39 周	血压、体重、宫高、腹围、胎心率监测、尿常规
第十次产前检查	孕 40 周	血压、体重、宫高、腹围、胎心率监测、超声、凝血四项、血常规、尿常规

选择一家合适的产前检查医院

准妈妈在怀孕期间要做十几次检查，所以，选择一家合适的产前检查医院非常重要。有的准妈妈觉得产前检查是一件很重大的事情，所以一定要选择大医院检查才行。这就造成了大医院准妈妈扎堆做检查的现象，排队挂号、等待检查会花掉不少时间。所以，怀孕时产前检查选择医院应以就近和自身病情为原则，年轻、健康的准妈妈，不一定要到很远、有名的大医院检查。

像超声检查、核实孕周、了解基础血压和体重等在社区医院检查就行了,如果社区医生建议去上一级医院检查再转院。

"小卡"与"大卡"

准妈妈在孕12周进行第一次产前检查时要建好"小卡",即领取"孕产妇健康手册"。首先,准妈妈要在居住的街道居委会或计划生育办公室办理"人口生育联系卡",然后再去所属医院做常规检查,领取"孕产妇健康手册"。"孕产妇健康手册"不是用于做检查,而是建档案,记录一些基本信息,医生也会在上面记录一些简单的孕期情况。"孕产妇健康手册"由准妈妈自己保存。准妈妈如果是外地户口,还要去户口所在地办理出生证和流动人口婚育证明。

做第二次产前检查时(孕16周左右),准妈妈就可以去选定的分娩医院建"大卡"了。建"大卡"要准备夫妻双方身份证、"孕产妇健康手册"(即"小卡")。具体细节根据所在地不同而有所差别,准妈妈可去当地医院进行咨询。"大卡"是准妈妈产前检查信息的记录册,卡上的产前检查内容比较全面,一般由医院保存。千万不要忽略"大卡"的手续办理,如果在孕晚期发生意外,而准妈妈还没有办理手续,那么医院就不能保证正好有病床留给准妈妈,医生也无法根据以往的检查情况及时进行治疗。

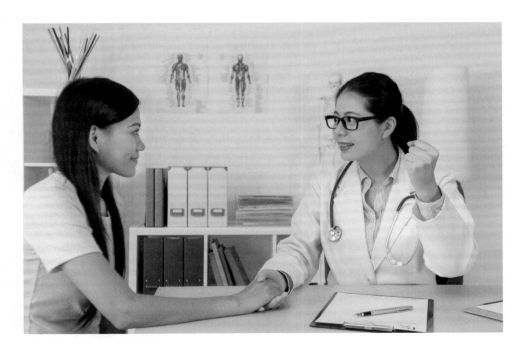

• 协和专家特别提醒 •

如何选择建档医院

在北京、上海、广州等地，规律地在一家医院进行产前检查、分娩，这是我们特别提倡的。

妇产医院有公立，有私立；公立医院里面又有综合医院、妇幼保健院等。您要是有机会选择产前检查的医院的话，需要综合考虑各个方面的因素。

首先，要看自己有没有合并症，或者并发症。

如果准妈妈确实有比较严重的疾病，比如糖尿病、高血压、免疫性疾病，那还是要选择公立、有综合抢救能力的医院，以确保妊娠和分娩的安全。

其次，要考虑的是自己的经济状况。

因为公立医院和私立医院提供服务的方式是不一样的，需要花费的金额也是不一样的。私立医院的服务做得非常好，大家可以选择去一些口碑比较好的私立医院。如果经济上不是那么宽裕，而贸然选择私立医院，有可能花费超过预算，而导致经济上的窘迫。

还有一些妇幼保健院，没有基础疾病的准妈妈也是可以选择的。因为妇幼保健院专职提供妇女、儿童的保健以及分娩服务，所以它的配套服务项目会比较多，比如说导乐分娩、孕妇操等，相对而言物美价廉。

最后，还要注意的就是离家要近。

因为到孕晚期，每周要进行一次产前检查，如果离家太远就会不方便。而且临近分娩需要进急诊，路程太远怕出状况，所以离家近也是要考虑的问题。

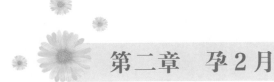

第二章　孕2月

胎儿身体发育

胚芽继续发育,到第7周末,重量达到4克左右,长约2.5厘米;心、胃、肠、肝等内脏及脑部开始分化;嘴巴、眼睛、耳朵、手、脚都已形成,尾巴逐渐变短,有了人的轮廓;内外生殖器的原基已经形成,但还无法分清性别;绒毛膜更发达,胎盘形成、脐带出现,胎儿与准妈妈的联系进一步加强。

准妈妈身体变化

这一时期,准妈妈开始出现妊娠反应。由于体内性腺激素分泌量增加,使胃酸显著减少,消化酶的活性降低,导致准妈妈产生头晕、恶心、呕吐、食欲缺乏、肢体乏力等妊娠反应,又称"孕吐"。此外还会伴有乳房发胀、乳晕颜色变深等现象。此时的子宫如鹅卵一般大小,准妈妈腹部没有明显增大。

营养与饮食

本月重点营养素

蛋白质

此时准妈妈一天的蛋白质摄入量仍旧以55～65克为宜。蛋白质分动物蛋白和植物蛋白两类,动物蛋白包括鱼、肉、蛋、奶等;植物蛋白主要是豆类及豆制品,大豆蛋白的营养与动物蛋白相仿,而且更易于消化。

锌

本月胎儿的神经系统快速发育,补充足够的锌就显得十分重要。准妈妈每天应摄入10毫克左右的锌,补锌的最佳方式是食补,海产品、动物肝脏、肉类、鱼类和豆类等食物的锌含量比较高。

碘

碘是甲状腺素的组成部分。甲状腺素能促进蛋白质的生物合成,促进胎儿生长发育。孕期甲状腺功能活跃,准妈妈对碘的需求量增加,可适当多吃些海鱼、海带、紫菜等含碘丰富的食物。

叶酸

本月是胎儿神经系统形成和发育的关键时期,为了胎儿的健康,准妈妈此时仍应保证每天摄入 400 微克左右的叶酸。

碳水化合物

谷物、薯类和水果中富含碳水化合物,碳水化合物是胎儿能量的主要来源。孕早期准妈妈应每天食用至少 200 克谷物以保证准妈妈自身和胎儿的正常需要。

孕吐期间如何保证营养

孕吐是早孕反应的一种常见症状,一般会在怀孕 4 ～ 8 周的时候开始,在 8 ～ 10 周达到顶峰,然后在 12 周回落。不过也有部分准妈妈孕吐现象持续的时间会更长。

饮食、精神因素、怀孕后体内激素的变化以及黄体酮量的增加,都是引发孕吐的原因。轻度的孕吐反应,一般在怀孕 3 个月左右会自然消失;剧烈而持续性的呕吐(表现为全身困倦无力、消瘦、脱水、少尿甚至酸中毒等危重病症),对母婴健康影响很大,应及时请医生治疗。由于怀孕最初 3 个月,是细胞分化最旺盛、胎儿各种器官形成的关键时期,因此,孕吐期的饮食调理十分重要,以保证胎儿发育所需的营养。

早餐一定不能少

孕吐期的准妈妈大部分都会有晨起恶心的症状,这是由于准妈妈很长一段时间没有吃东西导致体内血糖降低造成的,因此,准妈妈晨起后应该先吃点蛋白质和碳水化合物类食物,如温牛奶加苏打饼干,再去洗漱,就会缓解症状。此外,清晨不要太着急起床,起床太急会加重反胃的情况。

少量多餐,干稀搭配

准妈妈的进食方法以少食多餐为好。每 2 ～ 3 小时进食 1 次,1 天 5 ～ 6 餐,想吃的时候就吃一些。恶心时吃干的,不恶心时可以进食流质食物。进食时有呕吐感,先深呼吸调整一下,或听听音乐、散散步,再继续进食。晚上反应较轻时,食量宜增加,食物要多样化,必要时睡前可适量加餐。

水果入菜,增加食欲

  呕吐剧烈时可以尝试用水果入菜,如用柠檬、脐橙、菠萝等作为调味材料来烹煮食物,以增加食欲;也可加入少量的醋来增添菜色和味道。还可以试试用酸梅汤、橙汁、甘蔗汁等来缓解妊娠的不适。

补充可促进胎儿大脑发育的营养素

  胎儿大脑发达需要具备三个条件:脑细胞体积要大;脑细胞数量要多;脑细胞连接要多。这三点缺一不可。充足、均衡的营养素有助于胎儿大脑发育。

营养素的种类、作用及推荐食物

营养素	对大脑的作用	推荐食物
蛋白质	含量占脑干总重量的30% ~ 35%,是人的大脑进行复杂智力活动不可缺少的基本物质,缺乏会引起胎儿大脑发育障碍,影响智能水平	肉、动物内脏、鱼、虾、蛋、乳类、豆类食品、谷类、坚果等
脂肪	占脑重量的50% ~ 60%,在大脑活动中起着不可代替的作用。其中含有对大脑发育最重要的脂质——不饱和脂肪酸、卵磷脂	食用油、核桃、鱼、虾、动物内脏等
糖类	是大脑活动能量的来源,具有刺激大脑活动能力的作用	蜂蜜、甘蔗、萝卜、主食、地瓜、大枣、甜菜及水果
维生素 A	可以促进脑部发育,缺少会导致智力低下	动物肝脏、鱼、海产品、鸡蛋、牛奶
B 族维生素	通过帮助蛋白质代谢而促进脑部活动	芦笋、肉、蛋、花生、牛奶、动物肝脏、五谷杂粮、绿叶蔬菜
维生素 C	在胎儿大脑发育期起到提高脑功能敏锐度的作用	樱桃、猕猴桃、西蓝花、草莓、柿子、柠檬、西红柿、苦瓜等
维生素 E	具有保护细胞膜的作用,还能防止不饱和脂肪酸氧化	坚果、植物油、麦芽、谷物、新鲜绿叶蔬菜、动物内脏、豆类、蛋黄、瓜果、瘦肉、花生等

续表

营养素	对大脑的作用	推荐食物
钙	对大脑的异常兴奋起到抑制作用，使脑细胞避免有害刺激的作用	牛奶、乳酪、绿色蔬菜、大豆、小鱼干、芝麻等
碘	是胎儿神经系统发育的必要原料	碘盐及海带、海蜇、紫菜、苔菜和淡菜等海产品

腌渍食品营养少，准妈妈要少吃

食物在腌渍的过程中，所含的维生素、矿物质、蛋白质等营养素会被大量破坏，等到腌渍完成后，这些营养素几乎消失殆尽，所以，准妈妈偶尔吃点腌菜调节一下胃口还可以，长期吃腌菜，就会导致体内营养素缺乏。而且，腌渍的蔬菜里面含有大量的草酸和钙，同时由于腌菜酸度太高，进入人体后容易在肠道里形成草酸钙，很难排出体外，相反会被人体大量吸收，并在泌尿系统里结晶、沉积形成结石。

在腌渍过程中，腌渍食品很容易被细菌污染。而且亚硝酸盐含量一般偏高，亚硝酸盐的含量会在腌渍后的 1 小时里增加，2 周后达到高峰，并会持续 2～3 周。如果食用了含有高亚硝酸盐的腌渍品，会引起中毒，而亚硝酸盐在人体内如果遇到胺类物质，就会生成一种致癌物质——亚硝胺。所以，腌渍食品吃多了容易致癌。

腌渍食品在腌渍过程中，通常都会放入大量的食盐，因此，腌渍食品含盐量很高。准妈妈吃过咸的食物，不仅对胃肠有害，会增加肾脏的负担，还会引发血压增高、水肿等妊娠高血压综合征。

准妈妈多吃鱼，胎儿更聪明

准妈妈多吃鱼对胎儿的发育，尤其脑神经的发育十分有利。因为鱼类含有丰富的氨基酸、卵磷脂和钾、锌等微量元素，这些都是胎儿发育，特别是神经系统发育的必需物质。另外，鱼肉中所含的不饱和脂肪酸——二十碳五烯酸（EPA）不仅能降低血液的黏稠度，防止血栓形成，还能扩张血管，方便准妈妈给胎儿输送充足的营养物质，促进胎儿的发育。不仅如此，EPA还可以有效地预防妊娠高血压综合征的发生。

准妈妈宜选择石斑鱼、秋刀鱼、多宝鱼、鲫鱼、鲤鱼、鲢鱼,鱼和豆腐搭配还可以使二者的氨基酸互补,使钙的吸收率提高 20 多倍;烹调鱼时加入大蒜和醋,可以杀死鱼皮上的嗜盐菌,并可软化鱼刺,促进钙、磷的吸收。烹调淡水鱼时尽量采取水煮方式,同时要经常变换鱼的品种,不要在一段时间内只吃一种鱼,还要注意不要吃生鱼,以免鱼身上的细菌和寄生虫进入体内。

准妈妈宜吃哪些酸味食物

怀孕后胎盘分泌的绒毛膜促性腺激素会抑制胃酸分泌,使消化酶活性降低,影响胃肠的消化、吸收功能,使准妈妈食欲下降、恶心、呕吐。而酸味能刺激胃液的分泌,提高消化酶的活性,促进胃肠蠕动,增加食欲。

酸奶中含有丰富的钙质、优质蛋白质以及多种维生素和碳水化合物,既能促进人体对营养的吸收,又可将有毒物质排出去。

许多蔬果都带有天然的酸味,如杨梅、橘子、西红柿、猕猴桃、青苹果等。这些蔬果含有充足的水分和粗纤维,不但可以增加食欲,帮助消化,而且能够通便,可以避免便秘对子宫和胎儿形成压力。

双胞胎妈妈怎么吃

一般而言,怀双胞胎的准妈妈大约需比一般准妈妈增加 10% 的膳食摄入,包括主食、肉类和蔬果等。

准妈妈容易出现生理性贫血,在双胎妊娠时更为突出,双胎妊娠合并贫血发病率约为 40%,所以,双胞胎准妈妈尤其要注意多吃含铁较多的食物,如猪肝和动物血,以及白菜、芹菜等。

双胞胎准妈妈要多补钙。一个人吃、三个人补的双胞胎准妈妈,应摄入足量的钙质来满足自己和两个胎儿的生长发育。准妈妈平时要多喝牛奶,多吃各种新鲜蔬菜、鱼类和鸡蛋等营养丰富的食物。

日常生活保健

洗澡时,安全问题放首位

怀孕后,准妈妈的汗腺和皮脂分泌会比平时旺盛,所以需要经常洗澡以清洁皮肤。准妈妈洗澡时应该选择适合的沐浴产品和沐浴方式,同时也要注意洗澡的时长和水温。

沐浴产品应该是中性、温和、没有浓烈香味、保湿性好的产品,以免伤害敏感的皮肤。此外,浴室里最好不要放气味浓烈的芳香剂。

准妈妈洗澡要采用淋浴的方式,而不是坐浴。因为准妈妈的内分泌功能发生了变化,阴道内具有杀菌功效的酸性分泌物变少,自然防御功能下降。这时候如果采用阴道灌洗的方式会导致阴道菌群失调,水里的细菌很容易进入阴道,严重时可上行感染子宫,引起阴道炎、胎膜早破或者尿路感染等。

由于洗澡的时候浴室封闭,里面湿度大,氧气的供应会相对不足,加上热水的刺激,全身的毛孔会张开,时间一长就很容易造成准妈妈脑部供血不足,出现头晕、眼花、胸闷的症状,而胎儿就会缺氧、胎心率变快,严重的话会给胎儿神经系统的发育带来危害。所以,准妈妈洗澡的时间不要太长,最好控制在 20 分钟以内。

准妈妈洗澡的水温不宜过高,应该控制在 38℃以下。洗澡水温太高、时间太长,会对准妈妈和胎儿产生不利影响。

准妈妈使用电扇、空调须知

如果准妈妈长时间对着电风扇或者空调吹,就会使动脉血压暂时上升,增加心脏的负担。并且由于头部的血管较丰富,对冷刺激比较敏感,长时间吹电扇或空调会出现头痛、头晕、疲倦无力等症状。正确的做法是将电风扇调成摇头旋转,并且放在离准妈妈较远的地方,风量也不宜太大;吹空调时应该穿上长衣裤,晚上则要盖上空调被,不能将肚子裸露在外面。

身体出汗多时,全身毛孔会变大,如果此时马上吹电扇或者空调,容易导致伤风感冒。准妈妈要避免在出汗多时吹风扇或者空调,等到身上没有汗了再吹,以免引发疾病。

冬季如何安全有效地取暖

冬季出行轻便、保暖的方法

准妈妈要尽量避免在大风、寒潮的天气出门,如果出门,就一定要做好防寒、保暖的工作。准妈妈由于身体比较笨重,所以防寒、保暖的装备一定要轻便,才方便行动。首先准妈妈应该为自己挑选一套保暖效果好的内衣,相比于厚重的棉质内衣,羊毛保暖内衣的保暖效果好且轻便,更适合准妈妈。外套则应选择羽绒服,不仅轻便、柔软,防风、保暖效果也好。最好选择能盖住腰身的中长款羽绒服。另外,围巾也是必不可少的,因为人体大部分的热量是从头部和颈部散发出去的。所以,准妈妈一定要系上围巾,以减少热量的散发。

准妈妈室内取暖注意事项

❶ 空调取暖:准妈妈在使用空调取暖时,需要时不时地开窗通风换气,如果使用空调的时间较长,可将窗户留一个 3 ～ 4 厘米的缝隙,使得外面的新鲜空气可以进来。空调的温度不要调得太高,保持室内温度在 21 ～ 23℃就可以了,所以建议准妈妈买一个温度计,以便更好地控制室内温度。如果是采用煤炉取暖,更要保持室内外空气流通,以免煤气中毒。

❷ 正确使用电热毯取暖:入睡前可开一会儿电热毯,被窝暖和后立即关掉。

拒绝染烫发,远离致癌物

如今市场上销售以及美发店使用的染发剂大多数都含有一种叫对苯二胺的有毒化学物质,人的头皮是人体毛囊最多、最集中的地方,染发时染发剂会接触头皮,对苯二胺就会从毛囊开口处进入毛细血管,之后随着血液循环到达骨髓,长期、反复作用于造血干细胞,致使造血干细胞发生恶变,从而引发白血病。此外,若是在染发时皮肤有破损或溃烂,就有可能导致皮肤鳞癌的发生。所以,要减少染发的次数,1 年内最好不要超过 2 次。

准妈妈夏季防晒要诀

出门要带遮阳伞

夏季防晒对准妈妈来说非常重要,因为准妈妈的皮肤非常敏感,极易被晒伤,如果不注意防晒,皮肤上就会留斑。所以,准妈妈出门最好避开上午 10:00 到下午 3:00 这一阳光强烈的时间段。出门时,一定要带上遮阳伞。另外,最好穿浅色的棉质衣服,以减少皮肤对紫外线的吸收。

少吃光敏感食物,多吃含维生素 C 和番茄红素的食物

夏季阳光强烈,加上准妈妈怀孕后皮肤非常敏感,如果再摄入过多的光敏感食物,如芹菜、香菜等,在阳光的照射下,皮肤就会发红,甚至肿胀,脸上的黑色素就会迅速增加、沉淀,导致皮肤变黑。所以,在夏季,准妈妈要少吃这一类食物,而要多吃含维生素 C 和番茄红素的食物,因为它们具有分解黑色素的作用。

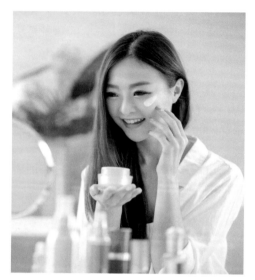

选用含物理防晒成分的防晒霜

阳光特别强烈的时候仅靠遮阳伞是无法完全阻挡紫外线的,还需要防晒霜的帮忙。准妈妈挑选防晒霜时要特别注意,不要选择化学防晒霜,里面通常含铅、铬等元素,对胎儿有不良影响;而要选择物理防晒霜,天然、不含铅,对胎儿没有影响。不过,不管涂的是哪种防晒霜,回到家中就应该立即将防晒霜擦洗掉。

准妈妈睡得好,床上用品很重要

枕头太高或太低,都会加重颈椎的负担,所以要选择一个高度适中的枕头。在挑选枕头时,可以将枕头往下压,之后看它的高度是不是一个拳头(约 9 厘米)的高度,最好不要超过一个半拳头。枕头的柔软度要适中,太硬和太软都不好。

枕套应选用纯棉材质的,而枕头的填充材料最好选择木棉、香蒲绒、棉、谷物的,透气性比较好。另外,准妈妈也不适宜选用药枕,因为药枕中一般填充的是中药,成分比较复杂,有些中药可能会对准妈妈或胎儿产生不良影响。

床单、被罩都应选用全棉材质的,不要选用混纺化纤织物,否则容易刺激皮肤,引起瘙痒;被褥最好是全棉布包裹棉絮。

准妈妈的脊柱通常前屈得比较厉害,经常睡在特别软的床垫上,会对腰椎产生

不良影响。若床垫太软,平躺 / 侧卧时,腰椎下沉,容易出现腰肌劳损 / 腰椎移位,可能引发腰痛。另外,由于床垫太软,准妈妈会深陷其中,给翻身带来困难,不利于提高睡眠质量。因此,准妈妈最好选择睡木板床,垫上棕垫或者比较厚的棉垫。

能否练瑜伽,因人而异

孕期练习瑜伽的好处

准妈妈练习瑜伽可以增强体力和肌肉张力,改善身体平衡,还能很好地控制呼吸,有益于改善睡眠,形成积极、健康的精神状态。另外,还可以让分娩过程变得轻松、简单,有助于准妈妈在产前保持平和的心态,对产后重塑身材也有一定的帮助。

并非每个准妈妈都适合练瑜伽

应该说,瑜伽并不是使怀孕和分娩更为安全、顺利的唯一方式。在练习孕期瑜伽前,不管是否有过瑜伽锻炼经验,都应先征求医生的意见,最好在经验丰富的、资历合格的瑜伽教练的指导下进行练习。

孕期瑜伽从什么时候开始最好

建议准妈妈从怀孕第 4 个月开始,怀孕前 3 个月,如果有阴道出血、腹痛等先兆流产症状,不宜做瑜伽。

对没有流产史、积极健康又有瑜伽练习经验的准妈妈,只要觉得准备好了,经医生允许,也可做些轻柔的瑜伽练习。

正确的站立、坐、行走姿势

站立时,两脚稍微分开并保持两腿平行,将重心置于两脚心连线的中点处;长时间站立时,可一脚在前、一脚在后,将重心放在后脚上,隔一会儿交换两脚位置。

坐下时,先将手掌支撑在大腿或椅子扶手上,然后再慢慢坐下,臀部完全坐在椅子上,后背挺直靠在椅背上,髋关节和膝关节呈直角,大腿与地面保持平行。

由坐位、蹲位改为站位时,动作要缓慢,并尽可能扶住身旁的牢固物体。

行走时要抬头、挺直后背、绷紧臀部,前一只脚踩实后再迈另一只脚。

准妈妈胎教进行时

准妈妈唠叨点，心情也会好一点

一般来说，女性喜欢跟丈夫或好友倾诉内心的痛苦和烦恼，这是有利于健康的，相反，若以酗酒、吸烟等方式来疏解压力，均会不同程度地导致情绪低落、神经衰弱等。可见唠叨对于调节情绪是比较有效和健康的。

此外，爱撒娇和唠叨的女性血液中 5- 羟色胺、乙酰胆碱的含量会相对高一些，这使得她们性格温柔、待人和气、不易发脾气，也较少患身心疾病。

经常跟胎儿说说话

胎儿期间，胎儿会产生最初的意识。准爸爸、准妈妈多给胎儿朗读一些优美的诗歌，或者多跟胎儿聊天都会对胎儿的智力发育有促进作用。

准爸爸可以面对准妈妈的腹部和胎儿进行"对话"，先用亲切的语调呼唤胎儿的名字，夸奖胎儿一下，如"晓晓真乖!"等，以此逐步刺激胎儿的听觉。

准爸爸还可以在陪伴准妈妈散步时，把所看见的景色描述给胎儿听，让胎儿领略一下大自然的美好。就寝前，准爸爸可以一边抚摸准妈妈的腹部，一边跟胎儿道晚安等，任何话题都可以。

准爸爸、准妈妈与胎儿对话可以随时进行，但每次时间不宜过长，一般 3 ～ 5 分钟最好。

实施胎教"三注意"

准爸爸、准妈妈在胎教实施过程中，要注意以下事项。

❶ 要适时适量地进行胎教：准爸爸、准妈妈应该学会观察和了解胎儿的活动规律，一定要选择在胎儿清醒时（也就是有胎动时）进行胎教，每次胎教时间最好不超过 10 分钟。

❷ 要规律性地进行胎教：每天给胎儿进行胎教的时间最好能固定，这样可以让胎儿养成规律的生活习惯，同时也利于胎儿出生后习惯的养成，可以为其他认知能力的发展奠定基础。

❸ 要有情感地进行胎教：在胎教过程中，准爸爸、准妈妈应集中注意力，全情投入，与胎儿共同体验，达到与胎儿的身心共振共鸣，建立起最初的亲子关系。

总之，胎教的过程不仅是一个语言、音乐学习的过程，也是加强准爸爸、准妈妈与胎儿情感的过程。

与胎儿一起"看图说话"

准爸爸、准妈妈用富于想象力的大脑将图画中的幻想世界放大后传递给胎儿，能够很好地促进胎儿的心灵健康成长，最常见的方式是看画册。

在看画册的时候，既要欣赏画册的美，也要把画册的内容或小知识讲给胎儿听。在讲的时候，如果对植物了解较多，可以多讲讲植物；如果对美术造诣较深，不妨介绍美术；若是擅长绘画和写作，可以将图画赏析讲给胎儿听。

选择画册时，准爸爸、准妈妈应尽量找色彩丰富、轻松愉快、富于幻想、情节独特、洋溢着幸福和希望的画册。

德彪西《月光》的境界之美

在一个清凉的月夜里，或者在准妈妈想要听音乐的任何时候，闭上眼睛，播放这曲《月光》，让每一个音符在心里流淌，想象心中的那片月色，这种美丽让人回味无穷，准妈妈的情感和这静谧的背景定会水乳交融，而这样的美感也会通过准妈妈的感觉神经静静地感染着腹中的胎儿。

德彪西的钢琴小曲《月光》，描绘了月光的美丽与神秘，优美的旋律描述了对月光的印象，仿佛让人看到了月光的皎洁，把月光洒下的银辉展现得淋漓尽致。从这首《月光》里，仿佛可以看到幽暗的月光透过轻轻浮动的云，影影绰绰地洒在平静的水面上，伴随着旋律，人仿佛置身于明朗而幽静的深夜中。

职场准妈妈须知

隐形眼镜不要戴了

怀孕期间由于激素的变化，会引起准妈妈的角膜轻度水肿，使得角膜的厚度增加，而隐形眼镜会阻隔角膜与空气的接触，加重角膜的缺氧程度，降低角膜敏感度，容易诱发急性角膜损伤，出现眼睛干涩、疼痛、怕光、流泪、有异物感等症状。同时，准妈妈的泪液分泌减少，眼球表面的润滑度降低。

因此，有配戴隐形眼镜习惯的准妈妈，孕早期可以适当配戴，但要减少配戴时间，每天配戴不超过 6 小时；孕中期和孕晚期最好不要配戴，需换成框架眼镜。

巧妙地为自己打造一个无烟环境

准妈妈被动吸烟如同自己吸烟，不但会影响到胎儿的存活率、出生体重，还有可能会使宝宝成年后的生育能力受到损害，也更容易受到各种疾病的侵扰。可是在日常生活中，准妈妈无法完全避免接触烟雾，尤其是职场准妈妈，更容易成为被动吸烟者，那么，在办公室里，准妈妈如何让自己尽量少受烟雾的干扰呢？

办公室里有人吸烟怎么办

当办公室里有人吸烟时，准妈妈可以将窗户打开，换换新鲜空气，或者在办公室里准备一个小型的电风扇，将烟雾吹走。有可能的话，换一个离吸烟的人远一点的位置或者告诉同事自己怀孕的事情，让他到别处去抽烟。

摆放一些能吸收有毒气体的植物

准妈妈可以在自己的办公桌上摆放一些能够吸收有毒化学物质的植物，如芦荟、龟背竹、虎尾兰、金橘等，这些植物都能很好地吸收空气中的有害物质，帮助净化空气。

准爸爸课堂

监督准妈妈饮食起居

怀孕生子不是准妈妈一个人的事，准爸爸除了挣钱养家，还应该与准妈妈一起享受这段美好的历程，同时也要担负起家庭的细节工作和管理准妈妈饮食、体重、情绪、健康等的工作。

准妈妈的饮食、生活习惯会在某种程度上影响胎儿。因此，准爸爸的一个重要任务就是提醒准妈妈摒除一些饮食、起居中的坏习惯。怀孕以后，准妈妈可能会变得越来越挑食、偏食等,这时准爸爸应该发挥自己的作用,例如准妈妈不爱吃核桃,可以将核桃磨成粉,加在准妈妈喜欢喝的豆奶或者其他饮品中,这样就不会引发准妈妈的排斥心理了。

准妈妈在孕期的饮食起居方面要注意的事情很多、很烦琐,准爸爸的监督和帮助能使准妈妈更安全、更轻松地度过孕期。

承担家务,避免准妈妈过度劳累

在大多数家庭里,家务活主要由女性来承担,准妈妈怀孕期间适当做些家务是没有问题的,多活动有利于胎儿的生长发育,如买菜、洗菜、做饭、用洗衣机洗衣服等都是可以的。

但准妈妈不宜拖地,地面湿滑容易让准妈妈摔倒。容易磕碰到肚子的家务活准妈妈也不适合做,像往高处晾晒衣物或者从高处拿东西或挂东西等都是不适合的。此外,准妈妈也不宜抬重物、提拉重物或者弯腰拿东西,如果要拿低处的东西,最好是先蹲下来,再侧身拿,尤其要注意不能压到肚子。所以,在孕期,准爸爸应该主动承担一些准妈妈不适合做的家务,有时间的时候更应该多做点,以免准妈妈过于劳累。还要注意保护准妈妈的安全,避免准妈妈遭受外伤。

学做孕期营养餐,为准妈妈加油

准妈妈健康,才有健康的胎儿,充足、均衡的营养是胎儿能否健康发育的重要因素之一,因此,准妈妈吃得营养和均衡,为胎儿成长提供充足的养分,才能为胎儿造就先天的好体质。

准爸爸可以学着做孕期营养餐,以"大众饭菜"为主,既要色、香、味俱全,也要注意合理的营养搭配,还应做到粗细搭配、荤素搭配。尤其是在准妈妈出现早孕反应的孕早期,清淡可口而且营养丰富的食物,对准妈妈的营养补充来说,是十分重要的。

但千万不能胡乱给准妈妈进补,尤其是不要乱用中药材进补,以免损害准妈妈的健康。

为准妈妈准备舒适的衣服、鞋子

舒适应该是选择准妈妈衣服最优先考虑的因素。一般说来,宽松的服装会舒适许多,如果只考虑在家里穿,准爸爸不妨买稍大号的准妈妈装,这样不但在任何时期都会舒服一些,而且不必担心肚子渐大后穿不下。

另外,准妈妈穿的鞋也要跟以前有些不同,不然很容易使足部水肿加剧,因此一旦准妈妈觉得足部有不舒服的感觉,准爸爸就应该尽快准备一双稍大的、后跟高不超过 2 厘米的舒服的鞋子以及松口纯棉袜。

孕期不适与疾病

白带增多

白带是阴道黏膜的分泌物,由子宫颈与子宫内膜腺体分泌、混合而成。它与月经一样,是女性正常的生理现象。怀孕之后,女性盆腔的血液供应丰富,会出现白带增多的现象,这是正常的,不必担心。

首先,要注意外阴卫生,每天用温开水清洗外阴,但要注意的是不要清洗阴道里面,不要使用肥皂或阴部清洁剂;每天换洗内裤,有阳光的时候一定要把内裤放在阳光下暴晒,最好选用棉质的、透气性比较好的内裤;为了避免交叉感染,准妈妈应该有单独的浴巾和水盆;大便完之后,应该由前向后擦拭,以免把残留的排泄物带到阴道里,引起感染。

其次,是要增强营养,多吃蛋白质、维生素、矿物质含量丰富的食物,如新鲜蔬菜、水果、瘦肉等。

最后,准妈妈白带异常若是因为阴道感染,最好去医院做个检查,然后接受治疗,尽量在孕 8 月前治愈,以免胎儿经过产道时受到感染。白带异常的诊断比较简单,只需取白带化验一下,如果找到滴虫或念珠菌就可以确诊,治疗有特效药,所以准妈妈不要有心理负担。

孕吐

孕吐是早孕反应的一种。大多数的准妈妈是从孕 5 周开始出现孕吐,也有更早发生的。孕吐通常最容易发生在早上和晚上，准妈妈往往没有任何原因就出现呕吐，有的时候本来正在安安稳稳地吃饭，可能闻到了什么味道就会出现恶心、呕吐。

不少准妈妈的孕吐反应是由心理紧张引起的，所以放松心态比什么都重要。要多了解一些孕期知识，多和周围的准妈妈交流经验，互相学习。也可以多与医生交流自己的情况，以解除心理压力。见到想吃的食物要马上吃，免得等一会儿又不想吃了。多喝水，多吃维生素含量丰富的食物，少食多餐。每天都要吃些新鲜的水果和蔬菜，新鲜的水果和蔬菜都属于碱性食物，能够中和胃酸，缓解孕吐。准爸爸也可以将餐厅的环境布置得赏心悦目，以刺激准妈妈的食欲，减少恶心的感觉。

准妈妈不能因为吃不下饭、恶心呕吐、乏力，就老是在床上待着，尤其早上不要赖床，否则会加重孕吐。运动太少，会使恶心、食欲不佳、乏力等症状加重，而因为早孕反应严重又更加不去运动，就会慢慢形成恶性循环。所以，不要因为出现了孕吐而不去运动，相反，运动能减轻孕吐反应。

孕吐反应严重的准妈妈一定要及时就医，可在医生的指导下服用维生素 B6 来缓解孕吐。

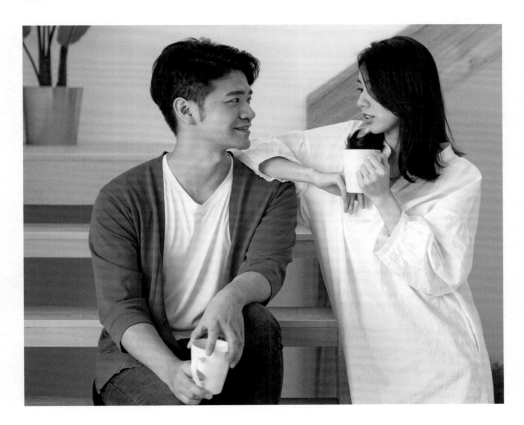

尿频

一个成人白天平均排尿 4 ～ 6 次,夜间 0 ～ 2 次是正常的,如果超出了这个范围就考虑尿频。准妈妈怀孕之后子宫慢慢变大,压迫膀胱,使膀胱的容量减小,即使尿量很少也会让准妈妈产生尿意,从而出现尿频。大部分准妈妈都会遭遇尿频的困扰,这是正常的,不用担心,如果在尿频的同时伴有尿痛、尿不尽(小便后仍有尿意)、或者发热、腰痛等症状就属于病理性尿频了,要及时去医院检查、治疗。

如何应对尿频

准妈妈白天可以增加喝水的量,晚上临睡前的 1 ～ 2 个小时不要再喝水,减少晚上的排尿次数。保持外阴部的清洁,每天用清水冲洗外阴,勤换内裤;睡觉时多采用侧卧的姿势,避免仰卧,因为侧卧能够减轻子宫对膀胱的压迫,防止尿液积存而导致感染;在医生的指导下多做缩肛运动,加强骨盆的肌肉力量,以控制排尿。

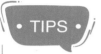

缩肛运动

像憋大便一样,将肛门往上提,之后放松,接着再往上提,再放松,如此反复进行。1 次可以做 50 下,时间为 5 ～ 10 分钟。行走时、坐着时或者躺着时都可以做此项运动。

有些准妈妈的尿频是由精神紧张引起的,要通过不断地去厕所来缓解心中的压力。如果尿频只是在白天或者晚上临睡前出现,考虑精神性尿频,最好的解决方法就是放松心态。

有阴道炎的准妈妈须知

常见的阴道炎有霉菌性阴道炎、滴虫性阴道炎和细菌性阴道病。准妈妈怀孕后由于激素水平升高,阴道酸碱度改变,分泌物多,外阴湿润,导致病菌大量繁殖,所以很容易患阴道炎。阴道炎不仅使准妈妈产生阴部瘙痒、灼痛等,还会对胎儿产生不利影响。病菌可穿过胎膜感染胎儿,引起胎膜早破、早产、流产等,还有可能使胎儿出生后患鹅口疮、外阴炎。

提醒有阴道炎的准妈妈要注意以下生活细节。

① 穿棉质、透气、宽松的内裤,并单独手洗,不要用洗衣机洗。

② 保持阴部清洁,用医生建议的护理液清洗外阴。

③ 避免使用护垫。长期使用护垫容易使阴部透气不良,滋生病菌。

④ 避免性生活或注意性生活卫生,防止炎症加重。

发生这些情况,及时去医院

① 剧烈呕吐:孕早期的呕吐是一种正常的反应,但如果频繁呕吐、不能进食、明显消瘦、全身乏力,准妈妈就要赶紧去看医生了。严重呕吐会影响孕期的营养吸收,可引起血压下降、尿量减少、失水、电解质紊乱等不良反应,也会影响胎儿的发育,准妈妈应该及时就医。

② 阴道流血:如果是少量、断续的流血但无腹痛,可以先卧床休息。如果流血不止,出血量比月经期多,或者还排出血块、组织样物质,准妈妈应该马上平躺下来,保持冷静,迅速就医。一定要记住出血的时间、血的颜色、出血量等,如果排出了组织样物质,用干净的小塑料袋装好,带去医院给医生诊断。

产前检查

孕酮和人绒毛膜促性腺激素(HCG)测定

孕酮:孕酮又称黄体酮,是人体分泌的一种孕激素,在孕期,它的主要作用是促进胎儿早期的生长发育。检测孕酮的目的是确定卵巢有无排卵及了解黄体的功能。准妈妈如果孕酮过低,可能出现胚胎发育不良或先兆流产。

HCG 的主要功能是刺激黄体,促进雌激素和黄体酮持续分泌,以促进子宫蜕膜的形成,使胎盘生长成熟。目前妊娠早期产前检查最常用的方式,就是测定血清或尿液中的 HCG 水平。HCG 在妊娠的前 8 周增长很快,以维持妊娠。孕 8 周后,HCG 逐渐下降,直到孕 20 周达到相对稳定。由于血 HCG 浓度不受进食影响,所以可以随时检查,不必空腹。

HCG:HCG 由 β-HCG 和 α-HCG 两种成分组成。在这两种成分中,β-HCG 才具有特异性的结构,所以现在临床上大多以测定 β-HCG 为主。

孕酮:孕酮就是黄体酮,是人体天然分泌的一种孕激素,主要作用是确定卵巢有无排卵及了解黄体的功能。准妈妈如果孕酮过低,可能是胚胎发育不良的标志,也可能是引起先兆流产的原因,在孕期,孕酮是促进胎宝宝早期生长发育的一种激素。

mIU/ml:mIU/ml 等同于 IU/L,所以看报告单时只看测定数值就可以了。

检验项目	英文	测定结果	单位	参考范围
孕酮	PROG	28.53	ng/ml	卵泡期 0.20 ~ 1.50 排卵期 0.80 ~ 3.00 黄体期 1.70 ~ 27.00 绝经期 0.10 ~ 0.80
人绒毛膜促性腺激素	HCG	87900	mIU/ml	0.00 ~ 6.00

HCG:HCG 是由 β-HCG 和 α-HCG 两种成分组成。α-HCG 为垂体前叶激素所共有,只有 β-HCG 才具有 HCG 特异性的结构,所以现在临床上大多以测定 β-HCG 为主。β-HCG 值一定会小于 HCG。这里要给准妈妈们提个醒,拿到报告单后,一定要看清是β-HCG 还是 HCG。通过 β-HCG 诊断是否怀孕有验尿和验血两种方式,验尿简单方便,验血的准确率更高。

超声确定孕囊位置,排除异位妊娠

一般情况下,孕期只需做 4 ~ 5 次超声检查就可以了。如果是高危准妈妈,或医生怀疑有前置胎盘等不良妊娠的情况,要根据情况适当增加 1 ~ 2 次。通过超声监测,发现准妈妈孕期可能出现的不良症状,并观察胎儿的发育情况,为准妈妈和胎儿的健康保驾护航。

超声检查报告解读

超声所见:子宫前位,7.0 厘米 ×9.0 厘米 ×5.8 厘米;宫腔内可见胎囊,3.5 厘米 ×5.7 厘米 ×1.6 厘米;孕囊内可见胎芽,芽长 0.1 厘米;可见卵黄囊及心管搏动,胎心率 161 次 / 分;胎囊左侧可见条带状暗区,范围约 3.2 厘米 ×0.5 厘米。子宫肌层回声尚均匀。

双附件区：双附件区未见明显异常回声。

超声提示：宫内早孕，活胎；估计孕 7 周 +1 天；宫腔积液。

胎囊：胎囊大小"3.5 厘米 ×5.7 厘米 ×1.6 厘米"指的是胎囊长、宽、高的数据。胎囊即孕囊，只在孕早期出现，位于子宫的宫底、前壁、后壁、上部或中部。形态为圆形或椭圆形，边界清晰的为正常；不规则形、边界模糊，位于子宫下部的为异常。伴有腹痛或阴道流血时，则有流产的征兆。孕 6 周时，胎囊的检出率为 100%。此时孕囊直径约 2 厘米，到孕 10 周时增大到 5 厘米。胎囊消失后，见到月牙形的胎盘形成，即为正常妊娠。

胎芽：孕 2 月以前的胚胎也称为胎芽，做超声检查，可以看到胎芽为正常。如果有胎囊而无胎芽，在排除末次月经记错、排卵期延后的情况下，就说明胚胎有问题，不要盲目保胎。

胎心：有为正常，无为异常。胎心率正常范围为每分钟 120 ～ 160 次。通常，在正常范围内，胎龄越小胎心频率会略快一些。要是第 10 周还未检测到，在排除末次月经记错的情况下，可以诊断为胚胎停止发育。

• 协和专家特别提醒 •

孕吐！不"吐"不快

孕吐俗称害喜，它是准妈妈在怀孕初期一种十分常见的生理反应，50% 以上的准妈妈会出现孕期呕吐现象。孕吐的发生可能和妊娠期免疫反应、激素水平变化有关。在孕早期，准妈妈的身体仍处于妊娠适应阶段，8 ～ 9 周孕吐会较为严重，13 ～ 14 周之后可逐渐缓解。针对这烦人的孕吐我们该怎么做？

远离呕吐源

人类的呕吐现象是一种保护性的神经反射，当胃肠道遇到伤害就可能会"忘情"一吐来清除威胁。人不会无缘无故地吐，什么东西会让你吐，就要远离这样的"呕吐源"。

在这些"呕吐源"中最常见的莫过于脂肪，我们最好选择低脂肪的食物，多食用富含糖、蛋白质的食物以保证能量供应,鱼、虾、瘦肉、豆腐等都是很好的选择。

同时需注意食物的烹饪方法,煎、炒、油炸不推荐,蒸、炖、煮为宜,这样也能促进消化吸收。

这里还要提醒孕妇家属:知道家里的准妈妈吃什么会吐,就要尽量将这类食物收好,因为有的时候反应过度,闻着味儿甚至看见样子都有可能会引发呕吐。

喝水有讲究

最好在两餐之间喝水,不可在正餐时短时间内大量饮水,胃内容物的迅速增多可能会引起恶心、呕吐。

喝水时也要少量多次,在嘴中含一会儿后咽下会让您的肠胃更舒服。

如果呕吐频繁,可以使用含有钠、钾、葡萄糖的功能型饮料,补充流失的电解质。

止吐于恶心时

觉得恶心了,不要坐以待毙,马上采取方法防止呕吐发生。

可以闻一闻橙子、柠檬、薄荷的气味抑制恶心感,或者生姜切片冲一杯姜茶喝,可缓解胃肠的不适反应。

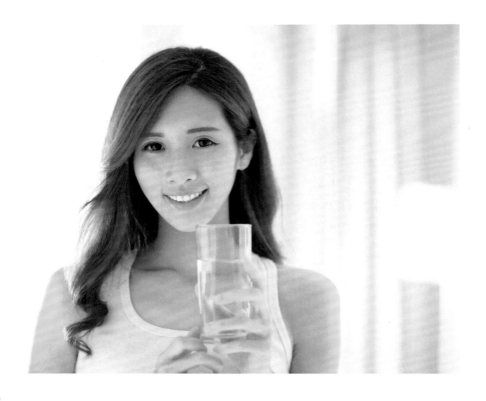

如果来不及,可以口含姜糖或者话梅,也有一定的效果。

常让维生素 B6 来帮忙

维生素 B6 具有良好的镇吐效果,2013 年美国食品药品管理局(FDA)认定维生素 B6 为治疗孕吐的常规药物。

如果孕吐忍不住,可以问问产科大夫是否需要服用维生素 B6,孕期复合维生素补充剂要记得天天吃。

日常生活中还要多吃鸡肉、鱼肉、鸡蛋、豆类这些富含维生素 B6 的食物,以"吃"治"吐"。

经常运动

运动可以促进肠胃蠕动,增强食欲,利于排气、排便,并能让我们身心放松,有助于转移对恶心、呕吐的注意力。所以,出现呕吐的日子里,不妨和家人多去遛弯、散步,排空胃,散散心。

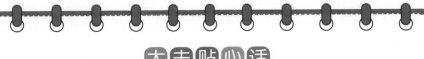

大 夫 贴 心 话

孕吐算得上是大自然给予我们的一种幸福的烦恼。孕吐通常代表着一种健康的妊娠状态,国外有研究表明,出现孕吐的准妈妈流产率较低。如果你恰巧是那个没有孕吐反应的妈妈也不要过度担心,并不代表宝宝会有问题!好好体验孕期的一切,那些大大小小的烦心事儿都是一种挑战,看看你是不是能担当起生命孕育的重担!

这里要提醒各位准妈妈:以上方法均是轻度孕吐的应对方法,如出现较为严重的呕吐情况,最好及时就医。

第三章 孕3月

胎儿身体发育

　　发育到这一时期的胚芽,可以真正称为胎儿了。此时的胎儿发育很快,身长7～9厘米,重量约为20克;尾巴完全消失,上肢和下肢开始形成;皮肤是透明的,可以看到里面的血管和内脏;下颌体和两颊开始发育,变得更像人脸了;肾脏开始发育,排泄系统逐渐形成,外生殖器初步形成。此时胎儿从外形上看已经是个"微雕婴儿"了,对刺激也开始有反应,可以在羊水中自由活动了。

准妈妈身体变化

　　孕3月的准妈妈,孕吐现象还是很严重,同时也会有胸闷的情况出现。子宫如拳头般大小,会直接压迫膀胱,造成尿频。而且腿、足浮肿,阴道分泌物增加;乳房也更加胀大,乳晕颜色更深。

营养与饮食

本月重点营养素

镁

　　本月准妈妈应该重点关注的一个营养素就是镁。镁可以促进钙的吸收,能够帮助准妈妈缓解小腿抽筋的症状,同时它对胎宝宝的肌肉和骨骼的健康发育也至关重要。镁的推荐摄入量为每天310毫克。绿叶菜、坚果、大豆、南瓜、甜瓜和全麦食品中都含有镁,准妈妈可以适当食用。

维生素 E

维生素 E 是一种很强的抗氧化剂,可以改善血液循环、修复组织,对延缓衰老、预防癌症及心脑血管疾病非常有益;另外它还有保护视力、提高人体免疫力等功效。维生素 E 对准妈妈的主要作用是保胎、安胎、预防流产。缺乏维生素 E 会造成准妈妈流产及早产,使胎儿出生后发生黄疸,还可导致准妈妈及胎儿贫血;严重时可引发眼睛疾患、肺栓塞、脑卒中、心脏病等。准妈妈每日应摄入 14 毫克维生素 E。

维生素 A

维生素 A 有保护细胞功能的作用,使皮肤、骨骼、牙齿、毛发健康生长,还能促进视力和生殖功能良好发展。准妈妈孕期缺乏维生素 A 可导致流产、胚胎发育不良或胎儿生长缓慢,严重时还可引起胎儿多器官畸形。建议准妈妈每日摄入维生素 A 的量为孕初期 0.8 毫克,孕中期和孕晚期 0.9 毫克,不可过量摄入,长期大剂量摄入维生素 A 可导致中毒,对胎儿也有致畸作用。维生素 A 广泛存在于动物性食物当中,动物肝脏、蛋黄、瘦肉中含有较为丰富的维生素 A,准妈妈可适量食用这些食物。

交替食用植物油

准妈妈在平时就应当隔一段时间换不同种类的食用油,这样摄入多种类的脂肪酸,做到营养均衡,避免营养缺乏。除了市面上常见的花生油、大豆油、葵花籽油、芝麻油以外,茶籽油、橄榄油也是不错的选择。

粗细搭配,解"秘"又降糖

精米、精面从口味上来说要比粗粮好吃,但从营养上来考量,粗粮的营养价值比精米、精面要高一些。比如,稻米和小麦的营养成分大部分集中在胚芽、糠麸中,而经过精细加工,营养素的损失很大,尤其是维生素 B1 和维生素 E,这两种维生素对人体有相当重要的作用,是人体健康所必需的。还有些杂粮如玉米、小米、高粱等,虽然其蛋白质含量不如米、面,但含有较多的胡萝卜素、维生素 B、多种矿物质等,这些营养素都是胎儿生长发育所不可或缺的。

另外,粗粮中还含有较多的纤维素,能吸收肠道内的水分和有毒物质,促进肠道蠕动,对缓解准妈妈便秘很有帮助。同时,粗粮中的纤维素在消化代谢过程中使血糖波动较小,在一定程度上可以降低血糖。

素食准妈妈怎样补充蛋白质

一般来说,动物性来源的蛋白质含有人体所需的必需氨基酸的含量较高,容易被身体吸收、利用,称为"高生理价值的蛋白质";植物性来源蛋白质(如豆类、根茎类、蔬菜等)的氨基酸组成中,人体必需氨基酸的含量较少,且吸收到体内后,不易被身体利用,称为"低生理价值的蛋白质"。如大豆中富含赖氨酸,而甲硫氨酸含量少;五谷类、玉米、坚果类及种子富含甲硫氨酸,而赖氨酸含量少。素食准妈妈可以将这些食物搭配食用,为自己补充均衡的营养。

依照中国营养学会《中国居民膳食指南(2016)》的建议,怀孕中期以后每日需增加 20 克蛋白质,准妈妈可以根据自己的食素类型,来选择和搭配每天的食物。

蛋奶素者

1 ～ 2 个蛋、2 杯奶、坚果 1 ～ 2 汤匙、水果 2 ～ 3 份、叶菜 3 ～ 4 盘、豆类 1 ～ 2 碗、五谷杂粮饭 2 ～ 3 碗、豆制品 2 ～ 3 份(4 ～ 6 汤匙)。

全素者

坚果 1 ～ 2 汤匙、水果 2 ～ 3 份、叶菜 4 ～ 5 盘、豆制品 5 ～ 6 份(10 ～ 12 汤匙)、五谷杂粮饭 3 ～ 4 碗。

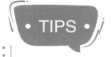

素食烹调窍门

为了更好地保存食物中的维生素,烹调蔬菜时不宜加水慢煮,应大火快炒。

准备怀孕的女性或已怀孕的素食准妈妈,不妨尽量放宽自己的饮食范围,比如可以吃奶素或蛋素,就不要选择全素食;能选择蛋奶素就不要选择蛋素或奶素。越是均衡的饮食,对胎儿的成长会越有益。

准妈妈如何挑选和食用肉类

适当地食用肉类对准妈妈和胎儿的健康及发育是必需的。不过,如果每天摄入的肉类过多,日积月累就会导致高脂血症、动脉粥样硬化,甚至会使心血管系统或其他脏器发生病变。对于健康的准妈妈来说,每天肉类的摄取量在200克左右最佳,而每周摄入的肉类中最好能包括300克鱼肉。

准妈妈适合吃什么肉类

❶ 鱼肉:鱼类尤其是海鱼含有的不饱和脂肪酸在人体内可生成二十二碳六烯酸(DHA),对胎儿大脑和视力的发育非常有益,建议准妈妈每周最好能够吃2～3次。

❷ 兔肉:蛋白质含量高,脂肪含量低,非常适合怀孕前就比较胖或者体重超标的准妈妈食用。

❸ 鸡肉:蛋白质含量高,容易消化和吸收,脂肪含量低。

❹ 牛肉:含有丰富的蛋白质、铁和铜,B族维生素的含量也很高,脂肪含量相对较低。

准妈妈吃鸡蛋要注意什么

鸡蛋中含有丰富的蛋白质和卵磷脂,是妈妈补充营养的首选,但是要想让营养能够被充分地吸收,在饮食搭配上要注意以下几点。

蛋羹和水煮蛋营养价值高

鸡蛋蒸着吃和做汤最有营养,因为这样做能使蛋白质松解,极易被消化、吸收。

如果是煮鸡蛋,应该先用冷水浸泡一会儿,以降低鸡蛋内的气压,水最好没过鸡蛋,因为煮的时候浸不到水的地方,蛋白质不容易凝固,会影响到蛋白质的消化。浸泡好了后用中火将水煮沸,水沸后再煮5分钟后停火,停火之后再泡5分钟就可以食用了。这样煮出来的鸡蛋易于消化,营养成分也基本上没有遭到破坏,营养价值比较高。

不吃生鸡蛋和半熟的鸡蛋

生鸡蛋里含有抗胰蛋白酶,会影响人体对蛋白质的吸收;并且生鸡蛋里面还有大量的细菌,如沙门氏菌,吃了之后有可能会引起腹泻甚至食物中毒。

有的人喜欢吃半熟的鸡蛋,觉得这样的鸡蛋营养价值高,事实并非如此,因为鸡蛋半熟时,其内部结构还没有完全被高温分解,部分细菌还没被杀死,吃了同样有可能引起腹泻,而且也不利于消化、吸收。

鸡蛋不能与这些食物搭配吃

❶ 鸡蛋不要与白糖同煮：很多准妈妈有吃糖水荷包蛋的习惯。其实，鸡蛋和白糖同煮，会使鸡蛋蛋白质中的氨基酸形成果糖基赖氨酸结合物，这种物质不易被人体吸收，对健康会产生不良作用。

❷ 鸡蛋不要与豆浆同食：很多准妈妈喜欢在早上喝豆浆的时候吃个鸡蛋，或是把鸡蛋打在豆浆里煮。豆浆性味甘、平，有很多的营养成分，单独饮用有很强的滋补作用。但是豆浆中含有一种特殊的胰蛋白酶，与蛋清中的卵白蛋白相结合，会降低二者的营养价值。

鸡蛋吃得太多的坏处

❶ 导致人体胆固醇含量过高：鸡蛋中含有大量的胆固醇，如果吃得太多，会大大增加胆固醇的摄入量，容易导致肥胖，并使人体胆固醇含量过高，从而引起动脉粥样硬化及其他心、脑血管疾病的发生。

❷ 增加肝脏和肾脏的负担：摄入过多鸡蛋，会增加肝脏和肾脏的负担。每天只吃 1 个鸡蛋就能满足人体所需的 8 种必需氨基酸。吃得太多了，蛋白质分解代谢的产物会加重肝脏的负担，而在肝脏内代谢后所产生的大量含氮废物，还需要通过肾脏排出体外，又会进一步增加肾脏的负担。

外出就餐注意卫生和营养搭配

准妈妈外出就餐时应选择干净、卫生的就餐场所，远离嘈杂的公共场所，自带餐具，尽量不使用一次性筷子。

准妈妈怎么点菜

❶ 多选择蔬菜：在餐馆吃饭，菜中的糖、盐、脂肪以及淀粉含量远远超出自己家里做的饭菜。特别是有些快餐食品，能量和脂肪含量很高，但膳食纤维、矿物质和维生素的含量很低。准妈妈在外就餐时可选择有蔬菜的品种以补充维生素和矿物质。

❷ 注意营养平衡：在外就餐首先应从营养的角度考虑准妈妈所需的饮食结构，要荤素搭配、粗细搭配、酸碱搭配。肉类不宜太多，要多吃富含钙、铜、镁、铁等营养素的新鲜蔬菜；还要点些主食，使蛋白质、脂肪、碳水化合物三者摄入量维持均衡。

❸ 深海鱼可以多吃点：准妈妈可以点一些深海鱼做成的菜，如金枪鱼、沙丁鱼、三文鱼等，这些深海鱼能够提供胎儿大脑发育所必需的 DHA、EPA（二十碳五烯酸）等。

❹ 冷荤菜肴最好少吃：凉拌菜色彩鲜艳，又很可口，非常适合夏天食用，但对准

妈妈来说最好少吃,尤其是一些肉类凉菜,如酱肘子、卤牛肉等。因为这类菜肴味道改变很多,无法保证原料的质量和新鲜度。

⑤ 用酸奶代替碳酸饮料:碳酸饮料含有二氧化碳,会刺激胃液分泌,容易造成腹胀而影响食欲。另外,碳酸饮料中基本上都加有柠檬酸和磷酸,长期大量饮用会影响人体对钙的吸收,影响胎儿骨骼发育,准妈妈喝点酸奶、鲜榨果汁或蔬菜汁等都挺不错。

⑥ 远离油炸食品:市售的油炸类食物,用的难免不是"回锅油",这种反复沸腾过的油中有很多有害物质。

准妈妈别忘记饭后吃水果

为了弥补新鲜蔬菜补充的不足,准妈妈最好在饭后 2 个小时左右吃个水果,以补充体内维生素。水果可以自带。

日常生活保健

准妈妈应对妊娠斑的小妙招

妊娠斑,也叫黄褐斑或蝴蝶斑,是因孕期脑垂体分泌的促黑色素细胞激素增加,以及大量孕激素、雌激素的作用,使皮肤中的黑色素细胞的功能增强并产生了沉淀。产后数月,皮肤上的色素沉着的颜色会变浅,并最终消失,也有可能会消退不全而遗留淡淡的茶色痕迹。预防或消除妊娠斑,准妈妈可采用以下方法。

❶ 怀孕期间坚持体育锻炼,增加皮肤弹性,良好的皮肤状态将有助于承受孕期的变化。

❷ 洗脸时,冷水和热水交替使用,以促进面部血液循环,降低妊娠斑的出现概率。

❸ 多吃富含维生素 C 的蔬菜、水果,如番茄等。

❹ 夏季外出时,要戴上遮阳帽或涂抹相对安全的物理防晒霜,避免阳光直射面部,加重妊娠斑。

如何选购文胸和内裤

购买胸罩时,一看面料,要选择柔软、透气、吸汗且弹性好的材料;二看肩带,尽量选择肩带宽一点的,以免其勒入皮肤,减轻脊背、胸部的负担;三看罩杯,罩杯要尽量大一些,以免压迫乳头、乳腺,引起炎症。另外,前扣型的胸罩便于穿脱及产后哺乳,准妈妈可以尝试穿着。

选择内裤时,主要看面料,因为准妈妈在孕期阴道分泌物会增加,所以内裤面料要柔软、透气、吸汗,最好是棉质的,不容易引起皮肤过敏;同时,内裤边缘不能太紧,以免紧勒下腹部及大腿根部,引起血流不畅。

远离噪声污染

首先,噪声容易使准妈妈的内分泌功能紊乱,从而引起子宫强烈地收缩,容易诱发流产、早产。其次,胎儿的耳蜗还未达到结构和功能上的成熟,听力系统非常敏感,极易受到损伤。

因此,准妈妈要有意识地避开KTV、建筑工地等噪声强度大的场所,看电视时也要将音量适当调小,过年时要远离持续震耳的鞭炮声。

准妈妈要谨慎使用精油

精油不但气味芳香迷人,而且还有缓解身体各种不适及美容、美体的效用。健康的普通人一般可以放心使用,但是准妈妈如果要使用,就一定要小心谨慎了。

高纯度的精油其分子极其微小且一般具有轻微的毒性,经皮肤进入体内,很容易伤害准妈妈及胎儿。而且有些精油具有活血、通经的疗效,如鼠尾草、薰衣草、玫瑰、洋甘菊、茉莉、薄荷、迷迭香、马郁兰等,如果准妈妈使用了这类精油,很有可能导致流产。因此,准妈妈在使用精油前,最好向专业人士咨询各种精油的功效、使用禁忌及安全剂量,以免因使用有误而引起不良后果。准妈妈也可以使用小麦胚芽油、酪梨油、杏仁油等来进行按摩,这些油里不含精油,相对比较安全。

监测阴道分泌物

准妈妈的阴道较为敏感、脆弱,一旦受到细菌感染,则会带来不小的麻烦,不但治疗起来比较棘手,而且还会使胎儿受到影响。因此准妈妈要注意观察阴道分泌物的状况,如有异样,则应立即就医。

准妈妈孕期阴道分泌物增多属于正常现象,如果没有恶臭,没有引起瘙痒,没有特别的颜色(如红色、咖啡色或黄绿色),则无须特别处理。如果白带较多、气味难闻或阴部瘙痒,就应该怀疑是否被细菌感染。一般来说,如果感染了白念珠菌,白带量多且呈乳酪状,并伴有阴部剧烈的瘙痒;而滴虫感染会出现带有恶臭的水样白带,阴部也会瘙痒或疼痛;感染衣原体后,白带会呈脓样且气味难闻。

准妈妈最好穿着浅色内裤,有利于正确判断分泌物的颜色及状态,及时发现异常情况。

消除妊娠纹有秘诀

❶ 怀孕初期即可选择适合体质的乳液、按摩霜,在身体较易出现妊娠纹的部位,如腹部、乳房、大腿内侧,勤加按摩、擦拭,以增加皮肤、肌肉的弹性以及血流的顺畅。

❷ 怀孕期间注意多吃一些富含优质蛋白质的食物,如鱼、肉、蛋、奶、豆等。

❸ 怀孕 3 个月之后,要每天坚持涂抹妊娠霜、橄榄油或者含有维生素 E 的婴儿油。

❹ 坚持运动,增加核心肌群力量,对于腹壁松弛的准妈妈,可以使用专业的托腹带承担腹部的重力负担,以减轻对皮肤的过度延展、拉伸。

使用环保、健康的餐厨用具

家里的筷子换一换

筷子应该选用本色的木筷或者是竹筷,涂彩漆的筷子不要买,因为涂料一般都含有铅等致癌物质,并且,筷子上的涂料会随着筷子的磨损逐渐脱落,一旦脱落物随食物进入人体,会对人体的健康造成危害。不过,竹筷、木筷由于材质的原因,很难彻底清洗干净,筷子的纹路很容易被细菌污染,因此要经常使用高温消毒。不锈钢筷子是不错的选择,既环保又容易彻底清洗干净,准妈妈不妨将家里的筷子换成不锈钢的。

不用塑料碗

塑料碗在常温下是无毒无害的,可是在温度超过 40℃时就会释放出一种有害物质,这种有害物质溶入食物中,随着食物被人食用后,就有可能会引起慢性铅中毒等危害,所以,最好不用塑料碗来盛饭菜,选用碗内无花纹的白色瓷碗是最好的。

淘汰铝锅

铝的金属活动性比较活泼,遇到酸、碱、盐都很容易溶解,金属铝进入人体后会破坏人体中负责细胞能量转换的三磷酸腺苷,从而使人体细胞的能量转换过程受到阻碍。最好使用铁锅,还能起到补铁的作用。

厨房污染重,准妈妈尽量远离

厨房是人们生活中的重要场所,不过对于准妈妈来说,下厨房似乎就不那么安全了。

煤气或液化气的成分都很复杂,燃烧后会产生二氧化碳、二氧化硫、二氧化氮、一氧化碳等有害气体,加之煎炒食物时产生的油烟,使厨房污染严重。更为有害的是,在同时释放的粉尘和煤烟中,均含有强烈的致癌物——苯并芘。这些有害物质会随呼吸进入准妈妈的体内,并通过血液进入胎盘,影响胎儿组织和器官的正常发育。同时,厨房的水龙头上附着大量的大肠杆菌、金黄色葡萄球菌等致病菌,准妈妈由于体质原因,更容易受到这些致病菌的感染。

头发变浓密了

有些准妈妈发现怀孕期间,头发变得比以前浓密了,长得也快,这是因为孕激素分泌增多改变了头发生长的自然周期,使孕期本该正常脱落的头发"寿命"延长。可是也会有准妈妈反映头发掉得多了,怎样才能更好地呵护头发呢?

❶ 定期洗头,使用温和的洗发水。洗发后不要用干毛巾使劲揉搓头发,最好让头发自然晾干。

❷ 头发打结时,可先涂上护发素再将头发梳开。

❸ 使用宽齿的梳子,避免过度使用吹风机、卷发器。

❹ 使用天然材质的梳子,如木梳、牛角梳。

❺ 外出时戴太阳帽或使用遮阳伞,避免头发受到紫外线的伤害,变得干枯、易断。

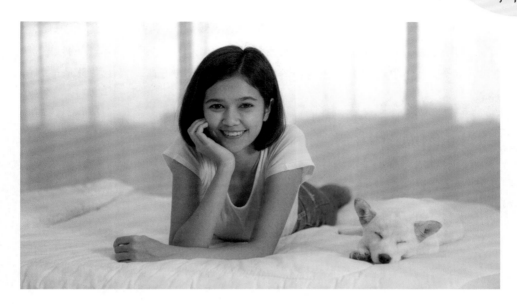

及早办理准生证

准妈妈分娩的时候,医院是不看准生证的。但申报户口的时候,需要提供准生证去领取出生证,所以准爸妈不要忘记办理准生证。

办理准生证需要的各种证明证件

- 夫妻二人身份证双面复印件。
- 夫妻二人户口本主页、本人页、变更页复印件。
- 结婚证复印件。
- 由准爸爸的存档处开具的男方初婚未育证明(盖章有效)。
- 准妈妈可由街道计生办开具婚育情况证明(盖章有效)。
- 双人照片(类似结婚证双人照)。

准妈妈胎教进行时

生活好习惯从胎儿期开始培养

有的妈妈说,自己的孩子晚上不睡,特别精神,害得大人得熬夜陪宝宝,白天却呼呼大睡。有的妈妈说,自己的宝宝生下来就比较乖,到点就睡觉,其实这跟准妈妈的生活习惯有关。从各位准妈妈怀孕时的经历,不难看出,那些有良好生活习惯、遵守一定作息规律的妈妈的宝宝,往往有正常的作息规律;那些晚上不睡觉的宝宝,他们的妈妈多半怀孕时期也有熬夜不睡觉、白天不起床的习惯。言传身教是最好的胎教。

若希望宝宝生下来就有好的习惯,那么就从孕期开始调整吧。准妈妈生活规律,腹中的胎儿自然也有良好的作息。准妈妈应养成并保持睡眠充足、不熬夜、饮食均衡等好习惯,准妈妈有了健康的身体才能孕育出健康的宝贝。

工作餐一样要营养丰富

对待工作餐要秉持"挑三拣四"的原则,建议准妈妈少吃或不吃以下食物:油腻的食物、刺激性的食物、生冷食物、不新鲜的食物、过度加工的食物、含咖啡因的食物等。食物种类要丰富,准妈妈应该均衡饮食,不能由着性子爱吃什么就只吃什么,而应该从营养的角度来选择食物,降低对口味的要求。准妈妈自备零食,如水果、面包、坚果、牛奶等,以便随时补充能量。即使工作再忙,也不要边工作边进食,或者边看手机边进食,这样不仅无法专心工作,还会降低身体的消化、吸收功能。进餐时要细嚼慢咽,这样食物比较容易消化。

抚摸胎教:让胎儿感受爱

抚摸胎教就是准妈妈或者准爸爸用手在准妈妈的腹壁轻轻地抚摸,这样可以刺激胎儿的触觉,以促进胎儿感觉神经及大脑的发育。

抚摸胎教能促使胎儿神经系统发育,还可以使胎儿情绪放松、内心安定,加速生长发育。出生后,也更容易拥有乐观和自信的心态,能自然融入新环境,适应各种情绪变化。同时,还可增进胎儿在子宫里的活动能力。

在进行抚摸胎教的时候,准爸爸、准妈妈如果心里怀着能让胎儿长得更好的期望去做,会更激发自己的慈爱之心,能使胎儿感到舒服和愉快。

每天对着镜子微笑

人们常说,微笑是开在嘴角的两朵花,因此,微笑像花儿一样美丽,同时也能让微笑的人感到更加幸福。经常微笑吧,虽然腹中的胎宝宝看不见准妈妈的表情,但他能感受到准妈妈的喜悦之情。

　　每天清晨醒来，先跟胎儿打一个招呼，告诉胎儿，新的一天开始了，他又长大了一天。然后对着镜子，给自己一个微笑，这一瞬间，沉睡的细胞苏醒了，准妈妈的周身都充满了朝气与活力。这是一个美丽的微笑，昭示美好的一天即将开始，同时也将这种美好的情绪传递给胎儿。

《山村咏怀》，一首小儿启蒙诗

　　遥想当年，这首诗应该是作者郊游，在路上遇到一些怡人的景物有感而发的，诗读起来颇有趣味，也体现出了诗人悠闲的情致。准妈妈读起来应该也可引发无限遐想，可想象自己带着腹中的宝宝正在郊外观景，一起坐在古道长亭中欣赏着那片小小的花丛，心情会无比地畅快。

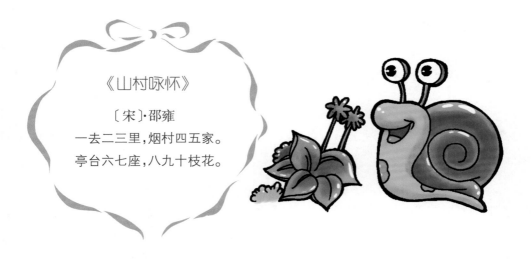

《山村咏怀》

〔宋〕·邵雍
一去二三里，烟村四五家。
亭台六七座，八九十枝花。

职场准妈妈须知

如何应对上下班高峰时段

　　❶ 住到单位附近：如果单位离家的路程实在太长，而打车也要花一大笔费用的话，不如在单位旁边租房，这样还可以把消耗在路上的时间转化为休息时间。另外，

步行上班既锻炼身体，又不迟到。

②寻找顺风车：上下班的高峰时段其实也是最难打到车的时段，如果有朋友或同事和准妈妈住得比较近，可以搭他们的顺风车，并分担费用，互惠互利，皆大欢喜。

如何应对工作中的妊娠反应

恶心、呕吐等妊娠反应也许会影响工作，准妈妈可以事先做好准备。首先，要随身携带毛巾和漱口用品；其次，办公室里要储备一些呕吐袋，同时可以申请调整工位，让自己的工位离洗手间近一些。最后，上下班时注意沿途公用设施的位置，随时计算去卫生间的最短路程。

如果呕吐的情况持续较久，而且比较严重，要及早告知单位，以免影响单位整体的工作安排，也便于得到同事的理解和体谅，并提前做好孕期工作计划。妊娠反应通常会在怀孕3个月后消失，准妈妈应根据实际情况估计自己的承受能力和可能遇到的困难，尽量把工作安排好。

办公室里也可以舒适午睡

职场中的准妈妈每天若是能够午睡一会儿，对恢复体力和精力都有很大的帮助。

怎么午睡更舒服

最好能够睡在沙发上，没有沙发也可以把几把椅子摆在一起，将其中一把椅子的椅背调整为最低状态，然后靠在上面，腿尽量伸展开放在椅子上，这样可以避免腿部水肿。还可以自己带个小褥子，或者小靠枕之类，让午睡更舒服。如果你的办公室够大，可以放下一张折叠床，则可以自带，中午睡觉时铺开，不用时就收起来藏在桌下，也很方便。

午睡注意事项

①选择安静的地点午睡：如休息室、会议室，尽量避免在嘈杂、人群来回穿梭的地方午睡。

②避开风口，注意保暖：写字楼通常有中央空调，夏季应避免在出风口处午睡，以免着凉。最好在办公室准备一条毯子。人在睡熟之后，全身毛孔处于开放状态，如果不注意保暖，往往容易受凉。

❸ 午睡时间不宜过长：睡得过久，人体进入深睡眠状态，如果这时突然醒来，会出现暂时性脑供血不足，会感到轻微的头痛和全身无力。

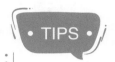

午睡 10 分钟，效果好于夜间 2 小时

午休是保持下午清醒必不可少的方式。研究表明，每日午后小睡 10 分钟就可以消除困乏，其效果比夜间多睡 2 小时好得多。

准爸爸课堂

提前进入角色，准备做胎教

很多准爸爸可能会认为工作那么忙，哪里还有时间来进行胎教？其实胎教并不费时间，最重要的是坚持。

准爸爸应提前进入角色。每天早晨起来，都跟准妈妈肚子里的胎儿打声招呼，下班回来后第一件事情就是问候准妈妈和胎儿；吃饭的时候也可以跟胎儿说说今天吃了些什么、怎么吃才营养等。

只要坚持做，胎儿就能感受到。准爸爸应该坚信虽然是隔着准妈妈的肚皮和胎儿交流，但胎儿是有感应的，每次胎动很厉害的时候，准爸爸可以把手轻轻放在准妈妈的腹部，和胎儿说话，比如"要乖啊，不然妈妈会很累的。"胎儿往往会安静下来。

儿歌《打电话》

儿歌节奏鲜明、朗朗上口，易念、易记、易传，于天真稚气中体现幼儿对周围生活的模仿和状态，准妈妈不忙时，就给胎儿唱首儿歌吧。

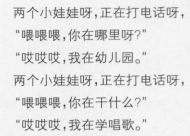
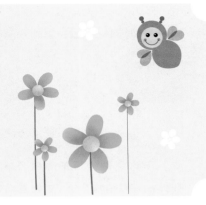

两个小娃娃呀,正在打电话呀,

"喂喂喂,你在哪里呀?"

"哎哎哎,我在幼儿园。"

两个小娃娃呀,正在打电话呀,

"喂喂喂,你在干什么?"

"哎哎哎,我在学唱歌。"

学习孕产知识,做好科学育儿准备

据不完全统计,准爸爸们理解的那些孕育词汇的含义,70%是错误的,比如很多准爸爸以为脐带是连接准妈妈肚脐和胎儿肚脐的带子,而事实上,脐带是将胎儿肚脐与准妈妈胎盘相连的血管束,而不是准妈妈的肚脐。

因此,在准妈妈们学习孕期知识的同时,准爸爸们最好也能学习一下,这样才不至于在必要的时候出现差错,也有助于准爸爸合理地安排孕期时间和帮助准妈妈。

准爸爸可以同准妈妈一起阅读一些孕产期保健及育婴方面的书籍,有条件的话还可以参加准爸爸学习班,了解相关的孕期保健及育儿新知识,学习一些基本的保健及宝宝护理方法,比如为宝宝洗澡、学习做宝宝辅食等。

准爸爸如何给胎儿讲故事

如果准爸爸、准妈妈定时念故事给胎儿听,可以让胎儿有一种安全与温暖的感觉,尤其是一段时间反复念同一则故事给胎儿听,会令其神经系统对语言更加敏锐。

那些读起来非常有意思,能够使人身心愉悦的儿童故事、童谣、童诗等都是准爸爸、准妈妈的最佳选择,准爸爸、准妈妈可以轮流将作品中的人、事、物详细、清楚地描述出来,比如,太阳的颜色、家的形状、主人公穿的衣服等,让胎儿融入故事所描绘的世界中去。

准爸爸、准妈妈可以想象胎儿在身边聆听故事,根据故事情节的变化,变化多种语音、语调。还可以发挥自己的创造力,以周围常见的事物为题材,自编童话故事,并有感情地讲给胎儿听。

准妈妈心情不好，准爸爸的开解不可少

准妈妈在孕期的情绪容易变差，准爸爸要及时采取措施，帮助准妈妈调节情绪，以便以良好的心态度过整个孕期。排遣准妈妈的不良情绪，作用最大、效果最好的莫过于准爸爸的影响和调节，准爸爸的体贴能使准妈妈得到宽慰。

当准爸爸发现准妈妈出现担心、紧张、抑郁或烦闷的情绪时，可以引导准妈妈做一件高兴或喜欢的事，如浇花、听音乐、欣赏画册、阅读或去郊游等。自然美感引发的情感，会使准妈妈对生活重新充满信心。准爸爸也可以鼓励准妈妈把烦恼向闺蜜倾诉，或者写信、写日记，或者让准妈妈换一个发型等，都会给准妈妈带来一种新鲜感，从而改变沮丧的心情。

孕期不适与疾病

消化不良

怀孕后，准妈妈由于身体的一些变化，常常会出现食欲缺乏、恶心、呕吐等消化不良的症状。孕期消化不良是正常现象，因为准妈妈体内的孕激素分泌增加，胃肠蠕动减弱，胃酸分泌增加，加上逐渐增大的子宫压迫胃肠。尤其是孕晚期，胎儿在不断长大，挤压胃，这些都会导致消化不良。

准妈妈在食欲缺乏时要少食多餐，择其所好，吃一些清淡、易消化的食物，如粥、豆浆、牛奶以及水果等，少吃甜食及不易消化的油腻荤腥食物。等食欲改善后，可增加蛋白质含量丰富的食物，如肉类、鱼虾和豆制品等。

精神方面的不良刺激，可能会导致消化不良。准妈妈最好多听音乐或观赏美术作品，使自己心情愉快。为增加食欲，准妈妈保持适当的活动是必不可少的，每天散散步，做一些力所能及的工作和家务，不仅能增进消化，也有利于胎儿的生长发育。

尿路感染

准妈妈怀孕以后，受到体内雌激素和孕激素的影响，尿道的酸性降低，尿道管壁平滑肌松弛、蠕动减弱，逐渐膨大的子宫压迫膀胱和输尿管，造成尿流不畅和尿潴留，再加上准妈妈怀孕后尿液中的葡萄糖、氨基酸等营养物质增多，也增加了尿道细菌繁

殖的机会,使准妈妈患尿路感染的概率增加。

准妈妈应每2~4周去医院做一次尿液检查,如果确诊患了尿路感染,一定要在早期进行治疗,治疗时跟医生说明怀孕的情况,以便医生选择对胎儿无害的药物。养成多喝水的习惯。喝水多,排尿就多,尿液可以不断冲刷尿道,使细菌不易生长繁殖。注意外阴部清洁,每次排尿后必须擦干外阴部残留的尿液,否则细菌很容易繁殖。无论大小便,都要用温水从前向后冲洗阴部,然后用煮沸过的干净毛巾从前向后擦干净。每天换一次内裤,内裤要用纯棉制品,煮沸消毒,最好经日晒晾干。裤子要宽松,太紧的裤子会压迫外阴部,使得细菌容易侵入尿道。保持大便通畅,以减少对输尿管的压迫。睡觉时应采取侧卧位,以减轻对输尿管的压迫,使尿液通畅。

头晕

头晕、头痛是孕期常见的症状,准妈妈往往会头重脚轻、走路不稳甚至昏厥。引起孕期头晕的原因除了压力和疲劳以外,还有以下几种原因。

❶ 血压偏低,大脑缺血: 在孕早期和孕中期,胎盘的形成会使准妈妈的血压有一定程度的下降。这种生理性血压下降,就使流到大脑的血流量减少,造成脑部血液供应不足,使脑部缺血、缺氧,从而引起头晕。尤其是突然站立或乘坐电梯时会发生晕倒。这种一过性的脑供血不足,随着心率的加快、心搏出量的增加,将会逐渐改善,头晕也会逐渐消失,一般到怀孕7个月时就会恢复正常。出现这种情况,准妈妈尽量不要骑自行车,以免跌伤;如果头晕发作,要立即坐下或平卧,以阻止头晕加剧;避免久站。

❷ 进食过少,血糖偏低: 孕早期由于发生呕吐,所以吃得很少,导致血糖偏低,准妈妈就容易出现乏力、头晕、冷汗、心悸等不适症状。这类准妈妈早餐要吃得多些,食物质量也要好些,确保有牛奶、鸡蛋等,还可随身携带奶糖,一旦出现头晕,马上吃糖可使头晕症状得到缓解。

❸ 体位不妥,压迫血管: 孕晚期的准妈妈较长时间仰卧或躺坐于沙发中看电视会感到头晕,而在侧卧或站立时则无此

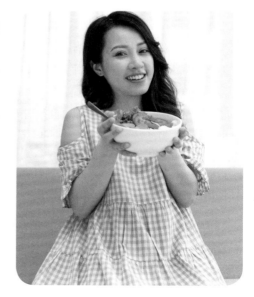

感觉,这属于仰卧综合征。准妈妈仰卧或躺卧时,沉重的子宫压在位于后方的下腔静脉上,影响了回到心脏的血量,导致心、脑供血量减少,引起头晕、胸闷不适。准妈妈如果发生此类头晕,应马上侧卧,可使头晕缓解。

❹ **贫血**:准妈妈贫血时,也会有头晕的表现。平时应摄入富含铁质的食物,如动物血、猪肝、瘦肉等。一旦发生贫血,应加强补铁,纠正贫血。

高危妊娠的评分标准

孕产妇妊娠风险评估表

评估分级	孕产妇相关情况
绿色 (低风险)	孕妇基本情况良好,未发现妊娠合并症、并发症
黄色 (一般风险)	1. 基本情况 ①年龄 ≥ 35 岁或 ≤ 18 岁(指到预产期时的年龄);② BMI>25 或 <18.5(指孕前或早孕期的体质指数);③生殖道畸形;④骨盆狭小;⑤不良孕产史(各类流产 ≥ 3 次、早产、围产儿死亡、出生缺陷、异位妊娠、滋养细胞疾病、严重妊娠并发症史、其他异常分娩史等);⑥瘢痕子宫;⑦子宫肌瘤 ≥ 5cm 或卵巢囊肿 ≥ 5cm;⑧盆腔手术史;⑨辅助生殖妊娠 2. 妊娠合并症 ①心脏病,经心内科诊治无需药物治疗、心功能正常;②呼吸系统疾病:经呼吸内科诊治无需药物治疗、肺功能正常;③消化系统疾病:肝炎病毒携带(表面抗原阳性,肝功能正常);④泌尿系统疾病:肾脏疾病(目前病情稳定,肾功能正常,如血尿、蛋白尿、管型尿等);⑤内分泌系统疾病:无需药物治疗的糖尿病、甲状腺疾病、垂体泌乳素瘤等;⑥血液系统疾病:如妊娠合并血小板减少,但无出血倾向;妊娠合并贫血;⑦神经系统疾病:癫痫(单纯部分性发作和复杂部分性发作),重症肌无力(眼肌型)等;⑧免疫系统疾病:无需药物治疗(如系统性红斑狼疮、IgA 肾病、类风湿性关节炎、干燥综合征、未分化结缔组织病等);⑨尖锐湿疣、淋病等性传播疾病;⑩吸毒史;⑪其他 3. 妊娠并发症 ①双胎妊娠;②先兆早产;③胎儿宫内生长受限;④巨大儿;⑤妊娠高血压综合征(除外红色、橙色);⑥妊娠期肝内胆汁淤积症;⑦胎膜早破;⑧羊水过少;⑨羊水过多;⑩ ≥ 36 周胎位不正;⑪低置胎盘;⑫妊娠剧吐
橙色 (较高风险)	1. 基本情况 ①年龄 ≥ 40 岁(指到预产期时的年龄);② BMI ≥ 28(指孕前或孕早期的体质指数)

评估分级	孕产妇相关情况
橙色 （较高风险）	**2. 妊娠合并症** ①较严重心血管系统疾病，如心功能Ⅱ级、轻度左心功能障碍等；②呼吸系统疾病，如哮喘、脊柱侧弯、胸廓畸形等伴轻度肺功能不全等；③消化系统疾病，如原因不明的肝功能异常或仅需要药物治疗的肝硬化、肠梗阻、消化道出血等；④泌尿系统疾病：如慢性肾脏疾病伴肾功能不全代偿期等；⑤内分泌系统疾病，如需药物治疗的糖尿病、甲状腺疾病、垂体泌乳素瘤；⑥血液系统疾病，如血小板减少，或重度贫血，或凝血功能障碍无出血倾向等；⑦免疫系统疾病：应用小剂量激素6月以上，无临床活动表现等；⑧恶性肿瘤治疗后无转移、无复发；⑨智力障碍；⑩精神病缓解期；⑪神经系统疾病，如癫痫（失神发作）或重症肌无力（病变波及四肢骨骼肌和延脑肌）等 **3. 妊娠并发症** ①三胎及以上妊娠；②Rh血型不合；③疤痕子宫（距末次子宫手术间隔<18月）；④疤痕子宫伴中央性前置胎盘或伴有可疑胎盘植入；⑤各类子宫手术史≥2次；⑥双胎、羊水过多伴发心肺功能减退；⑦重度子痫前期、慢性高血压合并子痫前期；⑧原因不明的发热；⑨产后抑郁症、产褥期中暑、产褥感染等
红色 （高风险）	**1. 妊娠合并症** ①严重心血管系统疾病，如各种原因引起的肺动脉高压、复杂先天性心脏病和未手术的紫绀型心脏病（SpO2<90%）等；②呼吸系统疾病：哮喘反复发作、肺纤维化、胸廓或脊柱严重畸形等影响肺功能者、伴有肺动脉高压者；③消化系统疾病：重型肝炎、肝硬化失代偿、严重消化道出血、急性胰腺炎、肠梗阻等影响孕产妇生命的疾病；④泌尿系统疾病：急、慢性肾脏疾病伴高血压、肾功能不全（肌酐超过正常值上限的1.5倍）等；⑤内分泌系统疾病，如糖尿病并发肾病Ⅴ级、严重心血管疾病、增生性视网膜病变或玻璃体出血、周围神经病变等；⑥血液系统疾病，如再生障碍性贫血、血小板进行性下降或伴有出血倾向、重度贫血等；⑦免疫系统疾病活动期；⑧精神病急性期；⑨恶性肿瘤，如妊娠期间发现的恶性肿瘤或治疗后复发或发生远处转移；⑩神经系统疾病，如脑血管畸形及手术史、癫痫全身发作、重症肌无力等；⑪吸毒；⑫其他严重内、外科疾病等 **2. 妊娠并发症** ①三胎及以上妊娠伴发心肺功能减退；②凶险性前置胎盘、胎盘早剥；③红色预警范畴疾病产后尚未稳定
紫色 （孕妇患有传染性疾）	所有妊娠合并传染性疾病——如病毒性肝炎、梅毒、HIV感染及艾滋病、结核病、重症感染性肺炎、特殊病毒感染（H1N7、寨卡等）

备注：除紫色标识孕妇可能伴有其他颜色外，如同时存在不同颜色分类，按照较高风险的分级标识。

　　国际上根据孕期高危因素出现的概率,筛选出 100 条高危因素,以上表格是从中选出的常见的、具有共性的高危因素,供准妈妈参考。整个孕期,医生会对准妈妈多次进行评分,一般 5 分为轻度高危;10 ～ 15 分为中度高危,由当地医院自行决定是否转至上一级医疗保健机构;如果评分超过 20 分则为高度高危,必须转至三级医疗保健机构。

高危妊娠的准妈妈需要做什么

　　选择条件好的医院和保健机构进行产前检查,并且积极配合医生进行治疗。学会自我监测技能,如数胎动、识别胎动异常、掌握产前检查时间。听从医生的建议,进行适当的锻炼,预防妊娠并发症。怀孕期间应按时做好产前检查,密切配合医生的治疗,调整心态,尽最大努力,允许最差结果。

产前检查

第一次正式产前检查,建小卡

　　一般来说,准妈妈怀孕 12 周时,应该去正规医院的妇产科做第一次正式检查,同时建立健康档案。有些医院规定建档只在某个时间内进行,因此准妈妈最好提前咨询。记得带上身份证、围产保健手册和医疗保险手册。

　　在第一次产前检查时,医生一般会测量准妈妈的身高、体重、血压,给准妈妈进行全身各系统的体格检查,并核对孕周。如果怀孕超过 12 周,医生会听听胎儿的胎心。可能还会有一系列的实验室检查,包括血型、血常规、肝功能、尿检、乙肝、丙肝、艾滋病、梅毒、心电图检查等。

　　准妈妈去医院进行产前检查时最好有人陪伴,应注意穿着舒服、宽大的衣服,带齐证件,准备好足够的钱。如果需要抽血,准妈妈不要吃早饭,因为需要查空腹血。

　　产前检查时医生可能会问到准妈妈的年龄、职业、月经初潮时间、月经周期、月经量及末次月经时间、以前的孕产经历、流产史、避孕情况、疾病史、药物过敏史、生活习惯以及准爸爸的健康情况和双方的家族遗传病史等。准妈妈和准爸爸可以一起提前仔细考虑一下这些问题,会帮助你向医生提供更全面的信息,保证母胎健康。

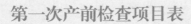

第一次产前检查项目表

产前检查当天不可吃早餐,需要空腹抽血。记住自己的末次月经。带些牛奶和其他食物,抽血后马上吃点。如果做超声检查,需要憋尿,最好带上水杯。

第一次产前检查项目表

类别	检查项目	检查目的
体格检查	身高、体重	通过体重的变化,了解准妈妈是否饮食均衡
	血压	正常值不应超过 130/90 毫米汞柱,与孕前基础血压相比,增加不超过 30/15 毫米汞柱
	妇科内诊	检查子宫的大小、位置
	胎心	正常值为 120～160 次／分钟
	乳房	了解乳腺发育情况,有利于在产前纠正乳头凹陷等问题
体格检查	早期唐氏综合征产前筛查	通过超声检测胎儿颈后透明带的厚度,再结合验血结果来筛查唐氏综合征胎儿
	心电图检查	了解准妈妈的心脏情况
	血常规	检查血液中的血红蛋白含量,孕期血红蛋白在 110 克／升以上时为正常,否则为贫血
	血型	为分娩时可能输血做准备,同时检测有无血型不合的可能
	乙肝五项	包括乙肝病毒和抗体。当准妈妈患有乙肝时,可通过胎盘感染胎儿,需要在宝宝出生后立即注射乙肝免疫球蛋白进行乙肝母婴阻断
	肾功能	了解准妈妈的肾功能,及早发现妊娠高血压综合征和肾脏病变
	阴道分泌物	白带清洁度、念珠菌和滴虫检查。正常情况下白带清洁度为Ⅰ～Ⅱ度,Ⅲ～Ⅳ度为异常白带,表示阴道炎症。念珠菌或滴虫阳性说明有感染,需进行相应的治疗,正常值为阴性
	超声检查	检查胎儿的发育情况,确定孕周及排除异位妊娠或葡萄胎的可能性

先兆流产

准妈妈在孕早期除了要应对妊娠反应外,还要担心各种意外情况。如果偶然发现自己阴道出血了,更是会浮想联翩、坐立难安。虽然孕早期的阴道出血并不全是电视剧中那些"一流血就流产"的桥段,但是也需要准妈妈重视起来!

先兆流产的常见症状是停经后阴道出血和腹痛。就是确定怀孕,并且明确不是异位妊娠,在前三个月出现出血和腹疼的症状。

阴道少量出血

少量、短暂、无痛的阴道出血,且没有其他不适症状的情况下,准妈妈不必过度紧张。

造成这种情况的主要原因是受精卵着床。受精卵形成并到达子宫后,要植入子宫内膜,同时要把植入的那一部分变成胎盘,以便从母体获取营养。而在植入的过程中,就可能会导致子宫内膜血管破裂。

孕早期阴道出血较多

出血量与每次月经量类似,但又与月经时间差别大,需警惕是否为受精卵自然淘汰造成的流产。

准妈妈如果在阴道出血的同时,还伴有下腹正中疼痛、腹部两侧刺痛等,都要及时到医院就诊。

贴心提示

孕早期阴道出血一般有以下几种情况

先兆流产

阴道出血是先兆流产的最直接症状。引起阴道出血的原因是胚胎的绒毛从母体的子宫壁上剥离。在孕前 8 周,因为胚胎的绒毛发育不成熟,与母体联系不牢固,稀疏的绒毛很容易从母体剥离,导致阴道出血。

如果出血量多于月经量，准妈妈要注意观察有没有组织物排出。如果有组织物排出，准妈妈要注意保留样本送医院做检查。

异位妊娠

受精卵在宫腔外着床发育，最常见的部位是输卵管，受精卵不断分裂增大可能使血管破裂。一旦出血过多、过久，可能出现休克，危及准妈妈的生命。

只要有腹部痉挛或腹痛及阴道出血，就存在异位妊娠的可能，此时准妈妈应尽早就诊，以确定妊娠位置。

葡萄胎

因妊娠后胎盘绒毛滋养细胞增生、间质水肿，而形成大小不一的水泡。水泡间借蒂相连成串，形如葡萄。在停经2～3个月或更长的时间内，出现阴道断续性出血，血中可发现水泡状物，多伴有子宫异常增大。

一旦确诊怀了葡萄胎，必须立即住院治疗，清除子宫内的异物。葡萄胎手术后的两年内，不应再怀孕，要定期去医院复查。宜采用避孕套或阴道隔膜避孕。两年之后，大多数人是可以正常怀孕的。

宫颈疾病

包括宫颈糜烂、息肉、肿瘤等。在孕早期可见阴道血性分泌物或性交后出血，伴有白带增多。

这种情况需要医生做妇科检查才能进一步明确，准妈妈应在医生的指导下进行治疗。

遇到以上异常情况，准妈妈首先要做的就是到医院就诊。

医生会询问准妈妈一些问题，并做相关检查。

另外，如果在阴道出血时伴有组织物排出，准妈妈也一定要记得带上排出物，到医院进行检查。

不要盲目用孕酮针或药物保胎

现在有种误区就是过度关注孕酮值。

孕早期出现流产征兆，很多准妈妈会打孕酮针或服用孕酮药物来保胎。准妈妈首先必须要弄清楚是否真的缺乏孕酮，如果确实属于黄体功能不足，可注射孕酮直到准妈妈可自然分泌适量的孕酮为止。

准妈妈要知道，在孕早期发生的流产，绝大多数都是因为受精卵本身有问题，所以一旦出现，准妈妈们也不必太过慌张，要顺其自然。

PART2

孕中期

怀孕不是病,怀孕要防病,这句话大家一定要记住。怀孕了不是生病了,要在家养着。怀孕要保持原来正常的生活规律,包括上班、工作、下班等,如果没有特别的情况,都是可以坚持工作的。妊娠期的体重管理非常关键,体重也是整个孕期准妈妈生活方式健康的写照。做一个合格的妈妈,不输在起跑线上,就是从最简单的怀孕前和怀孕期的自身健康管理开始做起的。健康管理可以落实到体重管理上,体重是非常好的身体健康状况的写照。

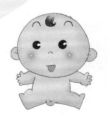

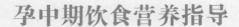

孕中期饮食营养指导

进入孕中期,准妈妈的基础代谢增强,故所需热量也需相应增加,但热量的摄入与消耗以保持平衡为宜,过多摄入并无益处。中国营养学会建议准妈妈在非孕期的基础上每日增加 840 千焦的热量摄入,每周增重不足 0.4 千克者可增加热量的摄入,超过 0.55 千克者要减少。孕中期准妈妈每日主食摄入量为 275 ～ 325 克,并应注意粗粮和细粮的搭配。

孕中期是母体和胎儿组织快速增长的时期,尤其是胎儿脑细胞分化发育的第一个高峰。为此,中国营养学会建议孕中期孕妇每日膳食应多摄入 15 克蛋白质,孕中期从事极轻体力劳动的孕妇每日摄入蛋白质总量应为 80 克。其中,动物类和豆类食品等优质蛋白质应占 1/3 以上。

孕中期准妈妈营养素需求量

维生素 A/μg	900	胆碱 /mg	500
维生素 D/μg	10	生物素 /μg	30
维生素 E/mg	14	钙 /mg	1000
维生素 B1/mg	1.5	磷 /mg	700
维生素 B2/mg	1.7	钾 /mg	2500
维生素 B6/mg	1.9	钠 /mg	2200
维生素 B12/μg	2.6	镁 /mg	400
维生素 C/mg	130	铁 /mg	25
泛酸 /mg	6.0	碘 /μg	200
叶酸 /μg	600	锌 /mg	16.5
烟酸 /mg	15	硒 /μg	50

北京协和医院营养科孕中期带量食谱（孕4月～孕7月）

原则

● 增加蛋白质的摄入，较孕早期增加 15 克 / 天。

● 矿物质和维生素的需要量增加，增加蔬菜、粗粮的摄入量，保证水果的摄入，及时补钙、补铁，增加奶制品的摄入。

● 孕中期后早孕反应逐渐减轻，食欲恢复，要注意控制能量摄入，少吃甜食、零食、油炸膨化食物，防止体重增长过快。

● 坚持规律的餐后运动。

食谱举例：2000 千卡，谷薯类 250 ～ 275 克，鱼、禽、肉、蛋类 200 克，豆制品 100克，蔬菜 500 ～ 750 克，乳制品 500 克，水果 100 ～ 200 克，坚果 25 克，植物油 25 克

推荐食谱 ❶

早餐：纯牛奶 250 毫升 + 全麦面包 2 片 + 鸡蛋羹 1 份（鸡蛋 1 个）

加餐：豆浆 200 毫升 + 大杏仁 5 粒

午餐：燕麦米饭（燕麦、大米各 50 克）+ 彩椒炒牛柳（彩椒 200 克 + 牛柳 100 克）+白菜豆腐汤（白菜 200 克 + 北豆腐 100 克）

加餐：牛油果 1 个 + 苏打饼干 2 片

晚餐：玉米发糕（玉米面、白面各 50 克）+ 香菇鸡肉煲（鸡肉 100 克 + 香菇 3 朵）+鸭血粉丝汤（鸭血 2 块 + 粉丝少量，不要放辣椒）

加餐：纯牛奶 150 毫升

推荐食谱 ❷

早餐：香菇鸡汤面（面条 60 克，香菇 5 朵）+ 蜂蜜果蔬沙拉（蜂蜜 15 毫升 + 蔬菜、水果 100 克）

加餐：海苔 2 片 + 芝麻 1 勺

午餐：豆角焖面（面条 100 克 + 扁豆 20 克）+ 菠菜炒鸡蛋（菠菜 100 克 + 鸡蛋1 个）+ 烤鳗鱼片 200 克 + 菌汤 100 毫升（金针菇 50 克、口蘑 50 克）

加餐：火龙果半个（约 200 克）+ 酸奶 200 毫升

晚餐：羊肝胡萝卜粥（羊肝 5 克 + 胡萝卜 100+ 大米 100）+ 清炒油麦菜（200 克）+凉拌内酯豆腐（内酯豆腐 100 克）

加餐：纯牛奶 250 毫升

第四章　孕4月

胎儿身体发育

此时的胎儿像个"人"了,身长约16厘米,重量约120克。全身皮肤微红,厚度略有增加,和3个月相比颜色也加深了。大脑的部分构造已经形成,各内脏器官的形成期基本结束。头上开始长出头发,眼睛逐渐靠拢,眼睑可以完全盖住眼睛,开始出现齿根,声带也开始形成,并开始出现手指和脚趾纹印。胎儿的胳膊、腿也长长了,在羊水中的活动更频繁,敏感的准妈妈可以感觉到轻微的胎动。

准妈妈身体变化

此时孕吐现象基本结束,准妈妈食欲开始增加。胎盘发育基本完成,流产的可能性降低,进入相对安定期。子宫如小孩的头般大小,从外表看腹部已有微微的凸起。

营养与饮食

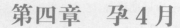

本月重点营养素

碘

妊娠14周左右,胎儿的甲状腺开始起作用,制造自己的激素,而甲状腺需要碘才能发挥正常的作用。母体摄入碘不足,新生儿出生后甲状腺功能低下,会影响孩子的中枢神经系统,尤其是大脑的发育。准妈妈每天应摄取230微克左右的碘。鱼类、贝类和海藻等是含碘最丰富的食物来源。每周可以吃2～3次。

钙

胎儿的恒牙胚在孕4月时开始发育,及时补钙对宝宝拥有一口好牙极为重要。如果钙摄入不足,胎儿就会从准妈妈的骨骼中夺走钙。每天饮用500毫升牛奶,再加上其他食物中的钙,就能满足孕中期每天1000毫克钙的需求。

锌

这个月准妈妈需要增加锌的摄入量。准妈妈如果缺锌,会影响胎儿在宫内的生长,会使胎儿的脑、心脏等重要器官发育不良。缺锌会造成准妈妈味觉、嗅觉异常,食欲减退,消化和吸收功能不良,免疫力降低,这样势必造成胎儿宫内发育迟缓。富含锌的食物有生蚝、肝脏、口蘑、芝麻、赤贝等。

胡萝卜素

本月胎儿腿的长度会超过胳膊,这意味着准妈妈应适当摄入 β-胡萝卜素了。β-胡萝卜素可以在人体内转化成维生素A,能够促进胎儿的骨骼发育,有助于细胞、黏膜组织、皮肤的正常生长。

血容量在增加,准妈妈适当补铁

贫血是多数准妈妈孕期都会遇到的情况,最常见的是由于怀孕导致机体铁的需求量增加,而摄入不足会引起缺铁性贫血。缺铁性贫血虽然不会遗传,但会使准妈妈产生疲倦、眩晕、脑力和体力下降等症状,严重时会导致胎盘供氧不足,使胎儿宫内发育迟缓或引起早产。因此,铁缺乏和贫血的准妈妈要充分补充铁质,以改善贫血状况,不贫血的准妈妈也要从饮食上补铁,预防贫血。准妈妈可以多吃富含铁的食物,如蛋黄、牛肉、胡萝卜等,除了从饮食中摄取铁外,准妈妈还可以服用补铁剂来保证铁的摄入和吸收量。

荤素搭配,营养加倍

荤食是指鱼、肉、内脏、鸡蛋、牛奶、虾等动物性食物。荤食富含优质蛋白质、磷脂、无机盐等人体健康所必需的营养物质。但荤食胆固醇含量较多,长期大量摄入胆固醇容易引起动脉硬化,增加患心血管疾病的风险。

素食是指各种蔬菜、豆制品、谷类、水果等植物性食物。素食中的蛋白质多为不完全蛋白质,含量少、质量差,不能满足人体的需要。但素食中含有较多的维生素、纤维素、糖等,这些又是荤食缺乏的。纤维素有利于清除血管壁上的胆固醇,并促使肠蠕动,及时排除体内的废物。

因此,准妈妈的每日饮食要荤素搭配,做到营养互补。同时,荤素搭配还可以保证脂溶性和水溶性维生素摄入平衡、充足,及钙、磷处于最佳吸收比例。

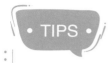

膳食搭配推荐

根据《中国居民膳食指南(2016)》推荐,每日膳食结构为:谷物及豆类、蔬菜及水果类与肉食之比为 5:2:1,归纳起来,植物性食物与动物性食物最佳比值为 7:1。

每日饮食,兼顾"五色"

所谓"五色",是指白、黄、红、绿、黑五种颜色的食物。每日饮食尽量将五种颜色的食物搭配齐全,做到营养均衡。

白色食物:白色食物含纤维素及抗氧化物质,具有提高免疫力、防癌和保护心脏的作用。如大米、白面,以及白菜、白萝卜、冬瓜、花菜、竹笋等蔬菜。

黄色食物:黄色食物含有丰富的胡萝卜素及维生素 C,具有健脾护肝、保护视力及美白皮肤等作用。常见的黄色食物有玉米、大豆、南瓜、柿子、黄花菜、橙子等。

红色食物:红色食物可减轻疲劳、稳定情绪、增强记忆力,如红肉、红辣椒、胡萝卜、红枣、番茄、草莓、苹果等。

绿色食物:绿色食物富含纤维素,堪称肠胃的"清道夫"。主要指各种绿叶蔬菜,还包括绿豆、茶叶等。

黑色食物:如黑豆、黑芝麻、黑糯米、黑木耳、香菇、乌鸡等。

发挥食物的通便功效来防治便秘

膳食纤维的化学结构中含有多种亲水基团,有着极强的吸水作用,能够极大地增加粪便的容积,刺激肠道蠕动,便于粪便排出,使有害物质在肠道内停留时间减少,从而有效地防止便秘以及痔疮的发生。

要增加膳食纤维的摄入,准妈妈首先要改变自己的饮食结构,每天吃点粗粮,精米、白面与粗粮要搭配。每天吃一顿麦片粥,经常吃全麦面包,冬天吃点红豆,夏天吃点绿豆;蔬菜与水果也是富含膳食纤维的食物,应该经常吃。

如果每天都能做到谷类粗细搭配,并摄入400克以上的蔬菜及200克以上的水果,就能基本满足膳食纤维的摄入量,使粪便变软、体积增大,促进肠道蠕动,防止便秘的发生。

准妈妈还应多喝水,水是肠道的润滑剂,膳食纤维只有在肠道中吸收到足量的水分才能够膨胀,促进肠蠕动,软化粪便。

适量食用豆制品

大豆中含有相当多的氨基酸和钙,正好弥补米、面中这些营养素的不足。同时,大豆富含人体智力活动所需的植物蛋白,并且其必需的氨基酸组成与动物性蛋白相似,比较容易被人体吸收、利用。因此,从蛋白质发挥作用的角度看,大豆也是高级健脑品。大豆制品中,豆腐及发酵大豆(如豆豉)都是不错的选择。大豆发酵后其中的部分蛋白质变为氨基酸,更容易被人体吸收、利用,味道也更加鲜美。大豆制成豆腐后,蛋白质凝固变性,也更容易为人体吸收利用。

准妈妈如果食用干豆类,建议每天不要超过30克,因为大豆的皮中含有较多的膳食纤维,过量食用容易造成消化不良、胀气甚至腹泻。一些准妈妈喜欢饮用豆浆,豆浆脂肪含量少、热量低,同时含有一些有益健康的植物性化合物,如大豆固醇、大豆异黄酮等。准妈妈经常喝些豆浆有利于控制体重和血脂。但豆浆的蛋白质和钙的含量还是比牛奶低了不少,所以并不建议准妈妈完全用豆浆取代牛奶。

豆腐中含有丰富的蛋白质,其蛋白质的质量接近动物性食物,但仍然稍逊于动物性食物。而且与肉类相比,豆腐中的铁、锌等元素也偏低。所以如果准妈妈不是完全素食者,不建议完全用豆腐代替肉、蛋、奶。可以每周吃2～4次豆腐即可。

增加主食摄入,保证热量供给

妊娠期准妈妈各器官的新陈代谢、胎儿的生长发育以及准妈妈为分娩和哺乳储存的养料,都需要一定的营养供给,这些都要从准妈妈每天所吃的食物中摄取。准妈妈需要的热量比普通人要高,一般比非孕期所需热量高25%。有的准妈妈怕自身发胖或胎儿长得过大,有意控制热量的摄入,这对胎儿和准妈妈都不利。孕中期热量消耗增多,这些热量都需要通过准妈妈的膳食来补充,因此每天须增加约 200 千卡热量的摄入。

热量的主要来源为谷类食物,为满足热量的供应,要注意主食品种的多样化,如大米、面粉、小米、玉米、薯类等要搭配食用。同时,也要注意避免热量摄入过多,主食按平时每日进食的副食,如鱼、肉、油类的多少加以调节。

准妈妈如何健康吃夜宵

准妈妈对营养的需求量比孕前增多,往往比较容易饿,尤其是晚上。这时就需要适当吃点夜宵,以免饿得睡不着觉。

吃夜宵的注意事项

❶ 适当补充能量就可以了,高油脂、高热量的食物,如油炸物、烧烤、比萨等食物要避免。因为油腻的食物会增加胃肠的负荷,影响睡眠甚至第二天的食欲。水分和糖分含量高的水果以及利尿的食物也要避免,否则也会影响睡眠。

❷ 吃夜宵的时间与睡眠时间要间隔一定的时间,最好在睡觉前 1 小时就将夜宵吃完。

❸ 由于空腹吃甜品会使胃酸分泌增多,引起胃部不适,所以最好不要把甜品当作夜宵。

协和专家特别提醒

准妈妈为什么要强调体重管理

妊娠期体重合理增长会有很多好处。

准妈妈的不适症状会比较少

临床上体态特别臃肿的准妈妈,经常会伴有腰腿疼、便秘、关节疼痛。如果孕期的体重增长是合理的,所有这些疼痛的程度是会减轻的。另外,准妈妈进行体重管理,宝宝的大小是合适的,生产的时候不容易导致难产,或者转成剖宫产,或者导致产道撕裂,而且产后大出血的风险是降低的。

可以避免产后长期体重滞留

不进行体重管理的准妈妈容易出现产后长期体重滞留,我们经常打比方说俄罗斯姑娘和俄罗斯大妈。生产前体态玲珑,但是产后就持续肥胖,然后可能就会耐受这个肥胖,一如既往地胖下去,这样会增加很多代谢综合征的风险,比如说糖尿病、高血压、心脑血管疾病。

合理的体重增长对胎儿是特别合适的

胎儿过大或者过小,都容易导致孩子将来容易发生代谢病,比如说哮喘、过敏性疾病以及一些肿瘤。现在越来越多的研究表明,孩子在子宫内的这一段时间整体的健康,对宝宝这一辈子都是有影响的。中国人讲的"三岁看老",其实是包括宝宝在子宫里的十个月以及出生后的头两岁,这段时间是给孩子身体打下好基础的关键时期。

吃得好还不胖的营养经

什么叫吃点好的

提到吃些好的,大家会想着要吃大鱼,吃大肉,吃补品,吃大枣,吃核桃等,或者喝各种各样滋补的汤、五谷豆浆等。大家都认为,准妈妈长得胖胖的,特别富态,孩子一定非常健康。

但是从营养学的角度看,这些不是非常理想的饮食观念。准妈妈要想吃得好、吃得健康,要做到营养均衡,营养均衡就包括食物要多样化、食材要新鲜、食品要安全。

食物要多样化

建议每周要有25种不同的食材,有的人喜欢吃萝卜炖牛肉,天天吃萝卜炖牛肉,这个是不对的。

食材要新鲜

● 要尽量避免吃加工的食品。比如香肠、罐头。

● 要避免吃过度加工的食品。比如说苹果榨成汁了,玉米做成爆米花了,土豆做成土豆泥了,这些都叫过度加工的食品,它会导致您的血糖不稳定,体重过度增长。

● 要避免吃太香、太甜的东西。油炸的是最香的,比如说炸薯条。太甜的,比如说冰淇淋、饮料等,这些都是不合适的。

准妈妈要尽量克制自己的欲望,不要多进食这些食物,这对于准妈妈和胎儿的健康是非常有益的。

食品要安全

因为不安全食品导致的悲惨例子在临床有很多。

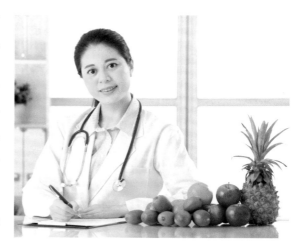

举一个真实的例子,有一个通过做试管婴儿怀上双胞胎的高龄准妈妈,她吃外卖食物后出现了拉肚子。外卖食物被细菌污染,准妈妈拉肚子同时出现非常严重的全身发热,确诊为败血症,两个胎儿宫内感染。腹泻本身会导致准妈妈胃肠道痉挛,这对子宫是一个刺激,也会增加早产的风险。事件的结局是准妈妈羊水破裂把孩子生出来了。由于当时是孕29周,两个小宝宝不到1500克,让人非常痛心。

大夫贴心话

准妈妈怀孕的时候,身体里的胎儿对于准妈妈而言是异物,因为宝宝不完全是准妈妈的,有准爸爸的成分。所以胎儿会降低准妈妈对于异物的排斥能力,因此准妈妈的免疫力是降低的。所以同样的细菌感染,发生在准妈妈身上,通常会导致非常严重的状况。

临床上常见的是李斯特菌的感染,通过污染的食品传播。这种细菌会导致胎儿宫内感染,甚至胎死宫内,或者新生儿出生后感染,是非常可怕的。

那如何保证饮食安全呢?最重要的一点就是要保证食物是充分加热过的。同时不要进食来源或者加工过程不清楚的食物。

不安全饮食习惯大盘点

日常生活中大家有哪些不良的饮食习惯呢？

● 从冰箱拿出来的食物，直接就吃了！

● 剩菜、剩饭，没有充分加热就吃了。

● 生食，比如说美味的寿司、生鱼片。

以上这些习惯都可能会增加感染李斯特菌的风险。

一定要吃来路清楚的食物

路边的小摊、大排挡，这些地方食物原材料的来源、储存的时间、加热的情况，都不是非常清楚。所以准妈妈尽量避免在这些地方就餐。

那还有一些准妈妈很时髦，只选择国外的产品。国外的一些食品，比如说奶酪、熏鱼，它不是经过热加工的，如果没有经过非常严格的消毒程序，也是有危险的。

另外就是奶制品，商场里卖的牛奶都是没问题的，是经过国家质控部门检测合格的。如果家附近有养牛场，是不可以喝现挤的新鲜牛奶的，需要经过巴氏消毒，否则也是有风险的。

所以怀孕了不能图新、奇、异，准妈妈们还是要吃传统、放心、安全的产品，这个是最好的。

什么才是优质的饮食

主食

北京协和医院营养科大夫非常推荐杂粮饭。因为大家现在习惯吃的是白米、白面，白米、白面中的糙皮是不够的，B族维生素是不够均衡的。

杂粮饭里一半是大米，还有一半是各种各样的糙米，比如说玉米茬子、小米、黑米、燕麦等，或者外面带着壳的糙米放在一起进行加工。有的时候可以加一些杂豆（除了黄豆之外的其他的豆子），都可以放在主食里。这样的主食营养是最均衡的，每日所需的维生素是足够的，但是要注意控制合适的量。

大家需要注意，地下长的根茎类属于主食范畴，比如地瓜、芋头、土豆等。这类食物碳水化合物含量很高，比如这顿吃的是饼夹土豆丝，那所摄入的就是碳水化合物，这是高糖的食物，可能让血糖不稳定，并且容易长胖。

足够的青菜

青菜指的是绿叶蔬菜，比如菠菜、白菜、油菜等。青菜的能量不是很多，有的准妈妈特别容易饿，粗粮和青菜会增加饱腹感，避免产生过度饥饿感。

肉类

准妈妈要吃适量的肉类,因为有的人是无肉不欢,有的人就不爱吃肉,还有的人是素食主义者。肉类是人体内微量元素铁的非常好的来源。

怀孕后,准妈妈的血液会稀释,如果原来是 3000 毫升,从怀孕到足月,就会有 4000 多毫升的血液,所以血是相对稀释的,因此很多准妈妈会出现贫血或者铁缺乏的状态。很多中国女性本身就铁缺乏,怀孕前基础就不好,怀孕后特别容易出现贫血,而贫血补铁最好的食物来源是红肉、肝制品及动物血制品。红肉指的是牛肉、猪肉、羊肉。红肉中铁的含量高并且容易被人体吸收,所以准妈妈要摄入足量的红肉、肝制品及动物血制品。北京协和医院营养科大夫建议每天吃两到三块自己手掌大小的红肉就可以了。

除了红肉外,也要摄入一定量的白肉。白肉指的是鱼肉、鸡肉、鸭肉、虾肉。白肉中含的脂肪量比较少,同等量的白肉所含的能量比红肉少。如果准妈妈比较胖,或者体重增长得多,吃的时候就要将鸡皮、鸭皮去掉,因为皮下有皮下脂肪,要尽量少吃。深海鱼肉里还含有 DHA,对小孩的大脑发育是有好处的。

鸡蛋

鸡蛋是优质蛋白质的来源。建议准妈妈每天吃一到两个鸡蛋,但不要再多了,再多也就是浪费,对身体而言是一种负担。鸡蛋最好的做法是煮着吃,或者蒸鸡蛋羹,尽量不要去煎蛋,因为煎的话油脂会太多,身体吸收的热量就会过多。

牛奶

特别提倡准妈妈增加的就是牛奶。尤其是孕中期和孕晚期,一直到产褥期以及哺乳的阶段,准妈妈身体对钙的需求量是特别大的,优质钙的食物来源是牛奶。因为牛奶是液体的,可以多喝一点。大家都知道虾皮含钙量比较高,但是太咸,不能单独吃,因此作为食物用于补钙是不够的,牛奶一定要喝。

有的准妈妈说喝牛奶容易腹胀,这主要是因为身体里缺乏代谢牛奶的酶,可以喝一些常温下的酸奶,试试看会不会好一点。如果腹胀不严重,可以尝试少量多次,逐渐地适应喝牛奶。如果酸奶、牛奶都喝不了,那就得吃一些膳食补充剂,比如一些钙片制剂,以保证足够的钙摄入量。

对于女性而言,二三十岁的骨钙是峰值,随着年龄增长,身体内会出现钙流失。尤其到女性绝经后,雌激素分泌减少,钙流失加剧。所以我们看到街上很多老人都有不同程度的驼背,是因为老年人骨质疏松,骨量减低了。所以趁着年轻,加强锻炼,加强钙的摄入,保证妊娠和哺乳期等特殊阶段钙的足量摄入,都是非常关键的。所以一定不要忘了喝牛奶。比较胖的准妈妈要喝低脂牛奶,如果一切正常,喝全脂牛奶就可以了。注意牛奶的保质日期,保证饮用的安全性就可以了。

干果

干果富含优质的脂质,对胎儿的大脑发育是有好处的,而且也是准妈妈很好的休闲零食。

有一位准妈妈来医院进行产前检查,她老公就告状说她每天晚上边看电视边嗑瓜子,能嗑出一大堆瓜子皮,这是不允许的。干果主张吃一把,手多大就吃多少,也就是 20 ~ 25 克,要注意控制总量。干果可以有各种各样的选择,比如核桃、开心果、大杏仁、瓜子、花生等都是可以的。要多种干果混着吃。

需要注意的是尽量挑选原味干果。因为一些干果里加了很多的盐,摄入过多的盐会导致水肿,严重的话还可能导致高血压。

水果

现在的水果种类太丰富了,有的准妈妈每天吃一斤,葡萄是一盆一盆地吃。还有的准妈妈一个礼拜吃两个榴莲,因为她爱吃那个味,家里人说爱吃就多吃点。由于水果里面含有很多的糖,过量摄入会导致体重迅速增长,会增加妊娠糖尿病的风险。水果每天 250 克就足够了,也就是一个大苹果的量,所以水果要吃,但是量一定要控制。

健康的烹饪方式

什么是健康的烹饪方式呢? 少油炸、少油煎、少红烧,尽可能用炒、蒸、煮等方式。

再比如说勾芡,勾芡液里都是淀粉,就会增加糖的摄入。类似这些细节问题,我们都要注意。

需要提醒准妈妈佐料是安全的,花椒、大料这些都是没有问题的,大家不要过度担心。还有的准妈妈不敢用料酒,因为烹饪的过程中料酒会蒸发,人体吸收的会很少,因此也是安全的。

餐次的分配

孕早期准妈妈的饮食跟孕前是完全一样的。

孕中期、孕晚期准妈妈的能量摄入是增加的,希望准妈妈做到三顿正餐,三顿加餐,也就是 3+3。两餐中间有一个加餐是最合适的,每一顿都不要吃得太撑。合理选择加餐的水果、零食是特别重要的。尽量不要吃薯片、虾条等油炸的零食,或者是加工的香肠,可以吃干果、酸奶、牛奶,或者一些苏打饼干。

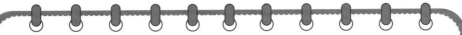

大夫贴心话

孕期饮食最重要的就是减少外出就餐,少下馆子。

外出就餐进食量会增加,导致能量过剩。另外,厨师为了让菜变得更好吃,他会加很多油、调料,会勾芡,或者采用煎、炸等烹饪方式。还有餐厅使用的原材料、油等也不太敢保证质量。

还有一些准妈妈天天叫外卖,每次都是盖浇饭,这都是不合适!因为像盖浇饭这种汤泡饭,是很香,但是里面的油和盐通通都被吃进去了,对身体是有害的。现在很多准妈妈很强调怀孕后要补这个补那个,她们不了解的是每日均衡膳食才是准妈妈营养均衡的基础,像钙、铁、维生素是在均衡膳食的基础上,再锦上添花的物质。如果基础膳食都是不均衡、不营养、健康的,那多加多少维生素,都是于事无补的。

还有一些特殊人群,比如素食主义者。素食主义者在孕期可以坚持吃素,但是特别容易出现贫血,而且蛋白质是不够的。所以素食准妈妈要多吃豆制品,奶制品要多喝。如果出现贫血,要增加膳食补充剂。

日常生活保健

什么样的鞋适合准妈妈

春秋季可以选择布鞋,因为布料的透气性、吸汗性比较好,也更柔软,可弯曲性更强,行走起来比较省力。冬天穿保暖性好的鞋子,皮革鞋为首选,最好选择柔软、轻薄的牛皮、羊皮鞋。

最好选择圆头的鞋子,且要有一定的宽度,尺码最好比脚长大1码。如果要去买鞋,宜在下午3:00 — 4:00,因为这时是一天中足部肿胀度最大的时候,按照这时的脚型买鞋,才不至于鞋穿着偏小。

一般认为怀孕后要穿平底鞋,其实不然,准妈妈鞋跟理想的高度为2厘米左右,且后跟要宽大、结实、有弹性。准妈妈由于腹部的压力,重心会自然后移,穿平底鞋时脚跟先着地,脚掌后着地,足弓变浅,吸收震荡的能力减弱,容易引起足部肌肉及韧带的疲劳和损伤。

打麻将影响胎儿

迷恋麻将对人有百害而无一利,准妈妈如果有这个嗜好,一定要戒掉。

打麻将时,准妈妈往往会处于大喜大悲、患得患失、惊恐无常的心境中,精神高度紧张,会导致体内激素分泌异常;而且多人的手摸麻将牌,会沾染大量的致病菌,加上打麻将的场所往往空气流通欠佳,特别是在呼吸道疾病传播高峰的冬春季节,门窗紧闭,室内人多,准妈妈一旦染病,将对胎儿产生极为不利的影响。同时,打麻将时准妈妈会长时间坐着不动,易引发神经衰弱、头晕失眠、消化性溃疡、泌尿系统疾病、下肢血管病变、痔疮甚至心脑血管疾病等种种疾患;而且久坐会影响子宫的血液循环,影响胎儿大脑发育。

准妈妈遭蚊虫叮咬怎么办

准妈妈由于怀孕后体内激素的变化,汗腺和皮脂腺分泌旺盛,皮肤出汗、出油较多,因而会滋生大量的细菌,加上呼出的气体中含有多种不同的化学物质,因此,特别容易成为蚊虫攻击的对象。

准妈妈一旦遭蚊虫叮咬后,不要用手抓挠,以防感染,可在被咬处涂抹一点肥皂水,最好不要使用花露水或风油精,因为花露水中含有冰片和麝香,而风油精中含有樟脑,这些成分都有可能导致流产。

另外,准妈妈防止蚊虫叮咬还可以使用蚊帐或在居室里安装灭蚊灯,最好不要使用杀虫喷雾剂和蚊香(包括电蚊香片和电蚊香水),同时要经常清理家中的花盆、下水道、地漏等容易滋生蚊虫的地方;穿浅色的长袖衣服也可在一定程度上降低遭蚊虫叮咬的概率。

孕期视力不稳定,保护眼睛很重要

怀孕后,由于准妈妈体内激素水平发生变化,使得眼睛的内部结构也会出现微小的变化,有可能导致视力下降。这种情况只是暂时的,如果准妈妈在孕期注意保护眼睛,视力在产后是能够恢复的,否则就有可能造成不可逆的视力下降。那么,孕期如何保护眼睛呢?

用眼时的注意事项

① 连续近距离用眼时间不能太长,看书或者看电视、看电脑 40 ~ 50 分钟后,要停下来闭目休息或看远处 3 ~ 5 分钟,防止眼部肌肉过度疲劳。

② 长时间用眼后做眼保健操,要坚持。

③ 室内灯光不能太强,也不能太弱,尽量减少光线对眼睛的刺激。

④ 近视的准妈妈要定期到专业的眼镜公司检查视力,一旦发现视力减退要及时更换眼镜镜片,防止近视进一步加深。

保持合理的饮食结构

少吃糖果与高糖食品,如果糖吃得太多,血液中就会产生大量的酸性物质,这些酸性物质和体内的血钙相结合,使得血钙减少,这就使眼球壁的坚韧性受到影响,使眼轴很容易伸长,从而助长近视的发生与发展。

多补充蛋白质、钙、磷,多吃胡萝卜、豆芽、橘子、红枣等对预防近视有帮助的食物。

准妈妈泡脚有禁忌

泡脚能够促进血液循环,有效防止静脉曲张,准妈妈泡脚是有益的,不过同时,准妈妈泡脚也是有很多讲究的。泡脚时间要掌握好,不能太长,泡的时间太长,会引起出汗、心慌等症状,应该以 20 分钟为宜,最长不超过半个小时,并且泡脚的水不能太热,温水就可以了。

虽然中药足浴在养生保健方面有着一定的作用,但准妈妈却要注意咨询中医科医生。因为中药泡脚可能会刺激准妈妈足部的性腺反射区,给准妈妈与胎儿的健康造成不良影响。不仅是中药,其他药物也要避免,最好用清水泡。准妈妈在孕晚期不能做足底按摩,以防止发生早产。

准妈妈身体各部位的清洗方法

怀孕以后,由于准妈妈机体内分泌的改变,新陈代谢逐渐增强,汗腺及皮脂腺分泌也会随之旺盛。因此,准妈妈比常人更需要沐浴,以保持皮肤清洁,预防皮肤、尿路感染。但是,如果在沐浴时不注意方法,有可能对准妈妈和胎儿的健康造成影响。

颈部、耳后:颈部、耳后是污垢容易堆积的部位,有的准妈妈喜欢使劲搓,但要注意颈部容易生长小的丝状疣,一旦搓破,会引起感染。所以应用手指指腹轻轻向上来回搓揉。

腋下:腋下汗腺丰富,洗澡时不可用热水刺激,也不宜用澡巾大力搓。可抬起胳膊用温水冲洗,因腋下皮肤组织较松弛,可以把沐浴液揉出丰富泡沫后清洗,再以指腹按揉,促进血液循环。

乳头:准妈妈要常用温水清洗乳头,但要注意保护乳头。不可用力牵拉乳房及乳头,不可用力搓揉,应以一手向上轻托乳房,另一手指指腹顺时针方向轻揉。准妈妈可在浴后抹些橄榄油,可使乳房皮肤滋润而有弹性。

会阴:会阴部的清洁十分重要,应每天都用清水冲洗,及时去除排泄物、分泌物,也可用性质柔和的洗护用品清洗。准妈妈在洗浴时应分开大小阴唇,由前往后清洗分泌物。大便后最好也要清洗肛门,洗去肛门皱褶中的污物,还可有效防治痔疮。

腹股沟:淋浴时应该用温水冲洗腹股沟,并用两个手指指腹从上向下抚摩、轻搓腹股沟。身体较为肥胖的准妈妈则要拨开褶皱仔细搓洗。

选购宽松舒适的孕妇装

大部分的准妈妈在怀孕 4 个月时,就要开始选购孕妇装了,选购孕妇装要考虑面料、色彩、款式等问题。

准妈妈在孕期容易出汗,所以孕妇装应选择天然纤维材质的,利于通气、降热。纯棉面料的吸湿性、透气性都比较好,穿着也舒服,是孕妇装的首选,亚麻面料也是不错的选择。夏天的时候还可以选择泡泡纱面料的,这种面料不但有很好的透气性,还能巧妙地掩盖身体的臃肿。准妈妈最好不要选择纯合成纤维面料的孕妇装,因为这种面料的吸湿性和透气性都不好,易起静电,对胎儿有一定的影响。

柔和的色彩看起来赏心悦目,穿上这种颜色的孕妇装可以调节准妈妈的情绪,让准妈妈看起来有精神,对准妈妈和胎儿的身心健康有利。米白色、浅灰色、粉红、苹果绿等都是不错的选择。

孕中期可以适时、适度进行性生活

孕 3 月之后,胎盘逐渐形成,胎盘和羊水像两道屏障,阻隔着外界的刺激,使胎儿能够获得有效的保护。怀孕因此进入了稳定期,准爸爸和准妈妈可以适度地进行性生活了。这一时期,准妈妈的早孕反应已经消失,阴道也比较润滑,性唤起会更容易,因此,性生活会更加和谐,更容易达到高潮。这有利于增进夫妻间的感情,也有利于胎儿的健康发育。

孕期的性生活应当建立在情绪胎教的基础上,也就是要把爱心和性欲融为一体。白天,准爸爸应给准妈妈亲吻和抚摸,让爱的暖流传递到准妈妈的心田,这能促进夜间性生活的和谐。而反过来,夜间和谐的性生活又能增进准妈妈和准爸爸白天的感情,这样一来准妈妈就会心情愉快、情绪饱满,这样的好情绪对胎儿是有利的。

孕中期性交宜采用女方在上的体位,女方跨坐在男方的身上,这样女方可以掌握性交的深度和角度,也不会挤压到自己的腹部。也可以采用侧卧位,男方躺在女方的体侧,从后面进入。总之,不管采用哪种体位,都不能压迫到准妈妈的腹部。

孕妇操有助于准妈妈顺产

孕妇操可以增强准妈妈骨骼和肌肉的强度与柔韧性,防止由于体重的增加而引起的腰腿痛,还可以放松腰部、骨盆部与肌肉,并能够使准妈妈心情舒畅,精神受到鼓舞,为胎儿的顺利分娩做好身体和心理上的双重准备。另外,学习孕妇操还能让准妈妈学会控制自己的身体,增强自我意识,增加活力;同时还能缓解孕期腰背痛、腿部痉挛、便秘和气急等症状,分娩后也能更快地恢复体形。

准妈妈练习孕妇操时身体的供氧量会增加,保证有充足的氧气进入胎儿的血液,促进胎儿的新陈代谢,加快胎儿组织功能的形成;而且锻炼时的轻轻摇动对胎儿也是一种安抚,让胎儿感到舒服。

孕妇操的练习方法

腿部运动

① 坐在椅子上,双腿与地面垂直,双脚并拢平放在地面上。

② 脚尖用力往上翘,深呼一口气再吸气,脚尖放下。

③ 把右腿放在左腿上面,然后慢慢地上下活动右腿和右脚尖,5 ~ 6 次之后换另一条腿进行。

功效:这项运动能够使足部肌肉得到锻炼,有效防止足部疲劳。每次做 3 ~ 5 分钟即可。

骨盆运动

❶ 平躺在床上,双腿与床面呈 45°。

❷ 两个膝盖并拢并带动大小腿慢慢地、有节奏地向左右摆动,摆动时两个膝盖就像在画一个椭圆形,肩膀与脚掌则紧贴床面。反复做 10 次左右。

❸ 伸直左腿,右腿保持原来的姿势,右腿膝盖缓缓地向左倾斜。倾斜到最大限度时恢复原位,之后再向右侧倾斜。如此反复 5 ~ 6 次以后,换腿进行。

功效:此项运动能够使关节得到放松,骨盆肌肉得到伸展,有助于分娩。每次可做 10 分钟左右。

若身体状况允许,准妈妈可以游泳

孕 5 ~ 7 月时胎儿进入稳定期,各个器官已经发育到位,准妈妈可以适当进行游泳运动。选择卫生条件良好的游泳训练场地,游泳池边应有专职的医务人员或救生人员,一旦发生意外,能够得到及时的救助。水温一般要求在 29 ~ 31℃,游泳时间应选择 10:00 — 14:00。下水之前准妈妈应先测量血压和脉搏,确认健康状况正常才可游泳。换上适宜的泳衣、泳裤,戴好泳帽,最好还戴上游泳镜。为了避免入水前或出水后滑倒,应选择防滑拖鞋,到了池边再脱掉,出水后立刻穿上防滑拖鞋。入水时要缓慢,切不可跳入水中。选择仰泳的姿势或者是在水中漂浮、轻轻打水,避免剧烈动作,以免劳累。

准妈妈游泳能够增加肺活量,有利于分娩时长时间地憋气、用力,缩短产程。水的浮力能够支撑沉重的妊娠子宫,从而使腰肌和背肌的负担得到减轻,使孕期常有的腰背痛症状得到缓解或者消除。可以减少胎儿对直肠的挤压,促使骨盆内的血液回流,有效预防便秘、下肢水肿和静脉曲张的发生。

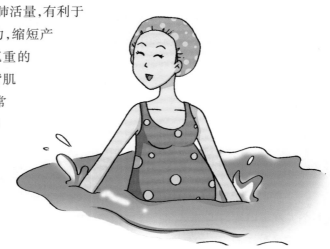

准妈妈胎教进行时

一起来玩七巧板

准爸爸、准妈妈玩过七巧板吗？那是一种拼图游戏，简简单单的七巧板，竟能拼出千变万化的图形。既能够拼出三角形、长方形、不规则的多边形等几何图形，也能够拼出各种人物形象或者动物，如猫、猪等，或桥、房子、塔等建筑，或中英文字符号。

准妈妈可以将数十幅七巧板图片连成一幅幅连贯的图画，再根据图画内容说给胎儿听，如先拼出猫、狗、房屋，再以猫和狗为主角给胎儿讲述一个有趣的故事。

《欢乐颂》，简单又优美的旋律

众所周知的《欢乐颂》，其实是贝多芬第九交响曲的终曲乐章。作品是贝多芬于1819—1824 年间创作的，也是他音乐创作生涯的最高峰和总结。乐曲的主旋律进场是由大提琴和低音提琴演奏的，浑厚、低沉的声音在寂静中响起，给人一种深沉、平静的感觉；旋律演奏了一次之后，中提琴进场重复旋律，旋律行进到中音部，稍亮的音色带来一种明快的感觉，低音部则退到后面和木管一起伴奏；中提琴演奏完后也退到伴奏，接着小提琴加入了，小提琴如歌般的声音欢唱着，让旋律真的活起来了；小提琴声部简单重复旋律后，旋律行进到乐队齐奏，这时铜管、木管吹奏主旋律，其他各声部伴奏，由前面平静、深沉的快乐进入万众欢腾的场面，欢乐颂的主旋律贯穿始终。这便是这部伟大的曲子所要歌颂的主题——欢乐，一个简单却又优美的旋律将它表现得淋漓尽致。

因为这部作品，贝多芬成为神一样的人物，《欢乐颂》成为人类历史长河中永远不灭的自由、和平之声。

准妈妈练习毛笔字，陶冶情操

一提起毛笔字，人们往往和书法挂钩，事实上练毛笔字并不是书法家的专利，每一个人都可以练习毛笔字，准妈妈练习毛笔字更是一举多得。

准备好工具，买齐毛笔、墨汁，刚开始练习时，用宣纸太浪费了，可用学生用十五格纸，用废报纸也行，刚开始练习行书比较好。从笔画开始练起比较好，再循序渐进，穿插带笔画的字进行练习,如"三、王"练横划,练熟后可以临古诗帖。最好能天天练,两三天练一次也可以,坚持不懈地练习对身体及性格调整有益处,不必拘泥于形式,随心所欲即可。

职场准妈妈须知

准妈妈开车要注意什么问题

❶ 准妈妈不宜长时间开车 开车时长期处于单一姿势,会使准妈妈腰部受力太久,致使腹压过大,从而可能引发流产。而且,开车时长期处于震动和摇晃之中,对准妈妈来说易导致疲劳,胎儿长时间处于颠簸状态可能会引起不正常的胎动并导致准妈妈腹痛。

❷ 开车时一定要系上安全带 准妈妈宜将安全带的肩带置于肩胛骨处,而不是紧贴脖子。肩带部分以穿过胸部中央为宜,腰带应置于腹部下方,不要压迫到隆起的肚子。身体姿势要尽量坐正,以免安全带滑落压到胎儿。

❸ 避免在凹凸不平或弯曲的路面上行驶,更不要快速行驶,以防紧急刹车碰撞腹部。

脚垫得高一点,让水肿离得远一点

职场准妈妈在孕中期容易发生腿部水肿,尤其是经常坐着办公的准妈妈更容易水肿,并且不易消退。建议准妈妈垫高脚部,以减轻水肿。

准妈妈不妨为自己买个小凳子放在桌子下面,如果感觉小凳子不舒服,可以找个矮些的小箱子放在桌子下。

每隔 1 小时,将自己的脚放在小凳子或小箱子上面休息一段时间,以促进血液循环,缓解足部疲劳。每工作一段时间,准妈妈应起身活动一下,可以站起来去倒一杯水,或是起身整理一下散落在桌面上的文件。但是,准妈妈不能剧烈活动,要禁止在办公室疾走。如果这些方法对减轻水肿没有什么效果,而且水肿更加严重了,准妈妈一定要立即到医院进行专业检查,避免造成严重后果。

弄清楚生育保险的相关事宜

生育保险是社会保险中的一项，是国家通过立法，对怀孕、分娩女职工给予生活保障和物质帮助的一项社会政策。我国生育保险待遇主要包括两项，一是生育津贴，用于保障女职工产假期间的基本生活需求；二是生育医疗待遇，用于保障女职工怀孕、分娩期间以及实施节育手术时的基本医疗保健需要。

生育保险金的发放标准：生育保险金 = 生育津贴 + 医疗补助金津贴

生育津贴

女职工：以用人单位职工月平均工资为基数，正常生育的按 3 个月（90 天）计发；晚育的按 3.5 个月（105 天）计发；生育并已领取《独生子女优待证》的按 4.17 个月（125 天）计发；晚育并已领取《独生子女优待证》的按 4.67 个月（140 天）计发。

男职工：领取《独生子女优待证》的男配偶享受 10 天假期，以孩子出生当月本单位平均工资计发。

医疗补助津贴

以上年度企业职工月平均工资为基数，正常生育的按 2 个月计发；剖宫产或多胞胎的按 4 个月计发。

怎样才能享受到生育保险

❶ 生育或施行计划生育手术时的所在单位按照规定参加并履行了缴费义务，且为累计满 3 个月的企业职工缴纳生育保险费。

❷ 生育或施行计划生育手术符合国家计划生育政策的职工。

❸ 以上条件须同时具备。

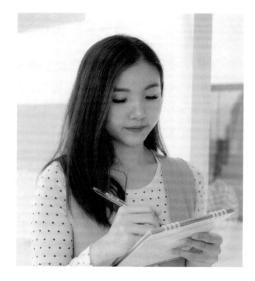

如何报销生育保险

生育女职工产假满 30 天内，由用人单位或街道、镇劳动保障服务站工作人员携带申报材料到区社会劳动保险处生育保险窗口办理待遇结算；工作人员受理核准后，支付生育医疗费和生育津贴。

准爸爸课堂

美育胎教：电影《好孕临门》

艾莉森和本，两个原本毫无关系的男女，却在一次醉酒之后意外地被命运之绳牵在了一起，艾莉森为自己描绘的美好未来因为这"一夜风流"而变成了水中泡影，而本也似乎完全没有做好自己需要承担责任的准备，可是几个星期之后，本却接到了艾莉森的电话：她怀上了他的孩子。这个孩子会幸福降生吗？

这部电影用诙谐幽默的方式，表现了男女之间思考逻辑不同的地方。孩子在影片中是主导父母心灵快速成长的催化剂，这是爱的力量，包含了对孩子的爱和对伴侣的爱。在皆大欢喜的喜剧体验中，准爸爸和准妈妈会感受到，爱是一种力量，它让我们都学会改变。

语言胎教：童话《小猪猪请客》，让胎儿学会分享

小猪猪有两个好朋友，小猫猫和小狗狗。有一天小猪猪对小猫猫和小狗狗说："你们明天来我家一起玩吧，妈妈给我买了个新玩具。"两个小伙伴满口答应。小猪猪回去之后就想：明天我做什么好吃的给我的好伙伴们呢？小猪猪想呀想，终于有了主意。

第二天，小猫猫和小狗狗来了，小猪猪很热情地欢迎它们，拿出了妈妈给他买的新玩具，一个会唱歌的球，看得小猫猫和小狗狗可好奇了。小球真好玩，一咕噜滚起来就会唱歌，还有五颜六色的灯在不停地闪。三个好朋友围着小球一起玩，"咯咯咯"地笑。

到了吃饭的时候了，小猪猪给了小猫猫最喜欢的鱼，给小狗狗呢，是新鲜的肉骨头。两个好朋友说："谢谢小猪猪，知道我们最爱吃的东西。"小猪猪呵呵地笑着说："我们是好朋友嘛。"这一天，三个小伙伴过得真开心。

营养胎教：准爸爸露一手，家常焖鳜鱼

这个阶段，准妈妈的食欲好转、胃口大开，准爸爸应关怀备至，多准备可口的饭菜。鸡、鸭、鱼、蛋、豆类可多食用，水果、蔬菜、粗细粮要合理搭配。

材料：鳜鱼1条，大蒜3瓣，葱1根，姜适量，水淀粉1大匙，醋、料酒各1小匙，花椒3粒，高汤、甜面酱适量，盐、香油各少许。

做法：

① 鳜鱼洗净，用刀在鱼身两侧划出月牙形花纹，撒上盐，腌制20分钟左右。

② 花椒放入一个小碗中，加入适量清水，泡出花椒水；大蒜、葱、姜洗净，葱切段，大蒜、姜切片，备用。

③ 锅内加入植物油烧热，放入腌好的鳜鱼，两面略煎取出。

④ 锅内留底油烧热，下入葱、姜、蒜爆香，加入甜面酱、高汤、花椒水、料酒、醋，放入鳜鱼，用小火煨熟。

⑤ 用水淀粉勾芡，淋入香油即可。

孕期不适与疾病

贫血

贫血进展期的症状是：呼吸困难、心悸、胸痛。严重贫血时准妈妈常常无缘无故地感到乏力、容易疲劳、蹲着站起来时感到眩晕、面色苍白、指甲薄脆。

由于母体可以对低血红蛋白进行代偿，所以轻微的贫血并不会对准妈妈和胎儿造成很大的危害。但是严重贫血就有可能会导致早产、死胎或者新生儿体重过轻。贫血还会使准妈妈的抵抗力下降，加上分娩时大量失血，就会严重影响准妈妈的健康水平。

怀孕前要积极治疗失血性疾病，如月经过多等。

加强营养，由于孕期最常见的就是缺铁性贫血，因此要多摄入含铁食物。

要关注每次产前检查的血常规结果，特别在孕晚期要经常检查，做到早诊断、早治疗，以免对胎儿造成影响。

鼻出血

怀孕之后，准妈妈体内的孕激素会增加，这就使得血管扩张，容易充血。此外，由于准妈妈的血容量升高，使得鼻腔更容易出血。

如果一侧鼻孔出血，就用手指按压另一侧鼻孔的前部，也就是鼻子的软处，按压

5～10分钟之后再放手。若是两边都在出血,就用两个指头捏住两侧鼻翼,用嘴呼吸。也可以将鼻腔喷药喷到棉球上,将棉球塞入鼻孔帮助止血。

要注意的是,鼻血止住以后,鼻孔里会有不少血凝块,不要急着把它们清理出去,过一会儿再说。这时候要尽可能避免打喷嚏以及用力揉鼻子,以免再出血。若是经常流鼻血,或者流鼻血超过20分钟都止不住的话,就要去医院进行诊治了。

预防鼻出血,准妈妈应多吃含维生素C、维生素E的食物,少吃辛辣刺激的食物。不要养成挖鼻孔的习惯,以免导致鼻黏膜血管受损而出血。保持室内的湿度,如果天气很干燥,可以用加湿器来增加湿度。睡觉前可以在鼻腔内涂一些维生素E软膏,以避免黏膜干硬。

预防静脉曲张,从细节做起

准妈妈静脉曲张多发生于小腿,原因是不断增大的胎儿和子宫压迫骨盆腔静脉和下肢腔静脉,使下肢血液回流受阻,造成静脉血压升高,曲张的静脉越来越明显。为了避免静脉曲张,准妈妈应注意以下生活细节。

避免久坐或久站;坐着时在脚下垫一个小凳子抬高脚部;睡觉采取左侧卧位;必要时可穿不高过膝盖的防护袜。不要用力揉或搓肉眼可见的血管,否则可能损坏静脉或引起血栓。

做好口腔护理,远离口腔疾病

准妈妈应选用保健牙刷。准妈妈怀孕后体内的激素变化可能会使牙龈出现轻微的肿胀,而且每3个月要更换一次牙刷。同时应准备细小刷头的牙刷或单头牙刷。普通牙刷毛难以接触到的牙面较难刷干净,可以使用刷头细小的牙刷或单头牙刷清洁。

准妈妈如果没有明显口腔疾病,可以选用含氟牙膏。不建议准妈妈长时间使用药物牙膏,特别是含有消炎类药物成分的牙膏。

漱口水、牙线也是辅助洁牙的好帮手。因为齿缝和牙齿与牙龈的交界处是牙刷不易刷到的地方,用牙线能深入牙齿与牙龈的交界处清除污垢,去除牙齿邻面的牙菌斑和食物残渣。有条件可定期做口腔保健。

乙肝准妈妈怎么办

携带乙肝病毒的准妈妈应该咨询消化内科或者感染内科、乙肝专科医生，了解乙肝病毒滴度和肝功能情况，定期复查。如果有必要，根据医生指导用药，如乙肝高效免疫球蛋白、抗病毒药、保肝药等。

在怀孕之后，准妈妈要定期进行肝功能及病毒活性检测，并且要比普通产前检查更为频繁，以防病毒活跃引起疾病发作。

乙肝准妈妈怀孕时，应禁用各种肝毒性药物，如抗生素、抗结核药、治疗糖尿病的药物等，防止引起或者加重肝细胞的损害。主要通过肝脏代谢的药物也要慎重使用，以避免增加肝细胞的负担以及造成药物在体内的积蓄。

饮食应以清淡为主，多吃新鲜蔬菜和水果，多吃菌类食物，提高免疫力。一旦病情好转，要逐渐增加蛋白质的摄入量，并且应该食用富含优质蛋白质的食物，以利于肝细胞的再生和修复。饮食要有规律，要定时、定量，并且要适量、稳定，禁止食用油腻、高脂肪、刺激性的食物，如螃蟹、动物内脏、腌渍食品和生冷食品，禁止酗酒、抽烟，也不能随意进补高脂肪、高胆固醇的食物。

乙肝准妈妈生活要规律，晚上睡觉的时间最好不要超过 11:00，因为晚上 11:00 至凌晨 1:00 是肝脏排毒的时间，需要在熟睡中进行。避免过多的体力和脑力劳动，节制性生活。急性肝炎恢复期，慢性肝炎和肝硬化相对稳定后应暂停性生活一段时间。孕 36 周以后，要绝对禁止性生活，防止流产、胎膜早破及宫内感染。病情平稳时，可以适当进行体育锻炼，活动量以不感到疲倦、恶心、腰痛为准。但在病情波动期，最好是卧床静养，等待康复。

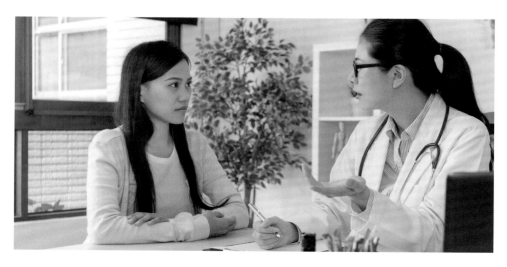

乙肝的检查报告

HBsAg	HBsAb	HBeAg	HBeAb	HBcAb	反映情况
−	−	−	−	−	未感染乙肝
+		+/−			处于感染初期
+	−	+	−	+	急性或慢性乙型肝炎,具有很高的传染性,也就是俗称的"大三阳"
+	−	−	−	+	急性、慢性乙型肝炎或者HBsAg携带者
+	−		+	+	急性乙肝正在恢复或者慢性乙肝,传染性很小,也就是俗称的"小三阳"
−	−	−	+/−	+	曾经感染过乙肝,传染性很小
	+		+	+	急性乙肝康复期,开始产生免疫力
−	+	−		+/−	疫苗接种后或者乙肝感染后康复

注:"+"表示阳性,"—"表示阴性。

如何判断肝肾功能是否正常

了解肝脏和肾脏功能主要是通过血生化检查,此报告中包含了以下的项目,还有参考值,如果检查结果在参考值以外,就表示可能存在问题,需要咨询医生。

肝肾功能检查参考值

检测目的	中文名	英文名	参考值
肝功能化验	谷丙转氨酶	ALT	0.00 ～ 40.00U/L
	谷草转氨酶	AST	0.00 ～ 40.00U/L
	总胆红素	TBIL	1.70 ～ 30.00 μmol/L
	直接胆红素	D−BIL	0.00 ～ 15.00 μmol/L
血糖化验	葡萄糖	GLU	3.85 ～ 5.1mmol/L

产前检查

第二次产前检查

选择一家合适的医院空腹抽血，检查建档，进行基础检查，包括超声、白带常规、妇科检查、胚胎发育情况；全身检查包括血压、体重，了解心脏、肝脏、肾脏的功能，血、尿常规，血型，传染病系列；排除常见疾病如异位妊娠、葡萄胎及各种类型的流产。还需要做唐氏综合征产前筛查。

产前检查报告单怎么看

胎心率的正常值

胎心率在 120 ～ 160 次 / 分是正常的，但准妈妈在做剧烈运动或者胎动时，会有一定的升高，但都是暂时的，为了确保检查的准确性，应该休息一下后再复查一遍。

如何从产前检查单上看胎盘是否正常

如果胎盘位置过低或者有过早从子宫剥离的危险，超声单上就会特别写明，如果超声单上并未写胎盘的情况，说明一切正常，不用担心。

如何看羊水是否正常

羊水有两种测量方式：羊水深度（AFV）和羊水指数（AFI）。准妈妈不用深究测量方法，只要在拿到产前检查单时能看懂上面的数据就行了。通常来说，超声单的羊水径线一栏中，如果只给出了 1 个数值，就是 AFV；若是画出十字，写有 4 个数字，加起来就是 AFI。

羊水过多：AFV > 7/8 厘米，AFI > 20 厘米。

羊水过少：AFV < 3 厘米，AFI < 8 厘米为羊水过少临界值，AFI < 5 厘米为羊水过少绝对值。

什么是唐氏综合征产前筛查

唐氏综合征，也叫先天愚型，是一种先天性疾病，患此症的孩子俗称痴呆儿。表现为智力低下，发育迟缓。患儿眼距增宽、眼裂狭小，双眼外侧往上斜，鼻梁扁平，外耳及头围比正常儿童小,运动和语言能力发育明显落后,很晚才会坐、站、走和讲话等。为避免生出唐氏综合征患儿,准妈妈需到医院进行唐氏综合征产前筛查。

唐氏综合征产前筛查就是通过抽取准妈妈血清,检测母体血清中甲胎蛋白和绒毛膜促性腺激素的浓度,并结合准妈妈的预产期、年龄、体重和采血时的孕周等,计算出生育唐氏综合征患儿的危险系数。

进行筛查的最佳时间是怀孕的第 15 ～ 20 周。准妈妈一般在抽血后 1 周就能拿到检查结果。如果筛查是高危,准妈妈需做羊水穿刺和胎儿染色体检查才能明确诊断。

唐氏综合征产前筛查得到的不是绝对值而是可能性,即生育唐氏综合征患儿的危险性大小,因此经过筛查定为低危也不能绝对保证胎儿百分之百健康。

高龄准妈妈需要做羊膜腔穿刺吗

羊膜腔穿刺是目前最常用的一种有创产前诊断技术。穿刺时,医生在超声波探头的引导下,用一根细长的穿刺针穿过腹壁、子宫肌层及羊膜进入羊膜腔,抽取20 ～ 30 毫升羊水,通过检查其中胎儿细胞的染色体、DNA、生化成分等,以确诊胎儿是否有染色体异常、神经管缺陷以及某些能在羊水中反映出来的遗传性代谢疾病。高龄妊娠是发生染色体异常的重要因素,也就是说准妈妈年龄越大,发生染色体异常的概率也就越大。因此,为了避免生下有缺陷的宝宝,高龄准妈妈可以选择在怀孕16 ～ 18 周时做羊膜腔穿刺。

羊膜腔穿刺后会有阴道少量出血、羊水溢出或子宫轻微收缩的风险,也有可能造成流产。高龄妈妈需要了解产前诊断的利弊做出决定。

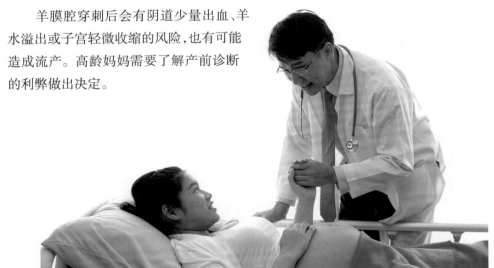

准妈妈行为事关婴儿睡眠规律

谁都不希望生出来"昼夜颠倒"的宝宝,因此准妈妈聊天的话题中永远少不了打听帮助婴儿入睡的"秘诀"。有专家称,除了后天的引导、培养,孕期准妈妈的行为同样会对婴儿睡眠有很大的影响。

准妈妈养成良好的作息时间

很多准妈妈在怀孕期间作息不规律,经常熬夜加班,有的甚至到凌晨两、三点还未入睡,第二天要到中午才起床,这种混乱的作息时间对腹中胎儿是不利的。尤其是在婴儿出生以后,如果母亲喜好熬夜,那么婴儿半夜醒来时发现母亲还是清醒状态,他/她会下意识地想要与母亲玩耍,如果婴儿半夜醒来发现身边的家长都处于睡眠状态,婴儿会下意识地判别出夜晚是睡眠时间,他们会自发地在醒来后再次入睡。

准妈妈的情绪会影响腹中的胎儿

有些母亲会对突如其来的胎儿抱有犹豫心态,心理学家认为,孕妇的这种摇摆不定的心态会让胎儿缺乏安全感,如果母亲在情绪上对胎儿有抗拒,或者母亲在孕期焦虑、心态不平和、爱吵架、整个家庭的氛围不和谐,这些都对胎儿早期心理安全的形成极为不利,而且很可能生出"高需求"婴儿。

培养和建立与胎儿的沟通联系

很多母亲错误地认为胎儿毫无认知能力,所以无须与他建立沟通和联系,其实女性一旦怀孕,母亲就应该下意识地培养和建立与胎儿的沟通联系。俗话说:"母子连心",如果母亲想生出"天使"宝宝,那么,在孕期就一定要保持良好的心态,对胎儿要百分之百地接受,忌焦虑、忌动气,闲暇时间可以多做一些冥想,试着去建立母子一体感,这样在胎儿出生以后,母亲才会更好地与他们进行心理交流。

俗话说:"怀得好才能养得好",这句话其实是有其科学依据的,国外一位学者与他的团队经过多年的临床试验和临床问询后发现,胎儿其实是有宫内记忆的,越早尝试开发婴儿意识,对婴儿就越有利。

第五章　孕5月

胎儿身体发育

到孕5月结束时,胎儿的身长约25厘米,重量250～300克,口、鼻的外形逐渐明显,全身被胎毛覆盖,皮下脂肪也开始形成,皮肤呈不透明的红色;感觉器官开始按区域发育;心脏搏动增强,力量加大;肾脏已能够制造尿液;骨骼、肌肉进一步发育,手、足的运动更活泼,准妈妈可以感觉到有规律的胎动。

准妈妈身体变化

准妈妈的孕吐现象已完全消失,但会感到口干舌燥、耳鸣。皮下脂肪增厚,乳房胀大,有些准妈妈会有少许乳汁泌出;臀围增大,体重增加,全身出现浮肿现象。准妈妈的子宫已经如成人的头般大小,腹部明显隆起。

营养与饮食

本月重点营养素

硒

硒对胎儿的生长发育尤其大脑发育具有重要的作用。准妈妈孕期补充硒不仅可以促进胎儿的智力发育,也可以预防妊娠高血压综合征。准妈妈每天应补充65微克的硒。富含硒的食物有:猪肉、羊肉、鲜贝、海参、鱿鱼、龙虾、动物内脏、大蒜、蘑菇、金针菜、洋葱、西蓝花、甘蓝、芝麻等。

维生素C

准妈妈应适当增加维生素C的摄入量。建议准妈妈整个孕中期每天摄入115毫克维生素C。富含维生素C的蔬菜有小白菜、油菜、西蓝花、花菜、苦瓜、芹菜等;水果有柚子、橙子、柠檬、橘子、草莓、芒果、猕猴桃等。

钙和维生素 D

进入孕 5 月之后,胎儿的骨骼生长得特别快,并开始出现牙龈的雏形。本阶段骨骼迅速钙化,对钙质的需求剧增。因此,准妈妈尤其要注意补钙,可以选择含钙丰富的牛奶、孕妇奶粉或酸奶来补钙。还要补充维生素 D 以促进钙的吸收。对于长期在室内工作,缺乏晒太阳机会的准妈妈更是如此。

饮食精挑细选,养胎不长肉

准妈妈的饮食需要精挑细选,选对食物既可以满足食欲、保证营养,又不会使体重增长太快。下面的食物就符合这样的要求。

❶ 低脂酸奶:酸奶富含钙和蛋白质,即便乳糖不耐受的准妈妈,也能够消化、吸收,而且还可以润肠通便。

❷ 脱脂牛奶:因为滤去了脂肪,准妈妈不用担心会长胖,而且还可以满足对钙质的需求。准妈妈每天可以饮用 500 毫升牛奶,建议分两次喝完。早上喝 1 杯,临睡之前喝 1 杯。

❸ 麦片:麦片富含维生素及膳食纤维,可以促进胃肠蠕动及降低胆固醇。以不含糖类或其他添加成分的天然麦片为佳。

❹ 新鲜水果:新鲜水果富含维生素 C、叶酸和纤维,而且含有大量的水分,能缓解因缺水造成的疲劳。准妈妈每天可食用的水果量以不超过 500 克为宜,并且应尽量少吃含糖量丰富的水果,以免肥胖。

❺ 坚果:坚果是准妈妈补充微量元素的良好食物,还可以迅速补充能量使得准妈妈饿得不那么快。坚果虽然含有较多的脂肪,但只要控制摄入量便没有问题,每天 28 克左右即可。

滥服鱼肝油会致胎儿畸形

鱼肝油含维生素 A 和维生素 D,因此常用来防治维生素 A 和维生素 D 缺乏症。对于一个正常人来说,人体需要的维生素 A 的量极微,日常的饮食已可满足其生理需要。准妈妈是否需要服用鱼肝油应在医生的指导下进行,如果滥服鱼肝油,导致维生素 A 和维生素 D 超标,会造成体内的胎儿畸形,比如会导致胎儿先天性心脏病以及眼睛、腭、耳朵的畸形,还有可能生出智力障碍儿童。维生素 D 补充过多则容易造成孕妇软组织的钙化。

准妈妈如果因治疗需要服用鱼肝油,应按医嘱服用。

准妈妈少吃盐,减轻肾脏代谢负担

食盐的主要成分是氯化钠。钠是人类生命活动中不可缺少的物质,但摄入过量则会影响身体健康。

如果准妈妈多吃盐,就会加重水肿且使血压升高,甚至引起心力衰竭等疾病。由于钠离子是亲水性的,会造成体内水潴留,导致准妈妈水肿。食用过多的钠会增加患妊娠高血压综合征的风险。

但是如果长期低盐或者不能从食物中摄取足够的钠时,人就会食欲缺乏、疲乏无力、精神萎靡,严重时发生血压下降,甚至引起昏迷,还会导致体内水分减少,血液也会变得黏稠、流动缓慢,以致养料不能及时输送到身体的各个部位,废物也不能及时排出体外。时间一长,对身体有害。一般情况下,怀孕后的女性和怀孕前相比,在钠的摄入量上差别不是很大。世界卫生组织规定,成人每日钠盐摄入量应不超过 6克,一般情况下,准妈妈的食盐摄入量控制在每日 6 克即可。

哪些食物可以帮助准妈妈改善睡眠

孕期睡眠不好时,最好的方式应该是通过饮食调理或生活方式调理改善。推荐准妈妈适量进食牛奶、小米、葵花籽、莲子、核桃、大枣、百合、蜂蜜以及豆类食物,这些食物可以帮助改善准妈妈的睡眠。

矿物质铜和人体神经系统的正常活动有密切关系,当人体缺少铜时,神经系统的抑制过程就会失调,致使内分泌系统处于兴奋状态,从而导致失眠。准妈妈可多吃一些含铜量丰富的食物,如乌贼、鱿鱼、蛤蜊、蚶子、虾、蟹、动物肝肾、蚕豆、豌豆和玉米等。

用食物帮忙消除水肿

冬瓜含有丰富的营养素和无机盐,可以清热泻火、利水渗湿。做成口味清淡的冬瓜虾米汤、冬瓜丸子汤等,最适合准妈妈食用。

西瓜具有清热解暑、利尿消肿的作用,准妈妈可以适量食用。不过西瓜含糖量高,因此有糖尿病的准妈妈要少吃。

鲫鱼具有安五脏、利水湿等功效,可以改善血液的渗透压。

红豆具有清热除湿、消肿解毒的功效,钾含量高,可以降血糖、降血脂。准妈妈可以用红豆煮水或熬粥喝。

日常生活保健

孕5月,准妈妈可以去旅行

在孕中期身心相对稳定的时候,准妈妈是可以出门旅行的,但一定要做好周密的安排和相关的准备工作。

交通工具

尽量乘坐平稳宽大、有洗手间设施的交通工具,如火车、大型轮船等。旅途中,准妈妈应注意定时做腿部运动,促进血液循环。短途旅行可乘坐汽车,但一定要系好安全带。如是长途最好乘坐火车,这样能够避免颠簸引起流产。怀孕32周以内的准妈妈是可乘坐飞机的,最好选择紧靠通道的座位,这样便于经常起立活动下肢,防止水肿,也方便去洗手间。

住宿

选择在星级酒店住宿,附近要有医疗机构。

饮食准备

准妈妈常常会感到饥饿,总是想吃东西。因此临行前一定要在包里放些干果和小点心等健康小零食。最好事先请医生开一些补充维生素和矿物质的药物,以防在长途旅行中不能正常补充新鲜水果、蔬菜和足够的蛋白质。也可以带一小袋奶粉,在没有鲜奶的时候喝。

预防疾病的侵袭

感冒发热、腹泻脱水是引起准妈妈流产的主要原因。因此,准妈妈外出长途旅行时,一定要根据气候变化情况及时增减衣服,防止着凉感冒。旅途中应讲究饮食卫生,饭前、便后洗手,不吃生冷不洁的食物,不喝生水,尤其不要控制不住自己的欲望而乱吃那些小商贩的食物。

需要携带的必备物品

宽松的衣裤、舒适的鞋袜、帽子、托腹带、护垫、产前检查手册、保健卡、平时产前检查医院及医师的联络方式、需要每日服用的维生素、对怀孕安全的抗腹泻药、口服类胃肠药、小袋的奶粉、准妈妈怀孕周数的证明、防晒霜、润肤乳液、纸内裤、水、健康小零食、干净的毛巾和个人洗漱用品、护照或身份证、钱、纸巾等。

哪些准妈妈需要特别注意眼睛变化

第一次怀孕、年纪太大或太小的准妈妈,及患有妊娠高血压综合征、妊娠糖尿病的准妈妈,都要注意眼睛并发症。眼睛比较敏感,容易因为身体变化而衍生眼睛并发症,因此,以上准妈妈最好每2～3个月就检查一下视力。

呵护乳房,为哺乳做准备

一般从孕5月起,准妈妈的乳头就有初乳分泌了,会在乳头上结成痂。准妈妈应及时清理乳痂,按摩乳房,保证乳腺管畅通,为母乳喂养做准备。

先用植物油将乳痂清除掉,然后用温热的毛巾将表面的皮肤清洁干净,用热毛巾对清洁好的乳房进行热敷。将拇指同其他四指分开然后握住乳房,从根部向顶部轻推,沿乳房的各个方向都做一遍,最后挤压乳晕和乳头就能挤出初乳,每天这样做可以保证乳腺管畅通。用温和的润肤乳液将清洗干净并按摩完毕的乳房再进行一次按摩,这次按摩的重点是乳头,要给它一定的压力,用两三个手指捏住乳头然后轻捻,手指要沾上乳液,使乳头的皮肤滋润。这样当宝宝咬住它并用力吸的时候就不会裂开,从而避免造成额外的伤痛。

乳头内陷要提前纠正吗

乳头内陷明显会导致产后哺乳困难,甚至无法哺乳,乳汁淤积,继发感染而发生乳腺炎。有些准妈妈可能会有疑问:怀孕期间要不要提前纠正乳头内陷呢? 其实孕期干预对于纠正乳头凹陷帮助不大,乳头内陷的准妈妈可以等到产后再观察乳头内陷的状况有没有改善。如果产后仍旧没有改善,再用乳头矫正器进行治疗。

如果一定要在孕期纠正乳头内陷,请一定先咨询医生,在医生的指导下进行纠正。

宝宝的粮仓要这样护理

怀孕期间,除了准妈妈的食量、肚子变大之外,不断增大的还有准妈妈的乳房。到了孕中期乳房的变化会越来越明显,为了以后宝宝的口粮,准妈妈要注意护理乳房啦!

孕中期乳房有啥变化

乳房继续增大,可能出现妊娠纹

受到激素的驱动,这一时期乳腺组织继续发育,血液的供应也会有增加。乳房的变化主要表现为乳晕更加突出,乳房继续增大,表皮的纹理更加清晰。如果准妈妈的乳房出现了妊娠纹,这只能说明一件事情:准妈妈没有管住自己的嘴,也没迈开腿,导致体重增长过多了。

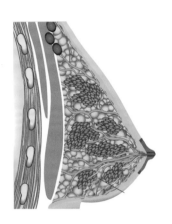

有初乳溢出

在这个时期,很多准妈妈的乳房会分泌一些黄色液体,这种黄色液体其实就是初乳,也就是将来宝宝的口粮。初乳溢出是因为在孕期,大脑垂体开始释放大量的催乳素,催乳素促使乳汁分泌。准妈妈不用担心会出现初乳溢出过多的情况。这是因为孕激素会抑制催乳素的作用,直到宝宝出生后,乳房才会大量溢出乳汁。

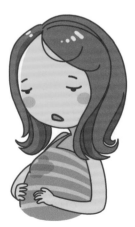

孕中期乳房怎么护理

睡觉时不要压着乳房

孕中期,准妈妈的乳房继续增大,乳腺也很发达了。睡觉时要采取适宜的睡姿,不要压着乳房,最好采取左侧睡的姿势。如果睡觉时不小心压到乳房,醒来发现乳房上有黏黏的液体,也不要担心,这很可能是初乳。如果感觉疼痛,可能是乳腺管堵塞,需要及时去医院就诊。

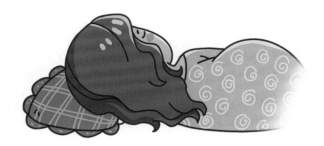

不要过多刺激乳头

孕中期乳房会变得很敏感,如果过多地刺激乳房、乳头,容易引起子宫收缩。尤其在孕早期或孕晚期长时间、反复多次、粗暴地刺激乳头,可能会造成流产或早产。因此,孕期性生活时,不要过多刺激乳房。

另外,有的准妈妈会有乳头凹陷的情况,如果在孕期想要矫正乳头凹陷,一定要先咨询医生,在医生的指导下进行。

坚持清洁乳房

清洁乳房时,要使用温水擦洗,并将乳晕和乳头的皮肤褶皱处一并擦洗干净。

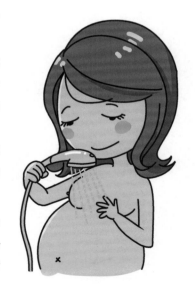

不可用手硬抠乳头上面的结痂,可在乳头上涂抹植物油,待上面的硬痂或积垢变软溶解后再用温水冲洗干净,拿一条柔软、干净的毛巾拭干,之后在乳房和乳头上涂抹些润肤乳,避免干燥皲裂。

需要注意的是,千万不要用香皂或肥皂、酒精等清洁乳房,这些清洁用品不利于乳房的保健以及后面的母乳喂养。

乳房的清洁对于保持乳腺管通畅,以及增加乳头的韧性、减少哺乳期乳头皲裂等并发症的发生无疑具有很重要的作用。试想一下产后发生乳头皲裂的情况——乳头破了,还要喂奶,那可不是一般的疼啊!

选择合适的内衣

怀孕之后,准妈妈的乳房会变得空前的丰满、漂亮,需要准妈妈根据不同时期乳房的具体变化情况适时更换合适的内衣,并且坚持每天穿戴,哺乳期也不例外。

要注意选购的内衣不能太紧也不能太松,最好是能较松地包裹、支撑乳房的半杯型胸衣。棉质且不带钢圈的内衣不会压迫乳房,更适合准妈妈。

孕期做好乳腺检查

孕期的激素水平变化会导致一些疾病,比如乳腺炎、乳腺癌,这些容易被当成正常的乳房变化而被忽视。所以准妈妈最好能做一次乳腺检查,尤其是乳房胀痛感明显时,如有异常要及时治疗。

乳房按摩操,增加产后的泌乳功能

从孕中期开始,准妈妈的乳腺组织迅速增长,这时可以开始做乳房按摩操。乳房按摩操可以有效防止产后排乳不畅。

乳房按摩操

怀孕期间,乳房是准妈妈需要重点关注的对象,为了以后宝宝的口粮,准妈妈在孕期一定要做好乳房的保养工作,千万不要让宝宝出生就"挨饿"哟。

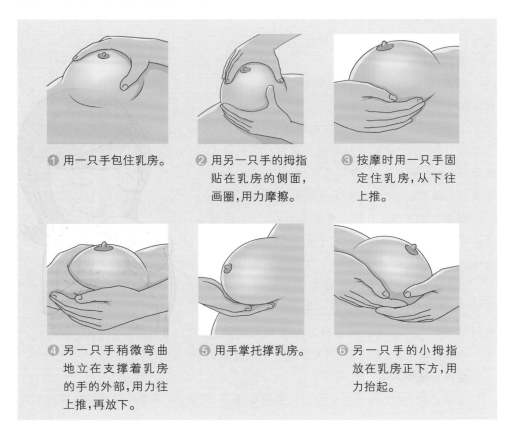

❶ 用一只手包住乳房。

❷ 用另一只手的拇指贴在乳房的侧面,画圈,用力摩擦。

❸ 按摩时用一只手固定住乳房,从下往上推。

❹ 另一只手稍微弯曲地立在支撑着乳房的手的外部,用力往上推,再放下。

❺ 用手掌托撑乳房。

❻ 另一只手的小拇指放在乳房正下方,用力抬起。

准妈妈的护肤妙招

孕期准妈妈的面部皮肤容易出现粗糙、敏感等现象,产后也可能出现松弛、黑斑或皱纹。积极预防这些情况的发生,准妈妈可以经常自己做面部按摩,打造有光泽、有弹性的好皮肤。

❶ 额头的按摩:将双手的中指及无名指放在额头上,分别自中心向左右两边以画圈方式做按摩,一共按摩 6 圈,到两边太阳穴时轻轻地压一下,来回共做 3 次。

❷ 眼角的按摩:双手的手指自两边眼角沿着下眼眶按摩 6 小圈,然后绕过上眼眶,回到眼尾处轻轻地按一下。

❸ 眼睛周围的按摩:用手指沿着眼睛四周做绕圈按摩,按摩 6 圈后在太阳穴轻轻压一下。

❹ 鼻头的按摩:用手指自太阳穴沿额头、鼻梁滑下,在鼻头两侧做小圈按摩,共按摩 8 小圈,由上向下按摩。

❺ 唇部按摩:双手无名指放在唇上做 8 小圈的按摩。

给双脚做个安全的"SPA"

脚,被称为人体的第二心脏,在准妈妈怀孕后的负担可不轻,它要支撑起准妈妈全身的重量,因而常常会酸痛、肿胀。因此,对足部的保养就显得尤为重要。

适当的足部按摩能够令准妈妈精神放松,舒缓怀孕时的紧张和不适,但一定要在专业人士指导下选择合适的手法和部位,不主张对准妈妈的足部反射区进行按摩。

每天晚上,准妈妈要用温热的水泡脚,可以稍加入一点适合准妈妈用的浴盐,以起到清洁、舒缓紧张、促进血液循环的作用。洗完后用毛巾将脚上的水分轻轻擦干,然后涂上润肤乳,并轻轻按摩以促进吸收。还要定期给双脚去角质,热水泡脚后,用浮石轻轻摩擦足跟部及侧面,注意力度要适中,以免擦伤皮肤,1 周 1 次即可。

锻炼骨盆肌肉组织的运动

盆底的肌肉是支撑直肠、膀胱以及子宫的肌肉,怀孕后这些肌肉会变得柔软且有弹性,由于胎儿的重量压迫,准妈妈会感到沉重并且不舒服。到了孕晚期,甚至会有漏尿症状,因此,为了分娩更顺利,准妈妈应该经常锻炼盆底肌肉。下面的运动方法以供参考。

侧卧在床上,右臂屈肘支撑上身抬起,右腿向内屈膝,左手臂自然地放在胸前,左腿伸直并抬起。深呼吸,心里默数 10 秒复原。反向侧卧,做同样的动作。

爬行运动,增强腹肌力量

准妈妈怀孕期间经常会感到腰背疼痛,这与盆骨及韧带松弛有关,勤做产前运动可以改进整体关节及韧带的松紧度,有助于生产。

爬行是适合准妈妈的产前运动方式,准妈妈进行适度的爬行运动可以增强腹肌力量,有助于顺利分娩,另外产后爬行还利于子宫复原。

准妈妈在床上的时候,可以从床的这头爬到另一头,不过在肚子比较不方便的时候要格外小心,不要翻下床来。如果是在地毯上运动,则要穿宽松、舒适的衣裤,为了保护膝盖,可以戴上护膝,速度要慢一点,幅度宜小,来回爬 2 ～ 3 次即可,每次间歇 20 ～ 30 秒为好。

孕期性生活也要使用避孕套

孕期过性生活最好使用避孕套。这是因为,精液中的前列腺素被阴道黏膜吸收后,可促使子宫发生强烈的收缩,不仅会引起腹痛,还易导致流产、早产。戴避孕套时,需要注意以下事项。

❶ 必须在性交开始前戴上,之前要排空避孕套顶端供储存精液用的小气囊,以防止气囊中的空气遇热膨胀,促使射精时精液向阴茎根部溢出。

❷ 避孕套不宜事先展开,而应在阴茎勃起后自龟头顺势向下展开,保证避孕套套住整个阴茎。

❸ 避孕套只能使用水基润滑剂。液状石蜡、凡士林、食用油等均可在短时间内增加避孕套的脆性,加速其破裂。

❹ 射精后应在阴茎疲软前以手指按住避孕套底部连同阴茎一起抽出,每个避孕套只能使用 1 次,用过的避孕套应装入塑料袋扔进垃圾桶。

身体、口腔异味重，如何消除

激素导致体味变重

怀孕后，准妈妈内分泌会发生很大变化，雌激素和孕激素水平升高，加上准妈妈体温偏高，比较容易出汗，这就导致身体、口腔容易产生比较浓重的特殊气味，不太好闻。这虽然对身体毫无损伤，但却会影响准妈妈的心情。

如何抑制身体异味

❶ 如果是在夏天，准妈妈最好换穿棉质、吸汗、宽松、舒适的衣物。如果是在冬天，准妈妈爱出汗，可以少穿一件衣服，因为准妈妈体温相对较高，保暖措施既要做好，也不能过分夸张。

❷ 要勤洗澡，勤换衣服，以此来消除体味，不要用止汗露、香水之类的化学产品。

❸ 口腔异味重的要去口腔科洗牙并勤刷牙、漱口，可以选择含植物成分的漱口水。

家庭胎心监护的方法

进行家庭胎心监护，可以购买正规厂家生产的家用胎心监护仪，找准胎心位置，正确监测胎心率。孕 24 周以前，胎心位置常在脐下正中或稍偏；孕 24 周以后，在胎背侧听胎心音最清楚。孕 28 周后最好每天听 1 次，每次 1 分钟，以便监测胎儿的健康状况。听胎心音时要注意跟准妈妈的心跳声和肠鸣声等区分开，胎心率速度快，妈妈的心跳慢。如果发现在原先的位置忽然听不到胎心音，但可以感到胎动，说明胎儿体位发生了变化，应到医院检查是否胎位不正。

准妈妈胎教进行时

根据胎动规律进行互动

准妈妈怀孕 5 个月以后，就能明显感到胎动了。如果用手触摸腹部，胎儿就会在抚摸的地方踢几下。这时准妈妈就可以跟胎儿做亲子游戏，积极互动了。

游戏时，准妈妈先用手在腹部从上至下、从左至右，轻轻地、有节奏地抚摸和拍打，当胎儿用小手或小脚给予还击时，准妈妈可在被踢或被推的部位轻轻地拍两下，一会儿胎儿就会在里面再次还击，这时准妈妈应改变一下拍的位置，改变后的位置距离原先拍打的位置不要太远，胎儿会很快向改变的位置再还击。调皮的胎儿还会跟妈妈捉迷藏呢——你向左，我偏向右。

游戏最好在每晚临睡前进行，时间不宜过长，每次 10 分钟即可，以免使胎儿过于兴奋。

适时、适度进行音乐胎教

高雅、优美、悦耳的音乐能促进胎儿神经系统和感觉器官的发育，刺激胎儿的大脑，更好地开发智力。优美动听的音乐，还能够促进准妈妈分泌出一系列有益健康的激素，以此促进胎儿的生长发育。

从怀孕 4 个月起，准妈妈就可以对胎儿做音乐胎教了，古今中外的音乐都可以，最好多听一些舒缓的古典音乐，这是因为古典音乐的节奏与母亲每分钟 72 次左右的心跳节奏相近，这会让胎儿有安全感和亲密感。选择一个舒适的地方，或躺或坐，让自己的思绪在乐曲中飞翔，和胎儿共度一天又一天愉快的时光，这将是准妈妈一生难忘的幸福回忆。选择胎教音乐时，必须充分衡量音乐的质量，建议购买正规的专用胎教音乐 CD。

带胎儿亲近大自然

大自然是生命的绿地，它不仅能够给人以温馨，而且能够给人以希望，如果能经常亲近大自然，对准妈妈和胎儿的身体是大有益处的。

早上起床后，如果天气不错，准妈妈不妨到有树林或者草地的地方去散散步、走一走，呼吸一下新鲜的空气，在欣赏秀丽的大自然景色的同时，充足的氧气使得血液更加新鲜，胎儿会像喝足水的庄稼一样茁壮生长，就如同他 / 她亲眼看到了美丽的大自然一样。

同时准妈妈还可以跟胎儿讲一讲自己看到了什么，它们是什么样子，还可以结合有关大自然的知识，说给胎儿听，比如花儿为什么会有五彩斑斓的颜色，树上的鸟叫什么名字等。

《爱之梦》,让准妈妈时时快乐

这首曲子表达的主旋律是"爱吧,能爱多久就爱多久"。这是不是也是准妈妈现在最想表达的"亲爱的宝贝,我爱你,能爱多久就爱多久"。

乐曲一开始就呈现了甜美的主题,满含爱的柔情和愉悦。只要准妈妈有心情,在任何时间——无论是早起、午睡前或是晚饭后,都可以打开音响,让这优美的旋律飘扬起来,会让整个空间充满幸福的味道。

职场准妈妈须知

保持良好职场形象的妙招

❶ 让领导成为第一个知道你怀孕消息的人,并且将自己的孕期工作计划合理安排,与领导和同事积极沟通。

❷ 尽量少在办公室跟同事诉苦,以免同事认为你以准妈妈自居,把工作当成负担。

❸ 在穿着上也不要太过随便。建议准妈妈选购一些适合准妈妈穿的职业装,或者漂亮的准妈妈裙。出席重要场合时,可以化淡妆。

❹ 当要休产假时,确定手边的事情都已告一段落了,并且可以完美地将工作交接给其他同事。

乘坐公交车、地铁的注意事项

即使怀孕了也免不了要出门,尤其是职场准妈妈。肚子里怀着一个小宝宝,毕竟不是一个人了,那么,准妈妈乘车都应该注意哪些事项呢?

8:00 和 18:00 是上下班的高峰时段,车上人多拥挤,路况也不好。准妈妈如果要出门,最好能够避开这两段时间。如果是职场准妈妈,必须按时上下班,那么早晨可以提前 20 分钟出门,下班后可以往后拖延 20 分钟再回家。这样就能避开高峰期,相对来说会比较安全。

车上人少时最好选择前排通风良好的座位,尽量避免坐在车头或车尾,坐在靠窗户的位置能够保持通风透气和安全舒适。公交车和地铁上一般都设有"老幼病残孕专座"，准妈妈上车后可以提醒乘务员请坐在这些位置上的乘客为自己让座。在车上不要看书，以免晕车。保持心平气和，可以随身带着 MP3 等听听音乐。如果实在没有座位，那么一定注意抓牢扶手，以免紧急刹车摔倒。上下车时不要和别人抢行，要等车完全停稳后再上下车，以防意外。

准妈妈安全驾驶守则

怀孕后准妈妈往往会变得迟钝，而驾驶汽车需要全神贯注，这会让准妈妈感到更加疲劳、紧张、焦虑，也不利于胎儿成长。驾车时长久的坐姿，也会影响准妈妈身体的血液循环。必须自己驾车时，一定要注意系上安全带，时速不要超过 60 千米，选择自己熟悉的路线，避免长时间开车（连续驾车不要超过 1 小时），不走高速公路，加速、转弯和刹车时，都要保证车辆行使平稳。每开一段时间就要下车适当活动一下，以保持良好的血液循环。孕早期和孕晚期不宜开车，身体不适或者预产期临近时严禁开车。

准爸爸课堂

准爸爸讲故事，《哪吒哪里来的》

——老爷，老爷，夫人生了！

——是男是女？

——呃……不知是什么……

——哼！

——啊?！怀胎三年六个月，生下这么个东西！恐怕不是个好兆头。哼！

——哈哈……李总兵，金光洞太乙真人向你贺喜了！

——嗨，变了一个不成形的小人儿。

—— 哈哈，不成形也好，请让我看看。

——谁知道这小东西这会儿跑到哪去了。

——哈哈……你看，来呀来呀。他不是在这嘛。哈哈哈，我给他起个名字叫哪吒。

——谢谢师父，师父是神仙，定和小儿有缘，就请仙师收为徒弟吧。

——俗话说："神仙也是凡人做，只是凡人心不坚。"哪儿有什么神仙。我只是个好打抱不平、爱开玩笑的老头罢了。你父亲既然有意,那我就收你这个徒弟了。

——哦？真有意思!

——你以后有什么难处,到金光洞来找我。

——谢谢师父!

——后会有期!

做甜椒橙汁,为胎儿补充丰富的营养

准妈妈饮食多样化才能保证胎儿健康成长。你可以多做一些果蔬汁,果蔬汁综合了水果和蔬菜的营养,能满足胎儿生长发育所需的多种营养素,而且亮丽的颜色、清香的味道也会让准妈妈的心情愉悦。

● 甜椒橙汁 ●

材料	选成熟度好、硬挺的甜椒 1 个,红色或黄色均可;橙子 1 个。
做法	甜椒洗净,去蒂、去籽;再将橙子洗净,去皮、去籽;分别切成小块,放入榨汁机中。
功效	甜椒味道甘甜,没有普通辣椒的刺激味道,能增强食欲、易消化,橙子能解烦、止渴。
贴心提示	如果嫌味道太甜可加半杯开水。

和准妈妈一起购买婴儿用品

在怀孕中后期,宝宝离出生越来越近,准爸爸、准妈妈应该提前做好准备,将宝宝出生后需要的东西买好,避免到时准备不周,手忙脚乱。

买婴儿用品前,准爸爸要多与准妈妈商讨,以确定买些什么和什么时候去买等,越到后期,准妈妈的行动会越不便,因此,准爸爸最好能陪同准妈妈一起前去购买。

买东西前,准爸爸要先问清楚医院配备了什么东西,以免买重了,一般医生会对需要买的东西给出建议。

准爸爸买婴儿用品的"经济法则"

在选择婴儿用品之前,准爸爸最好打探一下市场行情,了解各类商品的价格,货比三家不吃亏,多走几家商店比较同型商品的质量和价格,不要急着下决定。可以参考以下两点来做准备。

❶ 资源回收:奶瓶、尿布等消耗品,是在宝宝出生前必须准备好的用品,其余像婴儿床、婴儿车等单价高的物品使用期限也长,可以回收亲戚朋友家里闲置的婴儿床、婴儿车等用品,注意要彻底清洗消毒。

❷ 适量选购:第一次购买婴儿用品,最好酌量选购。许多准爸爸、准妈妈习惯一次大量购买婴儿用品,然而这种做法往往在无形中浪费了资源,有时候东西太多也容易弄丢。

孕期不适与疾病

耳鸣

怀孕期间,由于准妈妈孕酮分泌量增加,容易造成黏膜肿胀而导致耳鸣、鼻部过敏、鼻塞等症状出现。如果症状较轻,准妈妈可通过按摩耳屏前方穴位的方式缓解。如果症状严重,影响日常生活,准妈妈应当及时去医院检查。贫血、甲状腺功能亢进、糖尿病、各种感染引起的发热等都可能导致准妈妈耳鸣,准妈妈不可掉以轻心。

防治胃灼热的小妙招

一半以上的准妈妈会在怀孕期间出现胃灼热的症状。通常胃灼热发生在孕中期及晚期,大部分在生产后就可恢复正常。胃灼热的典型症状为上胃部或胸骨下有温热或烧灼的感觉,这些症状还会随着准妈妈弯腰、坐着或躺卧而加剧。胃灼热的发生率也会随着怀孕周数而增加。造成准妈妈胃灼热的原因是多重的,一般来说,下食道括约肌压力下降、子宫变大,会使胃内压力增大,导致酸性的胃内容物逆流,刺激敏感的黏膜,从而引起胃灼热。

应对方法

❶ 注意饮食：遵从少量多餐的原则，不要让胃部过度膨胀，这样也能减少胃酸的逆流。还要注意避免一切能够加剧胃酸逆流或会对胃部产生刺激的食物，如油炸食物、咖啡、浓茶、辛辣食物。多吃富含维生素 C 的蔬果对缓解胃灼热症状有所帮助，如甘蓝、青椒、猕猴桃等。

❷ 睡前 2 小时不要进食，饭后半小时到 1 小时内避免卧床。

❸ 睡觉时尽量将头部垫高，防止胃酸反流。

❹ 练习深而缓的呼吸，增加膈肌力量，给胃留出空间。

小腿抽筋怎么办

有的准妈妈会出现小腿抽筋的现象，孕早期通常不明显，可到了孕中期和孕晚期，则会不断地加重。有些准妈妈只是偶尔小腿抽筋，有些则经常发作。如果准妈妈钙摄入不足或者本身钙吸收能力比较差，就会使自己血液中钙的含量下降，从而引起小腿抽筋或手足抽搐。此外，如果准妈妈受寒了或者休息不好，也会出现小腿抽筋的现象。

准妈妈在孕期应注意补充钙质，适当多吃含钙丰富的食物，并且要多晒太阳，以促进人体对钙的吸收。避免长时间站立和行走，行走一段时间或者站一会儿要坐下休息一下，以减轻双脚的负担，避免双脚过度劳累。平时走路可以有意识地让脚后跟先着地，小腿伸直时脚趾稍弯曲不往前伸，能够减少发作。若天气较冷则要注意腿部的保暖，临睡前可以用温水泡脚，睡觉时可以用热水袋暖被褥，将腿部垫高也可以防止抽筋的发生。如果发生抽筋，可以马上将腿伸直，脚尖向上翘，以消除抽筋。

妊娠瘙痒症

妊娠瘙痒症的主要表现为皮肤瘙痒。有些准妈妈症状较轻，只是感到皮肤稍有瘙痒；有的准妈妈却是瘙痒难忍，坐立不安，非常痛苦。严重时出现黄疸、红色丘疹、风团块、红斑和水疱等，少数患者还会出现乏力、腹泻、腹胀。发生妊娠瘙痒症时，胆汁淤积在胎盘，使胎盘的绒毛间隙变窄，胎盘血流量减少，准妈妈与胎儿之间的物质交换和氧的供应受到影响，可能引发早产、胎儿宫内发育迟缓、宫内窘迫甚至死亡。

一旦发生妊娠瘙痒症,准妈妈应及时就医,皮肤科医生会给出用药建议,中医科医生也可以给出中药和药食同源方案。除了药物治疗外,准妈妈还应保持心情平静,注意卫生,保持皮肤清洁,不要穿着不透气的化纤内衣,避免进入湿热的环境。洗澡时切忌用温度过高的水或使用碱性肥皂使劲擦洗,因为这样会加重瘙痒。皮肤出现瘙痒时可用毛巾热敷后涂抹一些炉甘石洗剂,并认真记录胎动,密切监测胎儿的情况,一旦出现异常,要及时采取相应的救治措施。

缓解准妈妈腰酸、背痛的小技巧

出现腰背疼痛时,准妈妈可以使用以下方法来缓解。

1 适当做一些能够加强背部力量的运动,如瑜伽、普拉提、体操等。

2 穿着舒适、合脚的鞋子,不要穿高跟鞋。

3 核心肌群力量不足的可以使用腹带,使腹部得到承托,从而减轻腰背部的压力。

4 局部热敷,可以放松肌肉、促进血液循环。

5 躺下时将两腿垫高,可放松腹肌,帮助血液循环。

6 睡觉时采取侧卧位,以减轻腰部压力。

7 适度按摩可舒缓腰背疼痛,但不要进行推拿治疗,以免施力不当造成不良后果。

产前检查

第三次产前检查

准妈妈已经进行了两次产前检查,跟自己的产科医生应该也逐渐熟悉起来。做产前检查时一定要放松心情,最好由准爸爸陪同。第三次产前检查时,除了体重、血压、宫高与腹围、水肿情况、尿常规等每次产前检查都要检查的项目外,还有可能要进行血常规检查。

另外,准妈妈还要做产前筛查。通过产前筛查可以查出是否怀有患唐氏综合征、神经管畸形、18 三体综合征胎儿的可能性,但这不是一次检查就能确定的。如果发现怀有不健康胎儿的迹象,就需要进一步确诊,如超声检查或羊水细胞染色体核型分析以确诊。如果经过医生仔细诊断，或经多位专家会诊，明确怀有唐氏综合征胎儿，应该考虑终止妊娠，避免生下残疾孩子，给家庭造成重大压力。

超声检查对身体无害

超声检查俗称"B超"，是一种非损伤性和无痛苦的检查方法。超声波是一种机械波，产生的只是热能，而且进行超声检查的时间都不超过10分钟，声能也控制在安全的范围之内。只要是诊断剂量的超声检查，对胎儿是没有影响的。

孕期要进行几次超声检查

根据不同情况，医生会让孕妇及时做超声检查，一般第一次在7～8周，检查胎儿孕周有无胎心率，是否晚发育；第二次在11～13周，检查胎儿颈部厚度（NT值）；第三次在20～24周，检查胎儿是否畸形。

做超声检查的准备和注意事项

便秘者应于当日早晨或前日晚提前排空大便，以免影响检查。

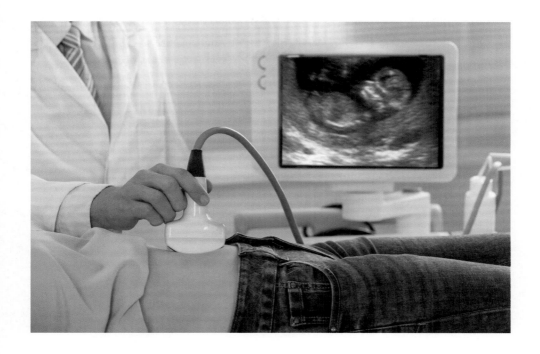

唐氏综合征产前筛查、羊膜穿刺术和无创 DNA 产前检测对比

唐氏综合征产前筛查、羊膜穿刺术和无创 DNA 产前检测对比一览表

名称	唐氏综合征产前筛查（血清学检查）	羊膜穿刺术	无创 DNA 产前检测
最佳检查时间	孕 11 ～ 12 周、孕 16 ～ 20 周	孕 16 ～ 20 周	孕 12 ～ 26 周
检出率	60% ～ 80%	99%	99%
风险	假阳性率 5%	流产率 0.5% ～ 1%	无流产感染风险
准确率	50%	99%	99%
安全性	无创（非侵入性）	有创（侵入性）	无创（非侵入性）
检出结果时间	1 周	2 周	1 周

羊膜穿刺术是目前常用的一种产前诊断技术，通常被用于染色体疾病的确诊检查以及某些遗传疾病的判定。医生使用穿刺针在超声的引导下，穿过准妈妈的腹壁刺入宫腔，取出约 20 毫升羊水，然后通过 7 ～ 14 天的培育得到染色体核型，再通过观察分析染色体来判断胎儿是否患有唐氏综合征或是其他染色体异常。

并不是所有准妈妈都需要做羊膜穿刺术，如果准妈妈属于下列情况的一种，就需要考虑是否做羊膜穿刺术了。

① 35 岁以上的高龄准妈妈。

② 曾经生育过有出生缺陷宝宝的准妈妈。

③ 有出生缺陷家族史的准妈妈。

④ 超声检查发现胎儿颈部透明带异常或其他异常。

⑤ 唐氏综合征产前筛查结果属于高危的准妈妈。

关于羊膜腔穿刺术，准妈妈需要知道这些

做羊膜腔穿刺术的最佳时间是孕 16 ～ 20 周。此时胎儿较小，羊水相对较多，胎儿周围有较宽的羊水带保护，医生用穿刺针抽取羊水时，不易刺伤胎儿。而且这个时期羊水中的活力细胞比例最大，细胞培养成活率高，可供制片、染色，做胎儿染色体核型分析、染色体遗传病诊断和性别判定，也可做出基因病、代谢病诊断，以及判定胎儿有无开放性神经管畸形等。

羊膜腔穿刺术的危险性较小，但仍存在一定的风险，因此准妈妈一定要去正规大医院做。

做羊膜腔穿刺术时不会使用麻醉药，多数准妈妈在穿刺针刚刺入时会感觉到轻微痛感，其程度类似于指尖取血，是可以承受的。由于不使用麻醉药，有些准妈妈在做羊膜穿刺术时会感觉到腹部有点紧，或是有刺痛或压迫感，这是正常的。

羊膜腔穿刺术通常需要花费 5 ～ 10 分钟，做完后准妈妈应静坐 2 小时再回家。术后当天不能洗澡，不能提重物，要注意多休息。另外，扎针的地方可能会有疼痛感，有的准妈妈会出现阴道流血症状，只要多休息几天，这些症状都会消失，无需治疗。但是，如果是在羊膜穿刺术后 3 天内出现腹痛、腹胀、阴道流血或流水、发热症状，准妈妈应及时去医院就诊。

无创 DNA 产前检测是通过采集准妈妈静脉血，利用新一代 DNA 测序技术对于母体外周血浆中的游离 DNA 片段（其中包含胎儿游离 DNA）进行测序，分析胎儿的染色体情况，从而检测胎儿是否患有 21 三体综合征（唐氏综合征）、18 三体综合征（爱德华综合征）、13 三体综合征（帕托综合征）三大染色体疾病的技术。目前适用于病毒携带者、前置胎盘、羊水过少、有流产史、先兆流产或珍贵儿等不适宜进行有创产前诊断或者对产前诊断有心理障碍的准妈妈。无创 DNA 产前检测取样简单，不需要长时间预约和排队，3 周就可出结果，因此有利于进行早期妊娠干预。

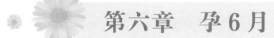

第六章 孕6月

胎儿身体发育

胎儿身体发育速度显著,身长达到30厘米,重量600～750克。毛发增多,头发、眉毛、睫毛基本形成,皮肤褶皱较多,皮脂腺开始具有分泌功能,皮肤表面覆盖着白色的胎脂。内生殖器已经成形,并开始分泌激素。胎儿活动越来越多,准妈妈可以感觉到强烈的胎动。

准妈妈身体变化

此时准妈妈的子宫变得更大,腹部凸出明显,已经非常有准妈妈的味道。随着腹部的增大,准妈妈的身体重心也发生了改变,走路变得不平稳,容易倾倒。也由于体重大增,准妈妈的腰部和背部变得沉重,容易疲劳,动作也更吃力、迟缓。部分准妈妈的乳房还会有少量乳汁溢出。

营养与饮食

本月重点营养素

铁

孕中期,准妈妈的新陈代谢加快,母体铁需求量增加,用以供给胎儿血液和组织细胞日益增长的需要,并有相当数量贮存于胎儿肝脏内。准妈妈自身也需要储备铁,以备分娩时失血和产后哺乳的需要。红肉、动物肝脏和动物血含铁较多,一些植物性食物如木耳、海带、芝麻酱等含铁也较多。

维生素 B12

维生素 B12 能够帮助准妈妈抗贫血,还可以防治胎儿神经损伤,促进胎儿正常的生长发育和防治神经脱髓鞘。猪肝、猪腰、鸡肝、牛肉、青鱼、虾、鸡蛋、比目鱼、牛奶、奶酪等食物中含有较多的维生素 B12。

膳食纤维

膳食纤维可以把有害、有毒的物质带出体外,还可以延缓糖的吸收,帮助准妈妈降低血糖,预防妊娠糖尿病。建议准妈妈每天摄入 20 ～ 30 克膳食纤维,超重或有便秘症状的准妈妈则应摄入 30 ～ 35 克。蔬菜、水果、五谷、杂粮、豆类以及菌藻类食物含膳食纤维较多。

准妈妈补充营养的误区

受传统观念的影响,以及对营养知识了解不够全面,准妈妈常常会不经意地走入一些营养补充的误区,以下误区是最常见的几种。

误区一:多吃菜,少吃饭

许多人认为菜比饭更有营养,这种观点是极其错误的,米、面等主食是能量的主要来源,准妈妈在孕中期以后一天应摄入 350 ～ 450 克的米面及其制品。

误区二:补钙就要多喝骨头汤

其实,喝骨头汤补钙的效果并不理想,骨头中的钙不容易溶解在汤中,也不容易被人体的胃肠吸收,过多地喝骨头汤反而可能因为油腻引起不适。

误区三:一人吃两人补

许多人认为准妈妈要努力加大饭量,准妈妈吃得多了胎儿就一定健康。其实,准妈妈即使食量加倍,胎儿真正所需要的营养量也不会随之加倍,反而容易导致准妈妈肥胖。

误区四:有营养的东西摄入越多越好

孕期加强营养是必需的,但营养摄入绝非多多益善,太多的营养摄入会加重身体的负担,可造成分娩困难。

误区五:盲目购买营养保健品

营养品有无必要主要看身体是否需要,而且许多营养品的吸收效果并不会比普通食物更好(牛奶的补钙效果未必比钙剂差),购买营养品前最好先咨询一下有经验的产科医生或营养科医生。

哪些食物会损害胎儿的大脑

过咸食物

人体对食盐的需要量,成人每天在 6 克以下,准妈妈应少吃含盐较多的食物,如咸菜、榨菜、咸肉、豆瓣酱等。

含脂质过氧化物质的食物

熏鱼、炸薯条、薯片等在油温 200℃ 以上煎炸或长时间曝晒的食物中含有较多的脂质过氧化物质,准妈妈应少吃。

含铅食物

铅会杀死脑细胞,损伤大脑。爆米花、松花蛋、啤酒等含铅较多,准妈妈最好不要吃这类食物。

含铝食物

经常吃含铝含量高的食物,会造成胎儿出生后记忆力下降、反应迟钝,甚至导致痴呆。因此准妈妈最好不要常吃油条、油饼等含铝量高的食物。

季节不同,饮食方法也不同

中医认为,春季对应着肝,此时肝气旺盛,而酸味入肝。酸味食物有增强肝升发功能的作用,会让本来就偏旺的肝气更旺。肝旺就会损伤脾的功能,因此,春季要少吃一些酸性的食物。由于甘味入脾,因此甜味的食物可以补脾,可多吃一些南瓜、山药等补脾食物,补充气血、解除肌肉紧张。因此春季多甜少酸利于壮肝益脾。

夏季气候炎热,易出汗,易耗伤气阴,人们往往会感觉到口干舌燥,所以,要适当多吃一些苦味的食物来降火。苦味食物能清泄暑热、以燥祛湿,便可以健脾,增进食欲。此外,夏季还可以吃点酸味的食物,如西红柿、柠檬、草莓、乌梅、葡萄、菠萝、芒果、猕猴桃之类,它们的酸味能敛汗、止泻、祛湿,预防流汗过多而耗气伤阴,又能生津解渴、健胃消食。

秋季干燥,养生重在润肺,适合平补,可以多吃芝麻、核桃、糯米、蜂蜜、甘蔗等,起到滋阴、润肺、养血的作用。还要适当多吃些酸味的水果,如石榴、葡萄等。

冬季人体阳气偏虚,阴寒偏盛,阴精内藏,脾胃运化功能较强,因此饮食应温补助阳、补肾益精。热粥、羊肉、萝卜等都是温热益精的典型食物。

夏季，准妈妈要"学会"吃西瓜

西瓜中除了水分外，还含有胡萝卜素、维生素 B1、维生素 B2、维生素 B3、维生素 C 以及蛋白质、糖、粗纤维、无机盐、钙、磷、铁等物质。准妈妈在怀孕期间经常吃些西瓜，不仅可以补充体内的营养消耗，还能更好地满足胎儿营养摄取的需要。孕早期吃些西瓜，可以生津止渴、除腻消烦，对止吐也有较好的效果。孕晚期常会发生不同程度的水肿和血压升高，常吃些西瓜，不但可以利尿去肿，还有降低血压的功能。准妈妈应食用新鲜的、常温状态下的西瓜，不要吃冰箱冷冻过的西瓜，同时要注意西瓜含糖量较高，要适时、适量吃西瓜。

补充维生素 K，预防新生儿出血病

维生素 K 是人正常凝血过程中必需的物质。维生素 K 缺乏与机体出血或出血不止有关，因此，它也有"止血功臣"的美称。人体若维生素 K 吸收不足，血液中凝血酶原减少，易引起凝血障碍，发生出血症。准妈妈如果缺乏维生素 K，会增加流产率，即使胎儿存活，由于其体内凝血酶低下，容易出血。也有可能引起胎儿先天性失明和智力发展迟缓，甚至死胎，达不到优生的要求。维生素 K 既可以从食物中摄取，又能在人体肠道内合成。除了使用口服和肌肉注射的方式来补充维生素 K 外，准妈妈还可以多食用维生素 K 含量丰富的食物，如菠菜、白菜、西红柿及鱼类等。

准妈妈宜每周吃 2 次海带

海带富含碘、钙、磷、硒等多种人体必需的微量元素，其中钙含量是牛奶的 10 倍，磷含量比所有的蔬菜都高。海带还含有丰富的胡萝卜素、维生素 B1 等维生素，有防治肥胖症、高血压、水肿、动脉硬化等功效，故有"长寿菜"之称。

海带不仅是准妈妈最理想的补碘食物，还是促进胎儿大脑发育的好食物。这是因为准妈妈缺碘会影响体内甲状腺素合成，胎儿如不能获得必需的甲状腺素，会导致脑发育不良、智商低下。即使出生后补充足够的碘，也难以弥补先天造成的智力低下。

适合准妈妈的海带吃法是与肉骨或贝类等清煮做汤，清炒海带肉丝、海带虾仁，或与绿豆、大米熬粥，还有凉拌也是不错的选择。

日常生活保健

在家自测宫高、腹围

宫底高是指从下腹耻骨联合处至子宫底间的距离,准妈妈在做产前检查时,由医生用皮尺来测量。随着怀孕月份增加,宫底高是先升后降。宫底高的变化跟准妈妈腹中胎儿的发育情况有密切联系,通过测量宫高和腹围,可以从一个方面了解胎儿的发育情况,还能估算胎儿的体重。所以,每次做产前检查时都要测量宫高及腹围,以便于医生根据妊娠宫高曲线图了解胎儿在母体内是否发育迟缓或是否为巨大儿。

如何测量宫底高

准妈妈排尿后,平卧于床上,用软尺测量耻骨联合上缘至宫底的距离。一般从怀孕 20 周开始,每 4 周测量 1 次;怀孕 28 ～ 35 周每 2 周测量 1 次;怀孕 36 周后每周测量 1 次。测量结果画在妊娠图上,以观察胎儿发育与孕周是否相符。

腹围的测量方法

腹围测量应该从孕 16 周开始,每周 1 次,平卧位用皮尺(以厘米为单位),以肚脐为准,围绕脐部水平一圈,测得数值即为腹围。

宫高、腹围因人而异

宫底高的增长规律

孕 16 ～ 36 周,宫底高平均每周增加 0.8 ～ 0.9 厘米。36 周后增加速度减慢,每周增加 0.4 ～ 0.5 厘米。如果连续 2 周宫高没有变化,需立即去医院检查。

正常腹围

一般来说,腹围平均每周增长 0.8 厘米。怀孕 20 ～ 24 周时增长最快;怀孕 34 周后,腹围增长速度减慢。如果以孕 16 周测量的腹围为基数,到足月,平均增长值为 21 厘米。孕中、晚期腹围一般不超过 95 ～ 100 厘米。其实准妈妈不必过分纠结数值,因为每个准妈妈腹围的增长情况并不完全相同。

腹围过大的可能情况

1 多胎妊娠:孕中、晚期准妈妈腹围增大的程度与妊娠的月份明显不符,但增大的速度是循序渐进的,且腹部压迫的症状较轻,腹围超过 100 厘米;在腹部的不同部位听诊,可听到不同速率的胎心音。

❷ 巨大儿:孕期腹围逐渐增大,到怀孕晚期,准妈妈腹围增大的程度超过正常范围,与妊娠的月份明显不符,但腹部压迫症状较轻,脐部的腹围大于100厘米,这时要警惕胎儿过大。

唇部清洁也很重要

嘴唇卫生对孕育着小宝宝的准妈妈而言,是非常重要的,因为这里潜伏着危险,如同被遗忘的雷区。空气中有大量的尘埃,其中混杂着不少有毒物质,如铅、氮、硫等。它们落在准妈妈身上、脸上的同时,也会落在嘴唇上。准妈妈如果没有清洁嘴唇的习惯,经常在没有清洁嘴唇的情况下喝水、吃东西,或时不时地去舔嘴唇,落在准妈妈嘴唇上的有害物质就会进入体内,危害自身和胎儿健康。

准妈妈如何保护好自己的嘴唇,做好嘴唇的防护工作呢? 介绍以下方法。

❶ 外出:出门前先涂上能阻挡有害物质的护唇膏。如果要喝水或吃东西,一定要记得先用清洁湿巾擦拭干净嘴唇。风沙天气时尽量不要出门,出门时一定要戴口罩,口罩要及时清洗,最好备有两个以上的口罩。

❷ 在室内:准妈妈在室内相对来说更安全些,不过空气里同样会有灰尘,因此勤洗手的同时别忘了给嘴唇做卫生。清洁嘴唇时最好别用纸巾,清洁湿巾是更好的选择。纸巾里含有增白剂等添加成分,长期使用不利于准妈妈的身体健康。

创造利于睡眠的卧室环境

准妈妈孕期一定要休息好,为了创造一个利于睡眠的卧室环境,应该考虑以下几个方面。

❶ 灯具:卧室的灯具不用太多,一般来说,落地灯、壁灯、小型的吊灯,都能营造利于睡眠的气氛。灯光则应以柔和为原则。为了出入方便而又不影响睡觉气氛,床头最好安一盏起夜灯,这样既能满足照明的需要,又不会过于刺眼,影响睡眠。

❷ 隔音效果:卧室是休息的地方,一定要保持安静,因此卧室门窗的隔音效果一定要好,夏季里使用空调也一定要注意选择静音效果好的。

❸ 色调:卧室的色调要以宁静、和谐为主。面积较小的卧室,以小花、偏暖色调、浅淡的图案较为适宜。色彩宜淡雅一些,太浓的色彩难以取得令人满意的效果。如果房间偏暗、光线不足,最好选用浅暖色调。

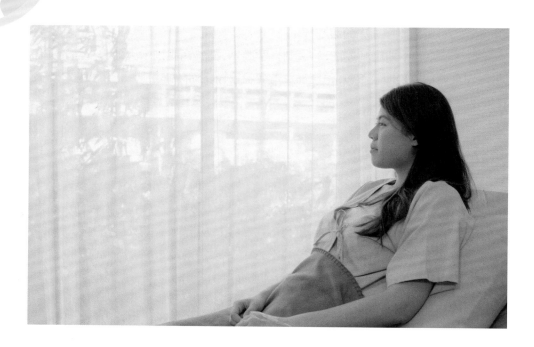

❹ 气味：卧室里如果有难闻的气味，休息的效果会大打折扣。因此，白天一定要给卧室多通风，在房间里放些菠萝皮、柚子皮也能较快地去除异味。尽量不要用空气清新剂或者其他化学用品，避免准妈妈吸入后发生不良反应。

靠垫让孕期生活更舒适

怀孕6个月时，准妈妈的肚子开始大起来，不仅站着时容易失衡，坐卧时同样可能因为大肚子而造成一些不适。准妈妈可以购买孕妇枕和靠垫来让自己坐卧更加舒适。孕妇枕能够有效地支撑准妈妈的腹部，减轻背部负担；靠垫能够帮助准妈妈缓解坐姿状态的腹部紧张感。选择质地柔软且弹性好的孕妇枕和靠垫，需要和准妈妈身体及腹部曲线的贴合度高。

身体逐渐变笨重，注意日常姿势

准妈妈的举手投足都关系到自己与胎儿的安全，那么，这段非常时期的姿势和平常人有什么不同呢？

座椅的选择和坐姿

尽量选择有靠背的椅子,后背可以稳靠在椅背上,椅背给腰背部以支撑,减轻脊柱的压力,可加一个靠垫。准妈妈坐着时应双腿平放,交叉双腿会妨碍血液循环。

起床的姿势

起床时先将身体翻向一侧,然后用手肘支撑上半身的重量,再靠双手支撑坐起,伸直背部,最后将双脚放在地上站起来。

站立的姿势

两腿平行,稍分开,重心放在足心附近,这样不易疲劳。若长时间站立,隔几分钟就要把两腿的前后位置倒换一下,把重心放在伸出的前腿上,这样可以降低疲劳度。

行走的姿势

抬头,伸直脖子,挺直后背,绷紧臀部,好像把肚子抬起来似的,保持全身平衡地行走。要一步一步踩实了再走,以防摔倒。

下蹲拿、放东西的姿势

屈膝,完全下蹲,单腿跪下,把要拿的东西紧紧地靠住身体,伸直双膝拿起。拾取东西时先屈膝,蹲好后再拾取,不能直接弯腰拾取。将东西放在地上时,不能采取不弯膝盖,只倾斜上身的姿势,注意不要压迫肚子。

上 / 下楼梯的姿势

不要弯腰或过于挺胸腆肚,只要伸直背就行。要看清楼梯,一步一步地慢慢上 / 下。踩稳后再移动身体,如有扶手,一定要扶着走。

规律作息,预防妊娠高血压综合征

妊娠高血压综合征简称"妊高征",是常见的严重影响母婴安全的妊娠疾病。临床上妊高征的症状为:全身水肿、恶心、呕吐、头痛、视力模糊,严重者可导致胎儿生长迟滞或胎死腹中。严重的子痫前期或子痫,都可能威胁孕妇和胎儿的生命。

超过 35 岁的初孕准妈妈,孕前患有高血压、心脏病、糖尿病、肥胖症、贫血的准妈妈,以及怀双胞胎的准妈妈,都是妊娠高血压综合征的高发人群。

预防妊娠高血压综合征,准妈妈应注意休息、规律作息、保证营养。每天睡眠时间应该在 8 小时以上,休息及睡眠时采取左侧卧位,以减轻右旋的子宫对腹主动脉和下腔静脉的压力,增加静脉回心血量,改善肾血流量,增加尿量,并有利于维持正常的胎盘血液循环。应注意摄入足够的蛋白质、维生素,补足铁和钙剂,避免热量摄入过多,控制体重增速,控制食盐摄入量。

区分正常水肿和异常水肿

妊娠期准妈妈常发生下肢水肿,这是由于胎儿发育、子宫增大而压迫下肢,使血液回流受影响。这样的水肿经过卧床休息就可以消退,不必过分担心。如果卧床休息后水肿仍然没有消退,则应考虑是否发生妊娠水肿。这种水肿一般由脚踝部开始,逐渐上升至小腿、大腿、腹部乃至全身。水肿最初可表现为体重的异常增加,如准妈妈每周体重增加超过 500 克,或出现凹陷性水肿,即体内积液过多而导致的临床可见水肿,按压有凹陷。准妈妈如果在孕晚期出现妊娠水肿,应及时到医院测量血压,检查有无蛋白尿,以及时诊断是否为妊娠高血压综合征或子痫。

准妈妈逛街安全守则

准妈妈出去逛街,应提前做好保暖或防晒工作。衣物应选择宽松、舒适的款式,穿着舒适、轻便的运动鞋,避免在人流高峰期乘车。商场、超市人多嘈杂,空气流通性不好,准妈妈进入商场后不要长时间逗留,选好物品就结账离开。回家后要及时洗手、洗脸,将外衣脱下清洗,稍事休息,再整理买回来的物品。

准妈妈运动时需要注意哪些问题

准妈妈不宜做出汗过多的运动。准妈妈身体过热对胎儿不利,尤其是在孕早期,准妈妈体温过高会对胎儿发育造成影响。所以,天气热时不要过度活动,炎热的夏天从上午 10 点到下午 3 点尽量避免在户外活动。

准妈妈在运动中的一个大忌是疲劳,同时,不要选在自己已经有点疲劳的时候进行运动。

以浑身发热、微微出汗为佳,不要运动到上气不接下气的程度。对于准妈妈来说,运动的限度以不累、轻松舒适为宜。

怀孕 4 个月之后,应避免仰卧姿势的运动,运动时还应注意测量脉搏,准妈妈运动的强度应控制在脉搏 150 次 / 分钟以内。另外，准妈妈还要注意运动后及时穿衣保暖，以免着凉。

准妈妈运动之后的注意事项

准妈妈运动后不要马上坐下休息，而要慢慢地走一走，做一些简单的放松和拉伸动作；可以小幅度地甩甩手臂、蹬蹬脚，按摩因运动而僵硬的肌肉，缓解肌肉疲劳。

运动后至少休息 30 分钟，准妈妈才可以洗个温水澡，对缓解疲劳、放松全身很有帮助。洗头发时，可以请准爸爸帮助清洗，但要采用头往前倾的姿势。

准妈妈胎教进行时

拍打腹部，帮胎儿做运动

帮助胎儿在子宫里做运动训练，会有助于他出生后的运动发展，如翻身、抓握、爬行、坐及手指动作等。

准妈妈仰卧在床上，头部不要太高，全身尽量放松；双手捧住肚子里的胎儿，从上到下、从左到右来回抚摩。以上动作反复 10 次后，用食指或中指轻轻点触胎儿，并注意观察胎儿的反应。刚开始，胎儿可能并不会出现明显的反应，但经过一段时间，胎儿便能出现较明显的回应，反应速度和程度会因人而异。24 周后，若能摸到胎儿的头和四肢，还可配合音乐轻轻地拍打肚子，并用双手轻轻推动胎儿。这项运动宜从怀孕 16 周时开始，38 周后不宜再进行。手法要有规律，动作注意轻柔，每次以 5 ～ 10 分钟为宜。如果胎儿出现"拳打脚踢"的反应，这表示他 / 她不舒服了，应该停止。最好在晚上 9:00 — 10:00 时开始练习，这时宝宝的活动较为频繁。

给胎儿织围巾，编织出美丽的心情

每天除了做胎教、做家务、定时散散步之外，还可以做什么呢？做点有意思的事，这样心情就会变美丽！创意手工制作是一个很不错的选择，有耐心的准妈妈可以试试哦！

准妈妈可以在下午听音乐的时间，坐在软软的沙发上，给宝宝织围巾、毛衣、袜子等(如果不会可以跟别人学最简单的,随意织也行)。相信准妈妈一定会感到惬意,想象着宝宝的样子,恨不得现在就在宝宝身上比画毛衣的大小,有种不言而喻的幸福感。准妈妈可以偶尔停下手里的活,摸摸肚子,和胎儿说句:"宝宝,你能感觉到妈妈的手吗?"心里会美滋滋的。

《动物叫》,去看看动物世界吧

有人说,小孩子天生就喜欢动物,也喜欢模仿动物,特别是动物的叫声,如果准妈妈也这么认为,就将这首童谣唱给胎儿听吧,他会很高兴的。

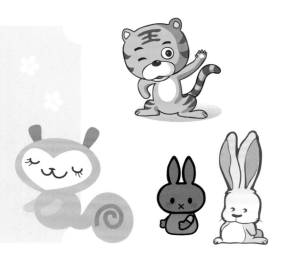

小猫怎么叫,喵喵喵。
小狗怎么叫,汪汪汪。
小鸡怎么叫,叽叽叽。
小鸭怎么叫,嘎嘎嘎。
小羊怎么叫,咩咩咩。
老牛怎么叫,哞哞哞。
老虎怎么叫,噢噢噢。
青蛙怎么叫,呱呱呱。

孕产瑜伽,吉祥式

方法

1 坐正,做深呼吸。

2 两脚合掌,脚跟靠近会阴处,挺直腰背,保持数秒,做深呼吸。

3 还原,放松双腿,调息。

注意事项:双手抓住双脚尽量靠近会阴,腰背挺直,同时紧闭肛门,膝盖也应尽力压在地板上。

效果

可调整骨盆,使髋关节柔韧、灵活,锻炼肛门括约肌,有利于顺产。因分娩时准妈妈需要条件极佳的骨盆,帮助胎儿顺利出生,所以适当地伸展骨盆关节及肌肉,可使生产时骨盆能够扩张至极限,这样胎儿便能轻松地通过产道。

电影欣赏:《功夫熊猫》

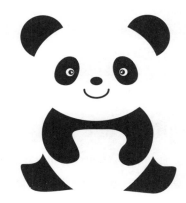

电影《功夫熊猫》

英文名: Kung Fu Panda
影片类型: 喜剧 / 动作 /3D 动画
时长: 90 分钟

影片简介

山清水秀的和平谷与影视剧中的武当山有点类似,因为同样都住着一群武林高手。然而不同的是,和平谷中的武林高手,全都是动物。熊猫阿宝是谷中少有的不会武功的居民,却在机缘巧合下学会了武功。一只又肥又迟钝的熊猫最后却成了拯救山谷的英雄,是什么给了它力量,它在追求梦想的过程中又会闹出怎样的笑话?准妈妈有时间的话,不妨看一看这部搞笑又有意义的电影。

职场准妈妈须知

保护自己不得办公室空调病

夏季,空调的使用率非常高,对于身体较弱的准妈妈来说,掌握以下几点,就能更好地保护自己与胎儿。

① 注意通风：每天应定时关闭空调，打开窗户换气，使室内保持一定的新鲜空气，最好每 2 周清洁空调 1 次。

② 降低温差：空调室温和室外自然温度相差不宜过大，以不超过 5℃为宜。夜间睡眠时最好不要使用空调。

③ 避免冷风直吹：不要让通风口的冷风直接吹在身上，大汗淋漓时更加不要直接吹冷风，降温太快，非常容易生病。

④ 保持皮肤清洁卫生：经常出入空调环境，冷热突变，皮肤附着的细菌容易在汗腺或皮脂腺出口阻塞，引起感染。因此，要常常清洗，保持皮肤清洁。

⑤ 不要在静止的车内开放空调：防止汽车发动机排出的一氧化碳回流车内引发一氧化碳中毒。

⑥ 注意保暖：多备一件外套或披肩，确保达到空调环境中的保暖要求。

如何在座位上简单活动

职场准妈妈静多动少，这就会影响血液循环，对胎儿的发育是很不利的。因此，准妈妈应该利用工作的间隙做一些在座位上就能完成的动作，以保证一定的活动量。

脚踝的运动
① 背靠椅子。
② 左右摇摆脚踝 10 次。
③ 左右转动脚踝 10 次。
④ 前后活动脚踝，充分伸展、收缩跟腱 10 次。

脚部运动
① 把一条腿搭在另一条腿上，然后放下来，重复 10 次。每抬 1 次高度增加一些。然后换另一条腿，重复 10 次。
② 两腿交叉向内侧夹紧、紧闭肛门，抬高阴道，然后放松。重复 10 次后，把下面的腿搭到上面的腿上，再重复 10 次。

腹肌运动
① 单腿屈起、伸展、屈起、伸展，左右各 10 次。
② 双膝屈起，单腿上抬，放下，上抬，放下，左右各 10 次。

准爸爸胎教课堂

准妈妈需要准爸爸的赞美

赞美能激发人内心积极的情绪。生活中我们会随时对别人进行赞美,这是人际交往的良好互动。而对于准妈妈,赞美能够带给她良好的情绪反应,有利于母体的健康和胎儿的发育。

准妈妈怀孕后最明显的不同就是她鼓起的肚子,以及逐渐圆润的身形。曼妙的身材是女性都渴望保持的,然而一般说来,大多数准妈妈的体重在整个孕期会增长12.5 ~ 17.5 千克,有的体重增加得更多些,也有的会少一些,不管是哪种情况,准妈妈仍然希望自己是丈夫眼中最美的女人。

准爸爸这时候要做的,就是让准妈妈感觉自己漂亮。要让准妈妈知道,怀孕后她有一种别样的美,要适当地赞美她,让她相信你的赞美是发自内心的。找出她身上值得夸赞的地方,比如她的微笑、眼睛、大肚子,或者她的勇气。

录制胎心音,感受生命的坚强

胎心音即胎儿的心跳声。正常胎心音应为每分钟 120 ~ 160 次,超过 160 次应当警惕缺氧等状况,低于 120 次更危险。如果胎儿缺氧,心跳先是加快,后逐渐变慢,所以胎心监护很重要。

如何录制胎心音

① 准备电脑 1 台、录音线 1 根、胎心仪 1 台、耳机 1 副。

② 打开录音机,开启电脑,开始—附件—娱乐—录音机。

③ 将录音线的一头插入声卡的 Line-in 口,或使用麦克风插口。

④ 启动胎心仪,听耳机找到胎心的位置,保持胎心仪位置不变,拔下耳机插头。

⑤ 将录音线另一端插头接入胎心仪,然后启动电脑录音机程序的录音功能开始录制。

⑥ 录音完毕,点击"播放",就可以即时听到录下来的胎心音了。需要提醒的是,这时的声音效果一般会有很大的杂音。这时,再点击菜单中的效果—滤波器—降噪,就可去掉录音时的杂音。重新播放,就可听到纯净的胎儿的胎心音了。

给准妈妈按摩的注意事项

在应对妊娠纹、下肢水肿等不良妊娠反应时,准爸爸可以做的事有很多,按摩就是帮助准妈妈缓解这些症状的好方法之一。

按摩不一定非得有什么专业手法,只要让准妈妈感觉舒适即可。不过,给准妈妈做按摩时,要注意以下事项。

1 在按摩前,准爸爸应先去掉戒指、手表等饰物,并保证双手温度适宜。如果准爸爸的手比较粗糙,可以在按摩的时候准备一瓶按摩油或者润肤油。

2 按摩时,要轻轻按摩,逐渐增加力量,以让准妈妈感到舒服为宜,而且动作一直要慢。

3 准妈妈的合谷(虎口)、三阴交(足内踝上缘四横指处)、肩井(两侧乳头正上方与肩线交接处)等穴位是不能承受强刺激的,按摩这些穴位易导致流产。

孕期不适与疾病

妊娠糖尿病

准妈妈若患有妊娠糖尿病,可使生育率降低、流产率升高、妊娠高血压综合征发生率升高、羊水过多发生率增加、产科感染率增加。对胎儿来说,畸形、巨大儿、宫内发育迟缓、红细胞增多症、新生儿高胆红素血症、低血糖等的发病率都会增高。

有家族糖尿病遗传史的准妈妈,或饮食无节制、爱吃甜食的准妈妈,或高龄(年龄超过 35 岁)准妈妈,以及曾有过不好的生产经历,如流产、胎死腹中、羊水过多、早产、胎儿先天畸形、产下巨婴等状况的准妈妈比较容易患妊娠糖尿病。

一次进食大量食物会造成血糖快速上升,建议准妈妈少量多餐,将每天应摄取的食物分成 5～6 餐。特别要避免晚餐与隔天早餐的时间相距过长,所以睡前要补充点心。避免食用有蔗糖、砂糖、果糖、葡萄糖、冰糖、蜂蜜、麦芽糖等含糖饮料及甜食,尽量选择纤维含量较高的未精制主食,更有利于血糖控制。孕中、晚期每天需增加蛋白质的量各为 6 克、12 克,应从蛋、牛奶、深红色肉类、鱼类及豆浆、豆腐等黄豆制品中补充蛋白质。多摄取高纤维食物,如以糙米或五谷米饭取代白米饭,增加新鲜蔬菜、水果的摄取量等,这些做法可以帮助控制血糖。

什么是前置胎盘

在正常情况下,胎盘附着于子宫体部的后壁、前壁或侧壁,如果胎盘在孕28周后附着在子宫下段,或者覆盖在宫颈内口处,比胎儿的先露还要低,就是"前置胎盘"。前置胎盘最主要的表现是在妊娠晚期或临产时,发生无痛性、反复性阴道出血。如果处理不当,将会危及母子生命安全,需格外警惕。如果准妈妈有人工流产、刮宫等引起子宫内膜损伤的病史,一定要格外注意。

前置胎盘5大注意事项

❶ 预防贫血,因为前置胎盘反复出现阴道出血,分娩时也容易出现大出血,孕期一定要避免贫血。

❷ 怀孕期间如有不明原因的阴道出血,应立即就医检查,确认原因。

❸ 被诊断为前置胎盘的准妈妈,产前检查时应选择规模较大的综合性医院,并请专家为自己进行产前检查,一旦发生早产、大出血等问题,可以立即处理。

❹ 孕中、晚期,准妈妈要避免性生活,注意生活细节。

❺ 放松心情,学会仔细观察,分清自己的事、别人的事和老天的事。特别焦虑者,要进行心理咨询。

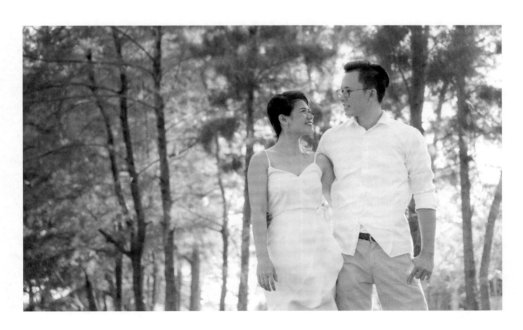

如果耻骨疼痛,不要久站

很多准妈妈会从孕 6 月开始感觉到耻骨疼痛,这是因为准妈妈的体内分泌了一种叫松弛素的特殊激素,它会使准妈妈的关节松弛,让骨盆尽量松弛变大,便于胎儿顺利娩出。孕 6 月时,因为胎儿迅速增大,给准妈妈的耻骨关节造成了比较大的压力,因此很多准妈妈会感到耻骨疼痛。准妈妈应加强核心肌群力量,注意平时不要久站,以免增加耻骨关节的压力。

如果准妈妈耻骨分离严重,可以看康复科,提供主动运动和被动康复的方法,分娩时要提前告诉医生。

产前检查

第四次产前检查

这次产前检查与前几次的内容差不多,测宫高、量腹围、妊娠糖尿病筛查、血常规、尿常规都不能少,除此之外,还应该增加胎位检查。

医生一般会采用听胎心或者用手按压准妈妈腹部,通过确认胎头的位置而确定胎儿的胎位。胎头呈球状,相对较硬,是胎儿全身最容易摸清的地方。正常胎位时,胎头应该在下腹部中央即耻骨联合上方摸到,摸到圆圆的、较硬、有浮球感的东西就是。

如果上述方法都无法确定准确的胎位,医生会给准妈妈做超声或者彩色多普勒超声检查。

超声大排畸

孕 21 ~ 24 周时复查超声,可以通过超声图像比较清晰地了解胎儿组织器官发育的情况,从而了解胎儿是否存在肢体、心脏、嘴唇等大方面的畸形。如有心脏病、唇裂、泌尿系统畸形等,应寻找相关专科医生和产科医生分别进行病情诊治的咨询和遗传咨询。

❶ 双顶径(BPD):是胎儿头部左右两侧之间最宽部位的长度。孕中期以后,在推算胎儿体重时,也需要测量 BPD。孕 5 月以后,双顶径基本与怀孕月份相符合。

比如，孕 7 月时，双顶径约为 7 厘米；孕 8 月时，双顶径约为 8 厘米；孕足月一般应达到 9.3 厘米或以上。

❷ 头围（HC）：是测量胎儿头部一周的长度数值，用于确认胎儿的发育状态。

❸ 腹围（AC）：测量的是胎儿腹部一周的长度。

❹ S/D 指数：是胎儿脐动脉收缩压与舒张压的比值，在正常情况下，随着孕周增加，收缩压下降，舒张压升高，使比值也跟着下降，到孕足月时 S/D 小于 3。

❺ 股骨长（FL）：大腿骨的长轴，用于推断孕中、晚期的妊娠周数。

❻ 侧脑室（LV）：正常应在 1 厘米以下，1 ～ 1.5 厘米算轻微危险，1.5 厘米以上就有点危险了。

❼ 胎盘：胎盘位置在子宫的宫底、前壁、后壁、上部或中部，形态为圆形、椭圆形且图像清晰为正常。

❽ 羊水深度（AFV）：羊水 3 ～ 7 厘米深为正常，超过 7 厘米为羊水过多，少于 3 厘米提示羊水过少。羊水过多和过少都属于异常情况。

❾ 脐带：在正常情况下，脐带应漂浮在羊水中，如果在胎儿的颈部见到脐带影像，可能是脐带绕颈。约有三分之一的胎儿会发生脐带绕颈。

是不是一定要预约四维彩超

简单来说，彩超就是高清晰度的普通超声加上彩色多普勒。二维彩超并不是彩色照片，左图一般显示子宫情况，为黑白色；右图显示胎儿图像，会有显示血管信息的红色和蓝色等。三维彩超的颜色是土黄色，四维彩超就像是摄像机拍的视频。

很多准妈妈觉得越高级越好，想着四维彩超能看得更明白，更愿意去预约四维彩超，导致很多医院的四维彩超很早就约满了。其实三维彩超和四维彩超都是用普通的超声来观察胎儿，然后通过仪器中的一个特定的软件将观察到的平面图像转换成三维图像或四维视频，让准爸爸准妈妈能看出胎儿的模样和动作。二维彩超能够诊断大多数的胎儿畸形，准妈妈不必太在意是不是能约到四维彩超。

如果准妈妈一定要预约四维彩超，一定要提前了解医院从孕几周就可以开始预约，并提前安排好时间。

注意羊水指标是否正常

羊水中 98% 是水，另外含有少量无机盐类、有机物和脱落的胎儿细胞。在胎儿的不同发育阶段,羊水的来源也各不相同。在妊娠的前 3 个月,羊水主要来自胚胎的血浆成分。之后,随着胚胎的器官开始成熟发育,其他诸如胎儿的尿液、胎儿皮肤分泌少量液体以及胎膜、胎盘表面的分泌物等,也都成了羊水的来源。孕 12 周时,羊水约有 50 毫升;到了孕 20 周,增加为 500 毫升左右;一般到孕 38 周,达到最大量 1000 毫升左右;足月时,又减少到 800 毫升左右。

目前,医院大多是通过超声波来了解羊水量的状况,用羊水指数法来确定羊水量是否正常。

做超声时,以准妈妈的脐部为中心,分上、下、左、右 4 个区域,将 4 个区域的羊水深度相加,得到的数值就是羊水指数。羊水指数在 8 ～ 20 的范围之内属于正常状态,小于 8 为羊水过少,大于 20 则为羊水过多。

• 协和专家特别提醒 •

准妈妈,请不要对 X 线检查"谈虎色变"

怀孕了,为宝宝的健康负责,很多妈妈都会提防着身边各种各样的辐射伤害,在拍 X 线片的检查室门外,我们都会看见"孕妇止步"的温馨提醒,这就是在保护孕妇,远离射线,避免伤害。X 线为什么会伤害准妈妈呢?

这是因为 X 线可改变原子或分子状态,导致细胞功能、遗传结构发生改变。由于胎儿的生长发育过程中发生着各种与遗传相关的生命活动,脆弱易感,若准妈妈孕期接触 X 线超过一定的量,就会对胎儿生命安全造成威胁,流产、畸形、致癌都是可能产生的结果。

其实准妈妈不必过度担心,因为孕前及孕期接受 X 线检查,并没有"一接触就伤害"那么可怕,我们不能谈虎色变。

伤不伤害,要看照射剂量

X 线照射剂量大于 100mGy 时,对胎儿的影响较为严重,可致流产、畸形、智力发育障碍等,但通常诊断性 X 线检查达不到该剂量,只要你不是去做钡剂灌肠、小肠连续成像之类的检查就没问题;而小于 50mGy 的射线一般不会对胎儿造成伤害,如果

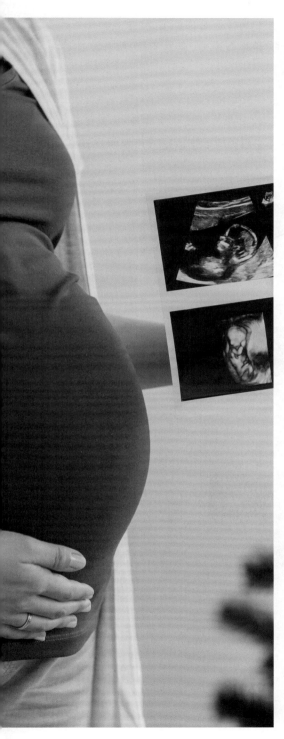

你不得不进行X线检查,这个剂量及以下是相对安全的。这里还想告诉大家的是,各种检查方法中,辐射量排序是:X线＜CT＜核医学检查,而超声和磁共振不存在电离辐射,因此孕期大可放心做超声检查。

伤不伤害,要看照哪

照片子的部位不同,导致伤害的可能性也不同。通常胸部接受X线照射可能形成的伤害比骨盆及腹部来得大。拍胸片时孕妇可接受的照射剂量远低于拍骨盆正侧位X线片。而相比于躯干,四肢的照射引起的不良反应较少。

伤不伤害,要看啥时候照

妊娠的不同阶段对X线辐射的易感性不同。

对于大于100mGy的X线,妊娠3～4周接触,可能发生流产,因为这时受精卵刚形成,十分脆弱。5～10周接触,可能引起畸形,因为这是胚胎各器官系统发育的关键阶段。11～17周接触,可能会导致胎儿低智商甚至智障。而妊娠18周以后接受诊断性X线检查,对胎儿暂无明确不良影响。

孕前3个月最好远离射线辐射

大家都说,最好X线检查后3个月内不要怀孕,这样的说法不无道理。因为卵巢中卵泡的募集、增生、排卵,大概需要3个月的时间,精子的生长周期也是3个月,无论是男人还是女人,你的生殖系统都经历着三月一换的更新,所以安全起见,备孕前的3个月最好不要接触射线辐射。但如果接触后发现怀孕了怎么办？也不要紧张，自然选择会给你答案，如果是在停经后1个月内接触辐射，射线伤害是0或1，就是说，如果有影响，会流产，胚胎会被自然淘汰；反之，存活下来的胚胎就是正常健康的。

孕期需要进行X线检查怎么办

X线可能会带来伤害，但我们不能因噎废食，如果身体出现疾病表现，需要进行X线检查，美国妇科与产科医师学会（ACOG）的《妊娠和哺乳期诊断性影像学检查指南》为我们提供了专业的孕期射线检查建议。

单次检查不会对胎儿产生不良影响（尤其是＜50mGy的射线），可以放心去做。

● 常规牙科、四肢骨X线检查，照射剂量安全，不会对胎儿造成损伤。

● 若需进行多次检查或放射治疗，可咨询放射专科医生决定放射剂量，以减少伤害。

● 孕期因为疾病需要进行X线检查或治疗且无更佳替代时，不应担心辐射影响而拒绝检查。

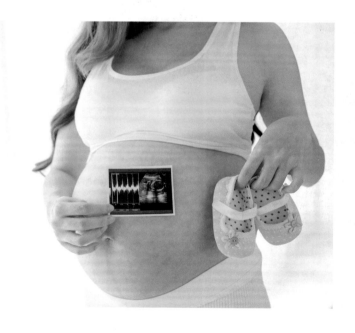

第七章　孕7月

胎儿身体发育

　　胎儿的身长达到了 36～40 厘米,重量 1000～1200 克。鼻孔开通,上下眼睑也已形成,容貌清晰可辨,皮肤暗红且皱褶多,面部酷似沧桑的老人。胎儿脑组织的褶皱开始出现,大脑皮质已很发达。这个小小的胎儿已经有了听力,能够分辨准妈妈的声音,听到准妈妈胃肠蠕动、血液流动的声音;感觉光线的视网膜也已经形成。

准妈妈身体变化

　　本月准妈妈的体重迅速增加,从肚脐到下腹部的竖向条纹更加明显,肚子上、乳房上会出现暗红色的妊娠纹。胎儿的增大使准妈妈的心脏负担逐渐增加,血压升高,容易出现相对性贫血。由于耗氧量增加,准妈妈的呼吸会变得急促。有些准妈妈眼睛还会怕光、发干、发涩。随着上腹部明显凸出增大,准妈妈常会有腰酸、背痛的感觉。

营养与饮食

本月重点营养素

蛋白质

　　准妈妈应每天摄入 70～85 克优质蛋白质,其中动物性蛋白质和植物性蛋白质应各占一半。动物性蛋白质宜从肉类、乳制品中摄取,植物性蛋白质宜从豆类、谷类、坚果中摄取。

水

　　只有水分充足,才能保证各种营养物质在体内的吸收和运转,为胎儿输送足够的营养。准妈妈应每天饮用 6 ～ 8 杯水,如果饮食中有汤、粥等,饮水量可相应减少。有水肿或患有心脏、肝、肾等疾病的准妈妈,应在医生的指导下饮水。

脂肪

准妈妈应每天摄入 60 克左右的脂肪,各种油类、肉类和坚果类食品中含有足够多的脂肪。

B 族维生素

B 族维生素能够缓解准妈妈的紧张情绪,促进胎儿周围神经系统、大脑、骨骼及各器官的生长发育。

这些食物,让准妈妈吃出好心情

与颜色一样,某些特定的食物会改变人的心情,让阴郁的心情充满阳光。

色氨酸

色氨酸被人体吸收后,能合成神经介质5–羟色胺,使心情变得平静、愉快。鱼肉、鸡肉、蛋类、奶酪、燕麦、香蕉、豆类及其制品等含有较多的色氨酸。这些食物最好与糖类含量多的食物,如蔬菜、水果、米、面等一起食用。

酪氨酸

酪氨酸是维持脑部功能所需的物质,在人体内可转化成肾上腺素,能提升积极的心态。

维生素 B6

维生素 B6 在体内累积到一定程度后,会产生一种抗抑郁物质,起到缓解抑郁情绪的作用。维生素 B6 广泛存在于各种动植物食品中,鸡肉、鱼肉等白色肉类中的含量最高,小麦、玉米、豆类、葵花子、核桃、水果、蔬菜及蛋黄、肉类、动物肝脏等含量也较多。

维生素 E

维生素 E 可帮助脑细胞获取血液中的氧,使脑细胞活跃起来。维生素 E 广泛分布于自然界,它主要存在于各种油料种子中,谷类和油脂类是提供维生素 E 的主要食物来源。常吃麦芽、大豆、坚果、植物油和绿叶蔬菜能够补充维生素 E。但鱼肉类动物性食品及水果中维生素 E 的含量很少。

叶酸

叶酸能提高大脑中 5- 羟色胺的水平,有效抗击抑郁情绪。叶酸广泛存在于动植物食物中,以绿叶蔬菜和酵母含量最丰富,动物的肝脏和肾脏、蛋类、大豆、蚕豆、甜菜、菠菜、芹菜、莴笋以及水果中的梨、柑橘、香蕉和坚果中均含有较丰富的叶酸,宜与维生素 C 同食。

各种米要经常换着吃

日常生活中,人们吃得最多的米恐怕就是大米了。而专家告诉我们,不同种类的米的营养价值不尽相同,功效自然也不一样。所以各种米要经常换着吃,不能只吃大米,尤其是准妈妈,各种米都要吃。

普通大米含有人体必需的淀粉、蛋白质、脂肪、维生素 B1、维生素 B3、维生素 C 及钙、铁等营养成分,可以提供人体所需的营养和热量。糙米中的矿物质、B 族维生素、膳食纤维含量比大米高。制作时不要放小苏打,以免破坏 B 族维生素。做米饭时最好是用蒸的方法,不宜用捞饭的方法,否则会损失大量的维生素。

黑米含有蛋白质、脂肪、B 族维生素、钙、磷、铁、锌等物质,营养价值高于普通稻米。它能明显提高人体血色素和血红蛋白的含量,有利于心血管系统的保健,有利于补肾。

糯米又称江米,含有蛋白质、脂肪、糖、钙、磷、铁、维生素 B2、淀粉等营养成分。

小米又称粱米、粟米、粟谷,富含蛋白质、脂肪、糖、维生素 B2、维生素 B3 和钙、磷、铁等营养成分,易被人体消化、吸收,被营养专家称为"保健米"。小米宜与大豆或肉类食物混合食用。小米粥不宜太稀薄,与大米同煮可提高其营养价值。

准妈妈怎样吃火锅

准妈妈可以适当吃火锅,但在吃火锅时,需要注意以下事项。

❶ 假如准妈妈距火锅的位置太远,不要勉强伸手夹食物,以免加重腰背压力,导致腰背疲倦及酸痛,最好请同桌人代劳。

❷ 避免生食与熟食用同一双筷子,这样容易将生食上的细菌带进肚子里,造成腹泻及其他疾病。

❸ 最好自己在家煮火锅,食物卫生也是最重要的。

❹ 任何食物一定要煮至熟透才可进食,特别是肉类食物,如牛肉、羊肉等,这些

肉片中都可能含有弓形虫的幼虫。幼虫可通过胎盘感染胎儿,严重的会导致胎儿小头、脑积水(大头)或无脑儿等畸形。

⑤ 最好先吃蔬菜,然后是肉,别忘了主食。注意控制蘸料,如麻酱、腐乳等,其中含有太多的盐及脂肪。这样,才可以合理利用食物的营养,减轻肠胃负担。

正确饮食预防妊娠高血压综合征

想要预防妊娠高血压综合征,准妈妈需要注意以下几点,做到正确饮食。

① 控制食盐的摄入量:每天限制在 4 克以内,酱油不宜超过 10 毫升;同时要避免摄入含盐量高的食物,如咸菜、腌肉、咸蛋等。

② 少吃高热量的食物:如糖果、蛋糕、饮料、油炸食品等。

③ 增加蛋白质的摄入量:多吃禽类、鱼类、蛋类、豆类及豆制品。但肾脏功能异常的准妈妈要控制蛋白质的摄入量,以免加重肾脏负担。

④ 摄入足量的钙质:每天喝牛奶,多吃大豆及海产品,孕晚期加强补充钙剂。

⑤ 摄入新鲜的果蔬:每天摄入新鲜蔬菜水果 500 克以上,并注意种类搭配。

太胖的准妈妈该怎么吃

准妈妈过于肥胖可导致分娩巨大胎儿,并引发妊娠糖尿病、妊娠高血压综合征等并发症。太胖的准妈妈,不能通过药物来减肥,可在医生的指导下,通过调节饮食和适量运动来减轻体重。

既要控制热量摄入,又要保证营养均衡。要注意饮食有规律,按时进餐,在睡觉前 3 个小时内不再进食。可选择热量比较低的水果作为零食,不要选择饼干、糖果、瓜子仁、油炸土豆片等热量高的食物作为零食。

避免吃油炸、煎、熏的食物,多吃蒸、炖、烩、烧的食物,少食面制品、甜食、淀粉含量高的食物。主食和脂肪进食量减少后,往往饥饿感较严重,可多吃一些蔬菜、水果,注意要选择含糖分少的水果,既缓解饥饿感,又可增加维生素和有机物的摄入。

准妈妈冬季要注意补铜

铜的补充在孕晚期的 3 个月中尤为重要,特别是在冬天,补铜能够有效降低早产率。铜在人体内不能储存,必须每日补充。世界卫生组织建议,铜的摄取量为每天

2毫克。补铜以食补为主,含铜多的食物包括海鲜、动物肝脏、粗粮、坚果、蔬菜以及巧克力。其他含铜的食物还包括土豆、豌豆、红色肉类、蘑菇以及番木瓜、苹果等。另外,天然水中也含铜,但值得注意的是,纯净水经过过滤,铜也被过滤掉了,因此准妈妈要少喝纯净水。

准妈妈运动期间要注意饮水

准妈妈在运动期间应注意饮水,这样活动时出汗就多,体热散得快,体温就不会过高。

由于水分从摄取到被人体吸收,一般需要20～30分钟的时间,因此一次喝下大量的水会使胃部集中过多的水分,不能真正达到补充水分的目的。

运动饮水应该分为前、中、后三阶段,运动前15～30分钟补充200～500毫升的水,运动中每10～15分钟间断补充100～150毫升的水,在大量运动后,不能马上饮用大量的水,最好先休息一下,喝水最好加点食用盐,补充因出汗而流失的电解质。

准妈妈运动前后该如何进食

准妈妈不要空腹运动或刚吃完东西就运动,运动前半小时最好吃少量食物,以免发生低血糖。但是要避免食用难以消化的食物,比如油炸食品等,最好食用谷类、水果等,这些食物很容易消化,又能提供糖类作为运动时的能量来源。

运动后的进食要科学搭配,令身体的能量支出与摄入达到平衡。准妈妈应保证每天至少一餐有肉或鱼,同时也不能单以高营养的食物为主,水果和蔬菜也是每天都不可缺少的。

运动后体内的糖、脂肪、蛋白质会大量分解而产生较多的乳酸,使肌肉酸痛,准妈妈会感觉疲劳、倦怠。若是进食肉类等酸性食物,会增加血液的酸度,从而加重肌肉的酸痛程度,使疲劳感无法及时消除。

日常生活保健

准妈妈打鼾,胎儿发育受影响

打鼾俗称打呼噜,如果入睡后鼾声较轻而且均匀,或偶尔出现打鼾(如疲劳、饮酒后),被称为良性打鼾,对身体健康影响不大。如果入睡时鼾声很大(一般超过 60 分贝)、不均匀,过程中存在呼吸停止,或呼吸停止十几秒钟后被憋醒,急速地喘气;在夜间多次发作,早晨起来感觉头昏脑涨,好像整夜没睡一样,这类打鼾被称为恶性打鼾。

肥胖是引起打鼾的重要原因之一。准妈妈必须注意膳食结构合理均衡,常吃富含维生素 A、维生素 C 及叶酸的蔬菜、水果,少吃或不吃高脂、高糖类食物。到足月分娩前,总体重增加 9 ～ 12.5 千克为宜。适度的运动可以帮助准妈妈减少肥胖的可能,同时还能使身体功能得到一定程度的恢复,有助于生产。烟、酒、安眠药对胎儿的损害很大,也是引起准妈妈打鼾的原因之一,必须要戒掉。

侧卧睡姿,减轻子宫右旋

由于子宫是一个右旋的器官,会压迫右侧输尿管,怀孕后子宫增大,这种情况会更为严重,可能导致出现尿液逆流现象,可致肾盂积水。准妈妈患急性肾盂肾炎,以右侧多见,也是这个原因。孕期睡觉时尽量采取左侧卧位,既可减轻子宫对输尿管的压迫,防止肾盂积水,又可以改善子宫右旋,减轻子宫血管张力和对主动脉、髂动脉的压迫,避免胎儿缺血、缺氧。

脐带绕颈无须过分担心

脐带是准妈妈和胎儿之间相互联系的唯一通道。脐带的一端连于胎儿的腹壁,另一端附着于胎盘。胎儿借助脐带悬浮于羊水中,通过脐带血循环与母体进行交换,从母体获得氧气和所需营养物质,同时排出体内的废物。因此,脐带对胎儿健康发育起着至关重要的作用。胎儿在准妈妈的腹中会翻滚打转,经常活动,动作幅度较大时可能会发生脐带缠绕。脐带绕颈属于比较常见的现象,有时胎儿可以通过自主活动来解除缠绕。如果绕颈圈数较多、较紧,则会导致胎儿宫内窘迫、缺氧。如果产前检查发现胎位经常变化,即头位或臀位经常转换,应该警惕脐带缠绕。若脐带缠绕过紧,会导致胎儿缺氧,而胎儿缺氧最早期的表现是胎动异常,即胎动会明显减少或异常增加。

应对孕期健忘的方法

一般来说,准妈妈健忘、注意力难以集中等症状是孕期的自然现象,这些都是由于激素变化引起的,通常不会对准妈妈日后的生活产生不良影响。但经常丢三落四、忘东忘西也会给准妈妈带来一些小麻烦,所以采用一些方法来应对健忘还是很有必要的。

应对孕期健忘的方法

❶ 尽量休息好,满足睡眠需求,如果可以的话,白天让自己小睡一下。

❷ 为了防止忘记重要的事情,将每天需要做的事情列表一份,必要时可以做几个备份,如果丢失了还可以从备份中找回。

❸ 将每天需要用到的随身小物体如钥匙、钱包等放在同一个地方,让自己形成惯性。

❹ 多喝点水,怀孕后血液不断地流向增长的子宫,准妈妈需要保持血容量,让血液更多地流大脑。

❺ 多吃富含铁的食物,这样能让血液携带更多的氧气到达准妈妈的大脑。

❻ 定期、适度运动,可以帮助血液流动,维持大脑的活动。

布置一间舒适的婴儿房

给宝宝选择家具时,应选择可信赖的环保产品,并包住家具棱角。选择有护栏的婴儿床,护栏的高度要高于婴儿身长的 2/3。栅栏尽量选择圆柱形的,两个栅栏之间的距离不要超过 6 厘米,防止宝宝的头从中间伸出来。床垫最好买较硬的,以传统的棉制被褥或以棕榈纤维为填充物的床垫为佳。被子应当比宝宝的身长长 20 ~ 30 厘米。

婴儿房的色彩要鲜亮、活泼,鲜艳的色彩可以激发孩子丰富的想象力,让孩子感到温馨、积极、快乐。温度以 18 ~ 22℃为宜,湿度最好保持在 50% 左右。夏季,婴儿房要凉爽、通风,也要避免风扇及窗口直吹,必要时可用空调降温。冬季可以借助空调、取暖器等设备来维持相对舒适的温度。空气干燥时可以在室内挂湿毛巾,或使用加湿器等保持室内一定的湿度。

拍套靓丽的大肚照做纪念

在孕7月时,选择风和日丽的日子,准妈妈可以去拍摄一套大肚纪念照,把幸福用相片定格下来。提前跟影楼沟通好,确定在自己拍摄的阶段没有其他顾客,以免去等待之苦。可以去影楼,也可以选择在自己家,这样就避免了出门的麻烦,还可以去人少、环境好的户外。

最好带上自己的安全化妆用品,如果自己有好看的孕妇服可以带1～2套。拍摄前一天修剪指甲,晚上7:00后不要喝水,以免第二天眼睑肿,也不要洗头发,不然第二天头发蓬松不容易弄造型,应提前一天洗。

适当晒太阳,促进体内钙质吸收

太阳光中有红外线、可见光线和紫外线。紫外线能穿透人体的皮肤表面,作用于皮下的脱氢胆固醇,合成维生素D,维生素D可以促进肠道对钙的吸收,从而帮助骨骼生长。在没有维生素D的情况下,人体对钙的吸收就会大打折扣。所以,勤晒太阳对于准妈妈而言是一个方便又经济的补钙良方。

帮助合成维生素D的紫外线无法穿透普通玻璃,隔着玻璃晒太阳实际上只得到了阳光的温度,起不到补钙的效果。因此,准妈妈要尽可能在自然条件下接受阳光照射。晒太阳是准妈妈的每日必修课,冬季每天不少于1个小时,夏季每天不少于半小时。对那些久坐办公室或在地下室等场所工作的准妈妈更为重要。上午9:00—10:00,下午4:00—5:00是每日最佳日晒时间。正午时阳光中的紫外线过强,长时间日晒会对皮肤造成伤害。

拉梅兹呼吸法,顺产良方

1951年,法国医生拉梅兹(Lamaze)博士在一次偶尔接触到“心理预防法”之后,通过进一步研究,发现了利用呼吸分散注意力,能减轻分娩痛苦,因此发明了较为实用的“拉梅兹分娩呼吸法”。一般来说,准妈妈怀孕7个月时就应该开始拉梅兹呼吸法的训练,由丈夫陪伴进行,效果将会更好。

基本姿势

在平坦的地上铺一条毯子或在床上练习,室内可以播放一些舒缓的胎教音乐,在音乐声中,准妈妈可以选择盘腿而坐,首先让自己的身体完全放松,眼睛注视着同一点,想象分娩的整个过程。

第一阶段——胸式呼吸法

用在分娩开始,宫颈开 3 厘米左右时。此时准妈妈的子宫每 4 ～ 5 分钟收缩 1 次,每次收缩 30 ～ 45 秒。

此时的呼吸方式为:鼻子深吸一口气至胸部,随着子宫的收缩吸气、吐气,反复进行,直到阵痛停止才恢复正常呼吸。

第二阶段——嘻嘻轻浅呼吸法

用在婴儿一面转动,一面慢慢由产道下来的时候,宫颈开 7 厘米以前。子宫口开至 3 ～ 7 厘米,子宫的收缩变得更加频繁,每 2 ～ 3 分钟就会收缩 1 次,每次持续 45 ～ 60 秒。子宫开始收缩时,采用胸式深呼吸;当子宫强烈收缩时,采用浅呼吸法,收缩开始减缓时恢复深呼吸。

此时的呼吸方式为:用嘴吸入一小口空气,保持轻浅呼吸,让吸入及吐出的气量相等。完全用嘴呼吸,保持呼吸高位在喉咙,就像发出"嘻嘻"的声音。子宫收缩强烈时,需要加快呼吸,反之就减慢。注意呼出的量需与吸入的量相同。练习时由连续 20 秒慢慢加长,直至一次呼吸练习能达到 60 秒。

第三阶段——喘息呼吸法

子宫口开至 7 ～ 10 厘米时,子宫每 60 ～ 90 秒钟就会收缩 1 次,每次收缩维持 30 ～ 60 秒。这是产程最激烈、最难控制的阶段。

此时的呼吸方式为:先将空气排出后,深吸一口

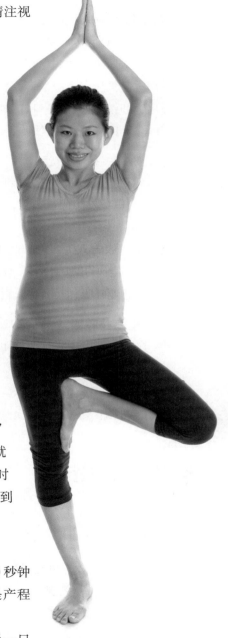

气,接着快速做 4 ～ 6 次的短呼气,就像在吹气球,比嘻嘻轻浅式呼吸还要更浅,也可以根据子宫收缩的程度调整速度。练习时由一次呼吸练习持续 45 秒慢慢加长至一次呼吸练习能达 90 秒。

第四阶段——用力推

此时子宫口全开了,医生在即将看到婴儿头部时,也要求产妇用力将胎儿娩出。

此时的呼吸方式为:长长吸一口气,然后憋气,马上用力。下巴前缩,略抬头,用力使肺部的空气压向下腹部,完全放松骨盆肌肉。需要换气时,保持原有姿势,马上把气呼出,同时马上吸满一口气,继续憋气和用力,直到宝宝娩出。当胎头已娩出产道时,准妈妈可使用短促的呼吸来减缓疼痛。每次练习时,至少要持续用力 60 秒。

第五阶段——哈气运动

进入第二产程的最后阶段,准妈妈想用力将胎儿从产道娩出,但是此时医生要求不要用力,以免发生阴道撕裂,等待宝宝自己挤出来,准妈妈此时就可以采用哈气运动。

此时的呼吸方式为:阵痛开始,准妈妈先深吸一口气,接着短而有力地哈气,浅吐 1、2、3、4,接着吐出所有的气,就像在吹一样很重的东西。准妈妈学习快速、连续以喘息方式急速呼吸,如同哈气,直到不想用力为止,每次练习需达 90 秒。

练习拉梅兹呼吸法的诀窍

① 子宫收缩初期 先规律地用 4 个"嘻"、1 个"呼"的呼吸方式。

② 子宫收缩渐渐达到高峰时 以大约 1 秒 1 个"呼"的呼吸方式。

③ 子宫收缩逐渐减弱时 恢复使用 4 个"嘻"、1 个"呼"的呼吸方式。

④ 子宫收缩结束时 做一次胸式呼吸,由鼻子吸气,再由嘴巴吐气。

准妈妈胎教进行时

胎教过程中情商比智商更重要

胎教其实与未来的幼儿教育一样,不仅仅是灌输知识,而是要培养宝宝健康的心态,使其在未来人生的起伏变幻中淡然而安定。大多数年轻的家长平时的工作都很忙,如果能抽出时间来进行胎教当然更好,如果时间或精力不足,只要在平时的生活中保持平和、愉悦的心态就很好。建议年轻的准妈妈、准爸爸在繁忙的工作之余,尽量多地创造与胎儿交流的机会,告诉胎儿你们有多爱他。你们一起讨论开心的话题时不妨也让胎儿加入进来。

准爸妈要相互体谅、相互谦让,你们的一言一行胎儿都能感觉得到,所以一定要尽量给胎儿创造一个和谐的氛围。准妈妈工作再忙碌也要时常与胎儿对话,告诉他你现在工作的重要性和必要性,得到胎儿的理解。这样的沟通与交流有利于胎儿情商的培养,有助于胎儿在未来的社会中更好地为人处世。

教胎儿认识颜色和图形

孕 7 月,胎儿的感觉器官都已发育成熟,视觉、听觉、触觉等都已具备,这时正是准妈妈教胎儿认识颜色和图形的大好时机。

准妈妈尽量让胎儿多感受大自然的颜色,看小草和树的时候可以告诉胎儿,这是绿色,代表生命力。欣赏花儿的时候,也可以把绚丽的颜色说给胎儿听,让他跟自己一起欣赏美丽的景色。让颜色对胎儿形成良好的刺激,促进他的大脑发育,可以使他更加聪明、机敏。

让胎儿感受图形时,准妈妈可以亲自动手,用彩色硬纸剪成几个不同颜色的长方形、正方形、三角形、圆形等图形,并告诉胎儿每个图形的名称,以及不同的图形各有哪些特征,如正方形的 4 条边一样长,4 个角相等且都是直角。如果家具或者器具中有这样的图形,还可以举一反三,再次向胎儿强调。胎儿一边听准妈妈介绍这些图形及特点,一边受母体脑电波的刺激,就会初步记得这几个形状的特点,达到胎教的目的。

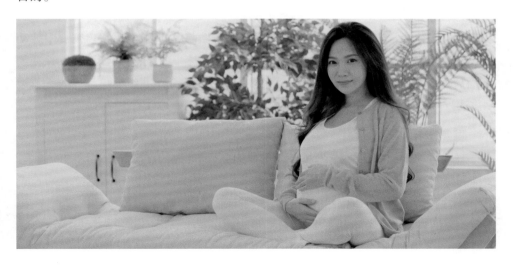

《拍手歌》，教胎儿玩拍手游戏

还记得小时候那些朗朗上口的快乐童谣吗？把那些快乐也跟胎儿分享一下吧，给胎儿读一读《拍手歌》，让胎儿也一起来玩一玩好玩的拍手游戏。

小朋友，来拍手。

你拍一，我拍一，一个小孩穿花衣。你拍二，我拍二，两个小孩梳小辫儿。

你拍三，我拍三，三个小孩吃饼干。你拍四，我拍四，四个小孩写大字。

你拍五，我拍五，五个小孩敲大鼓。你拍六，我拍六，六个小孩吃石榴。

你拍七，我拍七，七个小孩坐飞机。你拍八，我拍八，八个小孩吹喇叭。

你拍九，我拍九，九个小孩交朋友。你拍十，我拍十，十个小孩站得直。

拍拍手，生活习惯来遵守。

你拍一，我拍一，天天早起练身体。你拍二，我拍二，天天都要带手绢。

你拍三，我拍三，洗澡以后换衬衫。你拍四，我拍四，消灭苍蝇和蚊子。

你拍五，我拍五，有痰不要随地吐。你拍六，我拍六，瓜皮果核不乱丢。

你拍七，我拍七，吃饭细嚼别着急。你拍八，我拍八，勤剪指甲常刷牙。

你拍九，我拍九，吃饭以前要洗手。你拍十，我拍十，脏的东西不要吃。

多活动关节，避免身体僵硬

准妈妈孕期常遇到腰背不适、身体水肿、关节僵硬等问题，这时候就需要多活动活动关节，延缓肌肉衰老，保持关节的灵活性。可以从一些轻松的运动开始，并在孕19 周后逐渐增加运动的时间和次数。下面就给准妈妈介绍几组简单易行的关节运动方法。

脚踝运动

脚踝运动能柔软足部关节，强健脚部肌肉，帮助准妈妈支撑起急剧增加的体重，使准妈妈能够更轻松、愉快地行走。

❶ 两脚并拢，腿和地面垂直。脚心贴于地板，脚尖努力上翘，保持一次呼吸，再回到原来的姿势。这节运动每次 3 分钟，每日 3 ～ 5 次。

❷ 坐姿,将一条腿放于另一条腿上,以上侧腿的脚踝为支点,上下活动足尖。足尖向下运动时,使其与膝盖处于同一直线上。

腰关节运动

此动作能强健腰部肌肉,柔软腰部关节,方法为:仰卧,两膝并拢,微屈。将并拢的双膝缓缓倒向一侧。双肩不要离开床面。早晚各进行 5 次。

肘关节运动

单臂平举于体侧,掌心向上,握空拳,向上最大限度地弯曲肘部,然后放下。做 20 ~ 30 次后换另一只手臂。

安定心神,准妈妈不妨多冥想

怀孕以后,有的准妈妈会感觉到压力,甚至担心胎教问题,因此情绪变得更差了,准妈妈不妨将冥想与胎教结合,对调节情绪有很好的帮助。

在悠扬的音乐声中,准妈妈可以坐在安静的屋子里,闭上眼睛,想象宝宝的样子,并想象自己正在和宝宝交流,试着在心里和宝宝讲一讲自己的感想,甚至也可以和宝宝讲讲自己现在的苦恼,这个方法能有效地帮助准妈妈平复情绪、减轻压力,使身体和心灵都归于平和。

准妈妈随时都可以通过进行冥想来帮助稳定心境。冥想实际上是瑜伽的一种重要方式,瑜伽这种古老而温和的运动,可以帮助准妈妈保持心神安定。

职场准妈妈须知

利用小用具将工作环境变舒适

准妈妈的腿很容易水肿,可是在办公室又不太方便把腿架到高处让血液回流,加个小凳子就好啦!在办公桌下面放一个小凳子,凳子的棱角为钝角,免得划伤。办公桌下有一定的隐蔽性,而且也不占空间。准妈妈坐下来的时候就可以把腿放在凳子上,这样对缓解水肿很有帮助。

为自己在办公室准备一双拖鞋,坐下来的时候就换上拖鞋,要离开座位时再换上工作时穿的鞋,既让腿脚舒服了,又不至于有失职场的礼仪。

从事办公室工作的准妈妈,坐的时间长,腰就会不舒服,一般的靠垫也没有支撑作用,靠久了腰反而会更酸,这时可以买一个专业的腰垫,这种腰垫专门针对孕妇的体形变化而设计,能很好地缓解准妈妈的腰部不适。

学会化解工作压力

当准妈妈为工作的事情感到烦闷时,不妨暂时离开工作状态,为自己倒杯水,一边喝一边看看窗外的景色,想想若是身处森林,新鲜的青草味袭来时,该是多么心旷神怡;或者在下班后约上闺蜜去购物,让压力消失在商场、试衣间;约上几个知己品茶聊天也是不错的选择;或者挑个明媚的日子郊游,在大自然的怀抱中欣赏美景,呼吸新鲜空气;又或者可以练练书法,陪家人吃饭、看电视、聊天……换个环境,减缓压力。

准妈妈遇到无法解决的难题时,不妨去找一位睿智的朋友,向他和盘托出问题的来龙去脉,从另外一个角度、用另一种思路来看看这个问题,也许就豁然开朗了。

准爸爸胎教课堂

陪准妈妈一起上孕妇课堂

目前很多医院的产前检查服务中都有孕妇课堂。准妈妈在课堂里可以学到一些关于怀孕和分娩的必要知识,这种"课堂"都是欢迎准爸爸参加的。所以,准爸爸最好能于百忙之中抽出时间和爱妻一起去听课,一来可以学到知识,二来这也是体现自己对爱妻"心理支持"的有力行动。

孕妇课堂的课程一般分为两部分。一部分是孕产课程,会讲到怀孕期间准妈妈身体的变化,胎儿的发育情况,孕期饮食营养,怀孕期间如何运动,孕期的安全问题,孕期准妈妈常易发生的不适及其对策,产前检查的项目和内容,如何根据自己的情况合理消费,胎教知识,分娩过程中应付阵痛的方法,产后注意事项,包括坐月子和产后恢复,新生儿用品的选择。

另一部分是育儿课程,包括母乳喂养的方法,新生儿日常护理,如洗澡、换纸尿裤、抱宝宝的方法等,婴儿抚触操,新生儿常见病的预防和护理,新生儿意外情况应对等。

上孕妇课堂的时间

正规的孕妇课堂一般会上 6 ~ 12 周,每周上 1 ~ 2 节课,大部分准妈妈会选择在孕 7 月时上孕妇课堂,这样正好在分娩前上完全部课程,又不至于很快遗忘。准妈妈可以根据自己的需求和医院的课程安排来选择上孕妇课堂的时间。

读孟浩然的《春晓》

相信所有的准妈妈都会背这首古诗,它的语言自然朴素、通俗易懂,却又耐人寻味。不知不觉又来到了一个春天的早晨,又开始了一次花开花落,不知不觉胎儿竟这么大了。

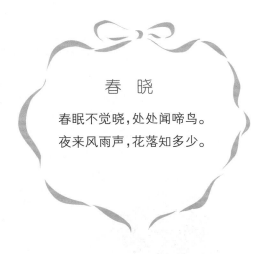

春 晓

春眠不觉晓,处处闻啼鸟。
夜来风雨声,花落知多少。

译文

春意绵绵好睡觉,不知不觉天亮了;猛然一觉惊醒来,到处是鸟儿啼叫。

夜里迷迷糊糊,似乎有沙沙风雨声;现在庭院盛开的花儿不知道被摇落了多少?

与准妈妈跳一曲爱的华尔兹

华尔兹起源于欧洲的一种土风舞,土风舞流传到英国,经整理、规范,演变成了英国华尔兹,即华尔兹,也就是我们惯称的慢三拍;而流传到欧洲中部,仍然保持土风舞热烈、纯朴的风格,经整理、规范,演变成了维也纳华尔兹。

节拍:3/4。

节奏:每小节有 1、2、3 拍。第一拍为重音,第二、三拍为弱音。

速度:每分钟 28 ~ 30 小节。

准妈妈在怀孕期间选择慢三拍就比较合适,舞蹈动作可以比较舒缓,也可以自由地配合旋律和节拍,使得手、脚、腰等部位自然摆动,让肌肉充分伸展、放松,以达到运动的目的。空闲时,准爸爸不妨邀请准妈妈共舞一曲。

孕期不适与疾病

血糖较高的准妈妈的饮食注意事项

① 保持少量多餐的进食方式,每天可以分三大餐和三小餐,同时避免晚餐与隔天早餐时间相距过久,晚上睡觉前最好能够补充一些含糖量少、易消化的食物。

② 严格控制单糖的摄入量。蜂蜜、葡萄糖、麦芽糖等都属于单糖。

③ 主食宜选择纤维含量高的食物,如糙米、五谷饭、全麦面包等,同时搭配一些根茎类蔬菜,如土豆、芋头、山药等。

④ 加大蛋白质的摄入量,每天以 100 ～ 110 克为宜。多吃鸡蛋、瘦肉、鱼类、豆制品等。

⑤ 多吃富含维生素的蔬菜、水果,但要控制含糖量高的水果的摄入量,如香蕉、葡萄等。

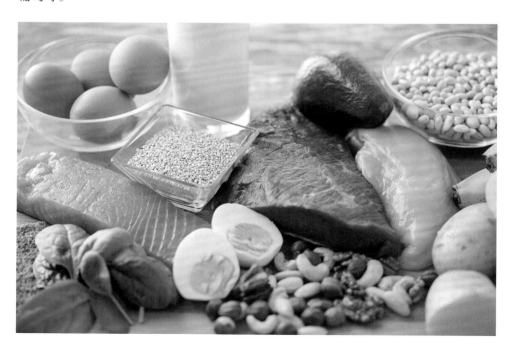

血糖较高的准妈妈的起居注意事项

1 规律作息：每天的吃饭时间、每次进食量及进餐次数应大体相同；每天工作和学习的时间及工作量大体相同；保证充足的睡眠，每天的作息时间应大体相同。

2 适度运动：运动可以增加准妈妈身体对胰岛素的敏感性，促进葡萄糖利用，降低游离的脂肪酸。建议准妈妈孕早期和孕中期每天到户外进行简单的散步，呼吸新鲜空气。

3 注意定期检查：孕期血糖高的准妈妈应该经常到医院进行血糖监测，适时调整饮食和生活习惯，同时，要按时到医院进行孕期常规检查，这样对一些疾病防治也有帮助。

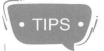

注意区分血糖偏高和糖尿病

很多准妈妈都会把血糖偏高和糖尿病相混淆，其实孕期血糖偏高并不等于糖尿病。血糖偏高的准妈妈只要注意控制饮食，及时调整饮食结构就不会发展成糖尿病。

• 协和专家特别提醒 •

胎动：准妈妈和胎儿最好的交流

胎动，是胎儿在妈妈子宫内的活动，也是胎儿与准妈妈交流的一种方式。据研究，胎儿在妊娠8周以后就已经开始动了。不过一般准妈妈会在孕4、5月，也就是孕16～20周的时候，可以感受到胎动。到了孕7月的时候，准妈妈能很明显感觉到胎儿在子宫中的活动，这时候准妈妈要按时数胎动啦！通过计数胎动，孕妇可以进行自我监护，从而关注胎儿的健康状况。由于每个胎儿的活动量不同，孕妇自感胎动数的个体差异很大,12 小时内的累计数自十次至百次不等,因此每个孕妇都有自己的胎动规律。

准妈妈可以这样数胎动

每天空闲的时候,记录胎儿 1 小时内胎动的次数,记录 3 次,将每次胎动次数相加之后再乘以 4,就是 12 小时的胎动次数。

胎动异常的情况

胎动是胎儿发育良好与否的"风向标"。一般情况下,胎动平均 1 小时 3 ~ 5 次是正常的,即表示胎盘功能良好,胎儿在子宫内生活愉快。准妈妈计算出的 12 小时内的平均胎动数如果小于 20,就属于胎动异常。

胎动减少

可能的原因:准妈妈血糖过低 / 发热。准妈妈的体温如果持续过高,超过 38℃的话,就会使胎盘、子宫的血流量减少,小家伙也就变得安静许多。所以,为宝宝健康着想,准妈妈需要尽快去医院,请医生帮助。

建议

- 注意休息,注意随气温变化增减衣物,避免感冒。
- 尽量避免到人多的地方去。
- 经常开窗通风,保持室内的空气流通,适当进行锻炼。
- 多喝水、多吃新鲜的蔬菜和水果。

另外,存在以下几种情况时,也属于胎动异常。

❶ 胎动较平时明显增多,后来却明显减少。

可能原因:缺氧、受到外界刺激(如噪声)、高血压、受到外界撞击等刺激都会使胎儿做出类似的反应。

❷ 胎动突然变得剧烈或胎动的幅度突然显著增大,后来又大幅度变小。

可能原因:脐带绕颈,会导致因缺氧而窒息的现象。

❸ 准妈妈连续计数 6 小时,其中每小时的胎动次数都小于 3。或者第二次记录的胎动数与前一次记录的数值相比,减少了一半。

可能原因:准妈妈血糖过低 / 发烧。

建议:如果出现以上胎动异常情况,建议准妈妈要及时就医,这或许是胎儿发出的"求救信号"。

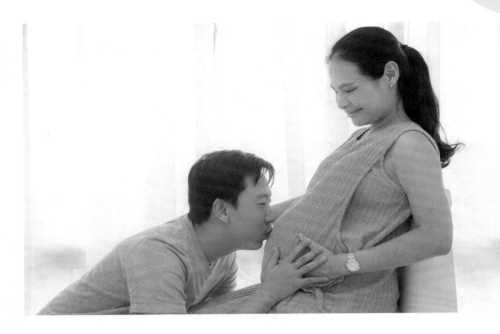

什么是假性宫缩

怀孕的最后几个月会发生不规则宫缩,尤其是最后几周里。其特点为持续的时间短、力量弱,或只限于子宫下部。数小时后宫缩停止,不会产生疼痛感,也不能使子宫口张开,这就是假性宫缩。

发生假性宫缩时可平卧,闭目养神,用鼻子深吸一口气,然后用嘴缓缓地将气吐出,以放松腹部。若使用这种方法不能缓解不适,可以用鼻子吸气后,屏气,然后长呼气。这样不仅能消除心理压力,也能降低不适感。

临产时的子宫收缩是有规则的真宫缩。初期间隔时间大约是 10 分钟 1 次,准妈妈会感到腹部阵痛;随后,阵痛的间隔时间缩短至 3 ~ 5 分钟 1 次,持续时间逐渐延长至 40 ~ 60 秒,程度也随之加重。当子宫收缩出现腹痛时,会感到下腹部很硬。

宫缩伴有腹痛及时去医院

若每小时宫缩次数在 10 次左右,就可以算作比较频繁了,应及时去医院。此时准妈妈要注意休息,尤其不能刺激腹部。

产前检查

第五次产前检查

第五次产前检查的主要项目是：乙型肝炎抗原、快速血浆反应素试验、检查是否注射麻疹疫苗、产科检查、尿常规、胎心听诊等。

乙肝筛查是重点

此阶段最重要的是抽血检查乙型肝炎，目的是要检视准妈妈本身是否有抗原或已感染乙型肝炎。若准妈妈的乙型肝炎两项检验皆呈阳性反应，一定要告知产科医师，在准妈妈生下宝宝 24 小时内为新生儿注射疫苗，以免新生儿遭受感染。

筛查妊娠糖尿病

妊娠糖尿病筛查方法

口服葡萄糖耐量试验（OGTT）方法：试验前空腹 12 小时，先空腹抽血查血糖，然后将 50% 葡萄糖注射液 150 毫升加入 100 毫升水中，或将葡萄糖粉 75 克溶于 200 毫升水中，5 分钟内喝完，喝第一口开始计时，1 小时、2 小时后抽血查血糖。

妊娠糖尿病筛查正常值

空腹 5.1mmol/L，1 小时 10.0mmol/L、2 小时 8.5mmol/L，其中任何 1 项达到或超过正常值，则可诊断妊娠糖尿病。

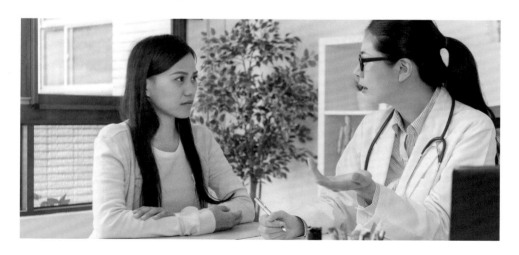

PART 3

孕晚期

　　分娩是自然的生理现象,一般准妈妈都能承受,顺产是一种"好了伤疤忘了疼"的疼痛,当孩子娩出,剧烈的疼痛感会马上消失。所以准妈妈们,够顺产条件的话,就应该选择顺产!

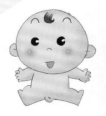

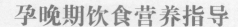

孕晚期饮食营养指导

进入孕 8 月之后,准妈妈基础代谢率增至最高峰,胎儿的生长速度也达到最高峰。此外,准妈妈会因身体笨重而行动不便。子宫此时已经占据了大半个腹部,而胃部被挤压,饭量受到影响,因而常有吃不饱的感觉。因此,准妈妈应该尽量补足因胃容量减小而减少的营养,可实行一日多餐,均衡摄取各种营养素,防止胎儿发育迟缓。

本月胎儿开始在肝脏和皮下储存糖原及脂肪。除了优质蛋白、铁、钙等营养素外,也应注意糖类的摄取。

孕晚期是各种病症的多发期,为了减轻水肿和妊娠高血压综合征,在饮食中要少放食盐。同时,饮食不可无节制,应该把体重的增加限制在每周 350 ~ 500 克。

孕晚期每天膳食构成参考

米、面、杂粮 200 ~ 350 克

蛋类 50 克

畜、禽、鱼肉 150 ~ 200 克

牛奶 300 ~ 500 克

豆制品 30 ~ 50 克

新鲜蔬菜(绿叶蔬菜为主)300 ~ 500 克

时令水果 200 ~ 400 克

植物油 25 ~ 30 克

北京协和医院营养科孕晚期带量食谱(孕 8 月~孕 10 月)

原则:增加蛋白质的摄入,较孕中期增加 15 克。其他营养物质的摄入量与孕中期的差异不大。随着胎儿的增大,子宫对于胃的挤压加重,孕妇的食欲下降,活动受限。在孕晚期可以少食多餐,保证营养摄入,同时保证规律的餐后运动,控制体重。

食谱举例:能量 2200 千卡,谷薯类 250 ~ 275 克,鱼、禽、畜、蛋类 250 克,豆制

品 100 克,蔬菜 500 ～ 750 克,乳制品 500 克,水果 100 ～ 200 克,坚果 25 克,植物油 30 克。

推荐食谱 ❶

早餐:鸡丝菠菜粥(鸡胸肉 50 克 + 菠菜 100 克 + 大米 100 克)+ 凉拌香干黄豆(香干 50 克 + 黄豆 50 克)

加餐:自制蜂蜜柠檬柚子茶 200 毫升(不要放糖)

午餐:牛奶玉米羹(纯牛奶 250 毫升 + 玉米半根)+ 红豆饼(红豆 25 克 + 白面 50 克)+ 西芹虾仁(西芹 200 克 + 虾仁 150 克)+ 白灼菜心 200 克

加餐:西红柿 1 个 + 无糖酸奶 100 毫升

晚餐:荞麦米饭(荞麦米、大米各 50 克)+ 豉汁带鱼 200 克 + 香菇炒油菜(香菇 3 朵 + 油菜 200 克)+ 紫菜蛋花汤 1 份(紫菜少许 + 鸡蛋 1 个)

加餐:纯牛奶 150 毫升

推荐食谱 ❷

早餐:核桃藕粉糊(核桃仁 3 个 + 藕粉 50 克 + 白砂糖些许)+ 烤馍片 1 片 + 煮鸡蛋 1 个

加餐:胡萝卜橙汁 200 毫升 + 纤维饼干 2 片

午餐:打卤莜面(蔬菜卤汁 + 莜面 100 克)+ 熘肝尖(猪肝 50 克 + 黄瓜、胡萝卜各 50 克)+ 清炒时蔬(豆苗 100 克 + 菠菜 100 克)+ 海带肉丝汤(干海带 20 克 + 猪里脊丝 25 克)

加餐:奶酪 20 克 + 中等大小苹果 1 个(约 200 克)

晚餐:青豆米饭(青豆 25 克 + 大米 50 克)+ 小白菜鸭肉煲(去皮鸭肉 100 克 + 小白菜 150 克)+ 炝炒笋片(莴笋 100 克)

加餐:纯牛奶 250 克

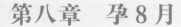

第八章 孕8月

胎儿身体发育

此时胎儿的身长为41～44厘米,重量1 600～2 000克,身体发育已基本完成。皮肤红润,但脸部仍然布满皱纹。手指甲、脚趾甲已很清晰,身体和四肢还在继续生长。胃肠功能已接近成熟,开始分泌胃液。神经系统开始发达,对外界强烈的声音开始有所反应。

准妈妈身体变化

子宫的不断增大使准妈妈的心脏、肺脏、胃、肠、膀胱等内脏器官受到压迫,导致呼吸困难、食欲缺乏以及便秘等并发症状。而且,准妈妈的腰部及关节会出现酸痛,浮肿和静脉曲张也会更加明显。妊娠纹和妊娠斑也在增多,且乳头周围、下腹及外阴部的皮肤颜色变得更深。

这一时期可谓是早期孕吐之后的又一妊娠反应强烈期。

营养与饮食

本月重点营养素

蛋白质

孕晚期补充优质蛋白质,有助于促进产后泌乳。与孕中期相比,准妈妈每日摄取80～85克蛋白质为最佳。

碳水化合物

孕8月,胎儿开始在肝脏和皮下储存糖原及脂肪。如果糖类摄入不足,将造成能量摄入不足。所以,孕8月应保证热量的供给,增加主食的摄入,如大米、面粉等。一般来说,准妈妈每天平均需要进食200～350克左右的谷类食品,这对保证热量供给、节省蛋白质有重要意义。另外,在米、面主食之外,要增加一些粗粮,如小米、玉米、燕麦片等。

铁

孕晚期准妈妈铁的摄入量宜增加至29毫克。家禽、家畜及海鲜等肉类属于动物性来源,所含的铁以"血红素铁"为主,可以直接由肠道吸收,不受其他因素干扰,铁质吸收率达15%;五谷果蔬类属于植物性来源,所含铁以"非血红素铁"为主,吸收率较差,为3%～5%,而且通常含多量植酸、草酸及磷酸盐,会与铁质形成不易溶解的铁盐,因而抑制铁的吸收。蛋黄虽属动物性来源,但因为所含铁元素会与鸡蛋清中的高磷结合,吸收率仅为3%。因此,准妈妈应多食用猪肝、牛肉、鸭血等动物性食物。

铜

铜是人体必需的微量元素,可保护血管和心脏健康,促进皮肤、结缔组织合成,维护脑、神经细胞的发育等。它在人的很多生理过程中起着重要的作用,尤其在人的快速生长和发育时期(如胎儿期)是必不可少的营养物质。胎儿是通过母体的胎盘来吸收铜的,这对于子宫里胎儿的生长和发育很有必要。

铜的缺乏,极易导致胎膜变薄,脆性增加,弹性和韧性降低,从而引起胎膜早破。此外,还可影响胎儿头颅和躯干的生长,造成大脑萎缩、骨骼变形、心血管异常等先天缺陷。

α-亚麻酸

孕晚期,除需大量葡萄糖供胎儿迅速生长和体内糖原、脂肪储存外,孕晚期还需要一定量的脂肪酸,尤其是亚油酸和α-亚麻酸。孕晚期是胎儿大脑发育高峰时期,大脑皮质增殖和髓鞘化迅速。亚油酸可在维生素B6的作用下转化成花生四烯酸,α-亚麻酸可在胎儿体内转化成DHA,满足胎儿大脑和视网膜发育所需。

适当补锌,有助于顺产

对于孕晚期的准妈妈来说,锌有着非常重要的作用。准妈妈缺锌,会增加分娩的痛苦。锌水平正常,子宫收缩有力;缺锌时,子宫肌收缩力弱,无法自行产出宝宝,需要借助产钳、吸引等外力,才能娩出宝宝,严重缺锌者则需剖宫产。

食物补充锌是最有效也最安全的方法。准妈妈可以经常吃一些含锌比较丰富的食物,最好每天都吃些,能起到较好的补锌作用。如动物肝脏、肉、蛋、鱼以及粗粮、干豆等。小零食中的核桃、瓜子、花生也含锌较多。

建议准妈妈在正常的饮食外,每日补充锌 20 毫克,这个分量即能满足自身和胎儿的需要。不要过量补充,否则会抑制机体对铜和铁的吸收。如需服用补锌产品,注意不要与牛奶同服,也不能空腹服用。

根据体重调整碳水化合物的摄入量

准妈妈的碳水化合物需求量应占总热量的 50% ~ 60%。孕晚期,如果准妈妈每周体重增加 350 克左右,说明碳水化合物摄入量合理;如果体重增长过快,则应减少碳水化合物的摄入,以优质蛋白质代替,否则过多的碳水化合物会转化成脂肪储存在体内。

预防早产,注意忌口

为了更好地预防早产现象,准妈妈应科学、合理地安排饮食。饮食上要注意多摄取优质蛋白质,优质蛋白质的最佳来源是肉、蛋、奶、鱼和大豆类食品。

平时要注意忌口,注意控制饮食中的盐分摄入,以免体内水分过多而引发妊娠高血压综合征,从而引发早产。准妈妈不可摄取太多的煎炸类食品、甜点,这些是致炎性饮食,会增加早产风险。

多吃鱼和蔬菜

鱼

这是最佳的防早产食品。调查发现,准妈妈每周吃一次鱼,早产的可能性仅为1.9%,而从不吃鱼的准妈妈早产的可能性为 7.1%。这可能是因为富含不饱和脂肪酸的鱼可以延长妊娠期,防止早产,从而增加宝宝出生时的体重。

菠菜

菠菜是最佳的保胎蔬菜,但含草酸多,会干扰人体对铁、锌等微量元素的吸收。可将菠菜放入开水中焯一下,大部分草酸被破坏掉,准妈妈就可以放心食用了。

芹菜

芹菜粗纤维较多,能增加肠蠕动,防止孕妇便秘的发生,有利于保胎。

莲子

它对预防早产、流产及准妈妈的腰酸症状最有效。

准妈妈宜吃哪些坚果

❶ 核桃：多吃核桃可以补脑、健脑，以及增强机体抵抗力。核桃仁还有镇咳平喘的作用，所以可以将核桃作为首选的零食。核桃可以生吃，也可以做成琥珀核桃仁，或者在煮粥时放入一些。

❷ 花生：花生富含蛋白质，而且易被人体吸收。花生仁的红皮还有补血的功效。花生可以与红枣、莲子等一起做成粥或甜汤，也可以做成菜肴，比如宫保鸡丁。为了补血，不要把花生仁的红色种皮剥掉。

❸ 瓜子：市面上常见的是葵花子、南瓜子和西瓜子。多吃南瓜子可以防治肾结石病；中医认为西瓜子性味甘寒，具有利肺、润肠、止血、健胃等功效；葵花子所含的不饱和脂肪酸能起到降低胆固醇的作用。

❹ 松子：含有丰富的维生素 A 和维生素 E，以及人体必需的脂肪酸、油酸、亚油酸和亚麻酸，还含有其他植物所没有的皮诺敛酸。它不但具有益寿养颜、祛病强身的功效，还具有防癌、抗癌的作用。准妈妈可以直接生吃，或者做成美味的松仁玉米来吃。

❺ 榛子：含有不饱和脂肪酸，并富含磷、铁、钾等矿物质，以及维生素 A、维生素 B1、维生素 B2、维生素 B3，经常吃可以明目、健脑。

❻ 开心果：开心果富含不饱和脂肪酸以及蛋白质、微量元素和 B 族维生素，属于低碳水化合物膳食。我们一般买来的开心果是炒制好的，直接食用即可。

如何选购坚果

准妈妈可以通过"嗅""看""尝"来判断坚果炒货产品的质量。

❶ 嗅：如果坚果有哈喇味，说明产品已变质，就不要购买了。

❷ 看：一般还是选择色泽接近自然状态的产品会更安全，比如开心果，就不宜选择颜色太白的。好的坚果炒货应该颗粒大小比较均匀，不带有瘪子、空壳、虫蛀、霉变的颗粒。

❸ 尝：好吃不好吃，尝一下就知道了，这是最直接的方法。如果味道过咸或过甜等，或者吃起来感觉有刺鼻的味道，就不要购买了。

日常生活保健

节假日准妈妈应该怎么过

准妈妈的健康是第一位的,保暖是过节穿衣的第一原则,不要在节日期间贪图好看而忽视了保暖。

节日期间,准妈妈不要暴饮暴食,不要吃太多主食或甜食,饮食要少油、低盐,蔬菜要多吃,水果要适量。孕中、晚期的准妈妈,每天摄入量以"三个一"为佳:鸡蛋1个,牛奶1杯,蔬菜、水果1斤(500克)。主食应根据体重、血糖情况进行调整。

节日期间活动较多,准妈妈要安排好休息,减少应酬,不要下厨久站,或长时间聊天。更不要久坐通宵打牌、搓麻将,这样会阻碍下肢静脉回流,肌肉处于紧张状态,引发疲劳,影响胎儿的生长发育,更严重的会导致妊娠高血压综合征等妊娠并发症,危及自己及胎儿的生命安全。准妈妈应该在晚上9:00—10:00点就寝,中午保证1~2小时午休。

春节期间登门访客较多,即便待在家中,准妈妈也免不了要招待客人,一旦发现有客人打算抽烟,应及时礼貌劝阻,或者提早收起家中的烟灰缸,暗示室内不可吸烟。

孕晚期不要出远门

孕晚期准妈妈身形笨重,行动不便,容易疲劳。如果此时长途旅行,准妈妈体力消耗大、睡眠不足,再加上旅途环境不佳(如路途颠簸、天气变化、环境嘈杂等),准妈妈的心情也会受到影响,对胎儿生长发育不利,甚至可能诱发早产。因此,建议准妈妈孕晚期不要出远门,以保障母子安全,避免旅途中突然临产而发生危险。

及时纠正胎位不正

胎儿在子宫内的位置叫胎位。正常的胎位应为胎体纵轴与母体纵轴平行,胎头在骨盆入口处,并俯屈,颏部贴近胸壁,脊柱略前弯,四肢屈曲交叉于胸腹前,整个胎体呈椭圆形,称为枕前位。除此之外,其余的胎位均为异常胎位。常见的胎位不正有胎儿臀部在骨盆入口处的臀位、胎体纵轴与母体纵轴垂直的横位,或斜位、枕后位、颜面位等。

胎儿位置不正,不易随着准妈妈用力而娩出,也不能自我调整位置以适应产道的变化,将给分娩带来不同程度的困难和危险,故早期纠正胎位,对难产的预防有着重要的意义。

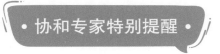
• 协和专家特别提醒 •

准妈妈必须要知道的胎位知识!

很多准妈妈尤其是一些准备顺产的准妈妈在听到"胎位不正"四个字时总会特别紧张,其实在生产前胎位不正是有机会纠正的。

正常的胎位是什么

处在羊水中的胎儿的最大部分是胎头,受浮力影响,孕晚期会出现头下臀上的姿势。正常的胎位为头下臀上、胎头俯屈、枕骨在前,这样的姿势可使枕部最先伸入骨盆,使得分娩比较顺利,即"趴着生"。

胎位不正有哪几种情况

孕 28 周以前,胎儿很小,羊水相对较多,胎儿的活动范围大,位置不固定。

孕 32 周之后,胎儿长得很快,羊水相对较少,胎儿的位置相对固定。而此时如果胎儿在子宫内没有转成头部朝下、臀部朝上的姿势即为胎位不正。

常见的胎位不正有以下几种情况

❶ 臀位:胎儿处在头上臀下的姿势,分娩时臀部先露,或者脚或膝部先露,分为单臀、混合臀和足位。

❷ 横位:分娩时手臂、肩部先露。

❸ 复合先露:胎儿的头部或臀部合并上肢脱出、同时进入骨盆者为复合先露。一般临床上头部和手同时进入骨盆者多见,如不纠正,同样不能顺产。

❹ 头位不正:以上三种胎位是常见的胎位不正,但有些胎儿虽然也是头部朝下,也存在胎位不正,称为头位不正。

纠正胎位不正的胸膝卧式

准妈妈排空膀胱,松解裤带,保持胸膝卧位的姿势,每日2～3次,每次15～20分钟,连续1周。这种姿势可借助胎儿重心自然完成头先露的转位,成功率70%以上。做此运动的前提是没有脐带绕颈,并且羊水量正常。

具体做法:两膝着地,胸部轻轻贴在地上。尽量抬高臀部。双手伸直或叠放于脸下。

纠正胎位不正的侧卧位纠正法

胎儿横位或枕后位可采取此法。就是准妈妈在睡觉的时候采取让胎儿背部朝上的姿势,通过重力使胎位得以纠正,又或者之前习惯左侧卧的准妈妈现在改为右侧,而原本习惯右侧卧者现在改为左侧。

具体做法:侧卧,上面的脚向后,膝盖微微弯曲。

孕晚期的腹围增长标准

监测准妈妈的腹围,对鉴别胎儿发育是否正常极有价值,了解宫高、腹围的变化,有助于动态观察胎儿发育的情况,并可及时发现胎儿宫内发育迟缓、巨大儿或羊水过多等妊娠异常,使其有可能通过及时治疗得到纠正。腹围的测量方法前面已经详细介绍,不再赘述。每个人的腹围基础是不同的,所以关键是看动态变化,可以每周测量1次腹围,增加1厘米左右是正常的,如果增长速度过快或者过慢都需要警惕。

指甲缝里暗藏病菌,要常修剪,保持清洁

准妈妈为了胎儿的健康可谓是已经武装到了牙齿,可是有没有注意到一个比牙齿还小的部位——指甲缝呢?

指甲缝不容易清洁到,是个人卫生的死角之一。加上人的手是活动最多、与外界接触最频繁的一个器官,指甲的特殊构造让指甲缝变成了病菌的"集中营"。

准妈妈应避免留长指甲,而且要经常修剪指甲。一来因为长指甲易藏污纳垢,二来长指甲容易抓破皮肤,大量的细菌可能会引起继发性感染。

洗手好像总是洗不到指甲缝,不过每次洗头过后指甲缝里就会干干净净的。还

有一个方法也可以帮助准妈妈有效地清洁指甲缝,即使用软毛牙刷,蘸点香皂,轻轻地来回刷指甲缝,污垢很容易被刷掉。

保护腰部不受伤害

腰部是承受胎儿力量的主要支柱,特别是准妈妈在孕晚期,体重快速增加,再加上胎儿的重量,对腰部和膝关节都会造成不小的负担,因此准妈妈在孕期要特别注意通过锻炼加强核心肌群的力量,保护好腰,以免出现腰部酸痛。

孕期的腰痛没有危险性,适当休息、增加核心肌群力量,必要时可用托腹带托起增大的子宫,减少腰肌受力,疼痛较严重时可用骨盆恢复带固定骨盆,腰痛就会有所改善。

准妈妈孕早期要坚持适当运动,如孕期瑜伽、健身以加强腰背部的肌肉力量。注意日常的站姿、坐姿,保持挺拔、端正,避免长时间保持一个姿势。平卧睡觉时,可在膝关节后方垫个枕头或软垫,使髋关节、膝关节屈曲起来,减少腰背后伸,使腰背肌肉、韧带充分休息。准妈妈不要穿高跟鞋,穿高跟鞋会加重腰疼。如果腰背痛持续不能缓解,最好去看康复科医生。

协和专家特别提醒

"孕妇步行六步法"

准妈妈,你平时运动吗?

运动啊,每天饭后百步走。

如果是这样,那就真是太好了。步行是最适合准妈妈在孕期开展的有氧运动之一,不费时、不费力,还能达到一定的锻炼效果,深受广大准妈妈的欢迎。而且步行这种运动形式可以贯穿整个孕期,准妈妈无论是在孕早期、孕中期还是孕晚期,都可以有事儿没事儿出去走走。既安全,又方便,因此步行是一种值得长期坚持并且可以长期坚持的孕期运动方法,如果您觉得自己的体力、耐力、毅力有限,那就果断将步行列入您的孕期运动清单吧。

但是根据准妈妈的反馈来看,大家的步行强度大部分都处在"饭后溜达"的阶段。

饭后溜达,挺好。一可活动筋骨,二可消食健胃,三可放松身心,但还不够好,提倡孕期步行可不只是为了达到这些运动效果。有效的步行,可以帮助准妈妈增大肺活量,利于分娩时憋气用力;可以改善全身血液循环,增加胎儿的血氧供应,预防/缓解下肢水肿;可以锻炼腹部、大腿肌肉,提高分娩用力肌群的力量;可以增大骨盆空间,促进胎头入盆。步行的这些好处都能让准妈妈更好地度过十月怀胎时期,为一朝分娩做好准备。

要想获得这些好处,"饭后溜达"的运动强度还是不太够的。为了提高步行的运动效果,我们的步行速度应该控制在3～4.5千米/小时,如果您用计步器计数的话,饭后散步半小时,至少得走1.5～2千米左右。而推荐的步行时间每天应在30分钟以上,以傍晚时间段为宜。但这种步行状态一开始可是不能轻易做到的,孕期运动讲究的是有效、安全,循序渐进,我们需要合理地提升步行的运动强度。

协和运动医学专家创造了"孕妇步行六步法",推荐给准妈妈试试,一步步提升步行的运动效果。

【第一步】从最简单的轻松走,即"散步溜达"开始。

【第二步】在轻松走的基础上迈开腿,适当增大自己的步伐。

【第三步】增大步伐的同时,尝试增大上臂摆动幅度。

【第四步】有意识地让步伐与呼吸相配合,以呼吸带动步行,最好能做到"两步一呼,两步一吸",即吸一口气走两步,呼一口气走两步,让步行更快,让呼吸更深长。

【第五步】增加上肢拉伸运动,建议在步行时进行扩胸运动、振臂运动、双臂侧平举、肩绕环等上肢拉伸运动。

【第六步】增加上肢负重运动,建议步行时手拿两瓶250毫升矿泉水或是1.5磅的哑铃,或者配合弹力带做第五步的拉伸运动。

这个六步法,就是平常普通的步数,加大步幅,每一步以50～60厘米的步幅往前走。然后进行深而缓的呼吸,达到有效的气体交换,让膈肌得到锻炼。加上一些上臂的运动,如振臂、肩环绕等动作。还可以拿两个小矿泉水瓶,或者拿两个小哑铃,这样边走边做上臂运动,这其实就是把有氧运动延伸为混合氧运动,同时做了一系列肌肉的锻炼。所以这样呢,能够在单位时间内,通过这一段时间的步行,达到心肺和肌肉功能的锻炼。

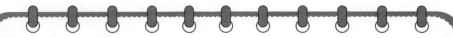

大夫贴心话

"孕妇步行六步法"均需在前一步基本适应、熟练操作后方可增加下一步,当准妈妈们可以轻松操作以上六步时,那"饭后溜达"就不再是简单的散步、走路了,运动效果可大大提升。

实现前三步,就可以在同样的步速情况下,锻炼腿部、髋部、上肢及肩背部肌群;增加第五步、第六步的上肢伸展和负重运动可以加强上肢、肩背部肌肉力量,缓解因子宫、乳房增大、姿势不良等造成的颈肩痛、腰背痛,改善孕期躯体不适。

需要注意的是,准妈妈应根据身体情况和运动感受,一步一步慢慢来,让自己逐渐适应每一步的运动状态,同时,如果开始增加上肢运动,身边一定要有家人陪伴,保证步行的安全性。

再强调一下走路需要注意什么

走路首先要选择合适的地点

准妈妈要选择空旷、空气流通较好的场所,避免尾气太重;还有就是要熟悉锻炼的路线,有的路坎坷不平,有的小坡您没注意,摔跤了,对于准妈妈来说是很危险的。

要穿舒服的鞋子

有的准妈妈穿夹脚拖鞋,或者是一些不是特别舒服的鞋子,这样走的时间长了就会出现足跟痛,如果脚疼了就没有办法长时间地坚持锻炼了。

要穿透气的衣服,舒服着装

有的准妈妈爱美,穿着非常紧身的衣服,这种类型的衣服不适合运动,尤其出汗后吸汗效果不好的话会很难受。

要注意锻炼的时间

正午的时候要避免外出,因为光照太强烈可能会晒伤皮肤。

运动之前不能吃太饱

刚刚吃完饭很饱的时候,人体的血液供应会集中在胃肠里帮助消化,这个时候去运动,就容易发生虚脱或者是低血糖反应。可以随身带着一些加餐,比如酸奶、坚果、水果都是合适的。

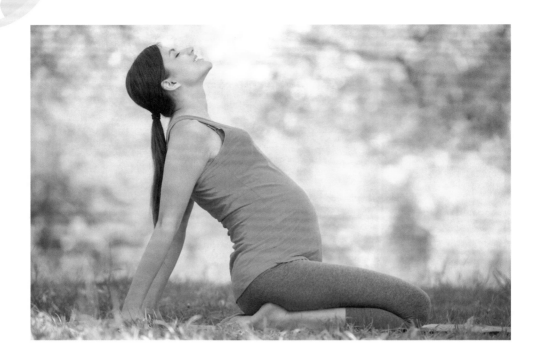

小心运动后的不良反应

怀孕后,准妈妈的身体一直在变化,重心改变了,体重增加了,也更容易觉得累了。所以在锻炼时要格外小心,随时关注自己身体的反应,千万不要勉强自己。

恶心

运动后感到恶心,是因为月份越大,肚子越大,运动时容易顶住胃部,导致出现恶心的感觉。

头晕

若感到持续头晕,甚至同时出现视觉模糊、头痛或心动过速的现象,可能是重度贫血或其他严重疾病的征兆,会影响准妈妈和胎儿的健康。

体温突然变化

如果手变得又湿又凉,或者感到一阵阵忽冷忽热,说明身体在调节体温时出现了问题。

心动过速

若锻炼时不能顺畅自如地谈话或出汗太多,说明运动量很可能过大。

阴道出血

在孕早期,阴道出血可能是流产的先兆。而在孕中期与孕晚期,阴道出血则可能预示早产、前置胎盘或胎盘早剥等不良妊娠,出现这些情况需要马上到医院进行检查和治疗。

视觉模糊

锻炼过程中发现视线变得模糊,可能是出汗过多导致的血压骤降,这会导致流向胎盘的血液量减少,使胎儿得不到足够的营养。此外,也可能是子痫前期的征兆。如果出现视觉模糊的情况,要马上去医院检查,若情况紧急应看急诊。

胸腹部反复出现尖锐疼痛

可能仅仅是韧带拉伸引起的,但也可能是发生了宫缩。若这种疼痛出现的间隔差不多,且反复出现,更有可能是宫缩。

如何判断自己是否运动过量

一看呼吸,如果呼吸均匀说明运动未过量,如果上气不接下气,气喘吁吁,话都说不出来了,那就是运动过量了,应停下来休息一下。

二看心脏的跳动,如果心脏咚咚地跳得很快,就说明运动量过大了。

三看出汗情况,如果大汗淋漓,说明运动过量了;若是没出一点汗,说明运动量太小;如果是全身微微出汗,说明运动量刚刚好。

注意生活细节,预防早产

妊娠不足 37 周的分娩叫作早产。早产儿可能会出现近期和远期的健康及疾病问题。因此,准妈妈要积极预防早产。早产与感染相关,也有一些高危因素,生活上预防早产要做到以下方面。

❶ 少吃生冷食物、隔夜饭,减少外出就餐,以避免肠道感染;保持会阴部清洁,避免生殖系统感染。

❷ 多吃膳食纤维丰富的蔬菜、水果等,防止便秘,避免因排便过于用力而诱发早产。

③ 如果出现咳嗽、咯痰等呼吸道感染的症状要及时治疗。

④ 反复出现刷牙出血、牙疼，要及时看口腔科医生，牙龈炎、牙周炎也会增加早产风险。

⑤ 学会控制情绪，过度的焦虑、恐惧、抑郁、愤怒等不良情绪都会影响准妈妈。

⑥ 如果出现下腹部反复变软变硬、阴道出血及早期破水等早产征兆，应马上卧床休息并及时就医。

剖宫产后再怀孕的准妈妈要注意

剖宫产后再怀孕的准妈妈应孕前检查剖宫产疤痕愈合情况，如果月经淋漓不净，要怀疑疤痕憩室，需要在备孕期就诊。孕早期也要及时做超声，除外剖宫产疤痕妊娠，这种情况有疤痕破裂的风险，如果继续妊娠，会在孕中、晚期出现胎盘植入以及大出血的风险，要及时就医。剖宫产后怀孕的准妈妈如果在孕中、晚期出现明显而剧烈的腹痛，要警惕剖宫产疤痕裂开，必须及时就医进行检查。

早上起床动作应平稳

人从睡眠的状态醒来时，血压有一个从低变高的过程，如果猛然起床，会使血压突然升高，很容易发生晕厥，因此，准妈妈在起床时不要一睁开眼就着急起来，而要先在床上躺几分钟，清醒一下，等血压慢慢升高、意识完全恢复之后再起身。

起床时，动作要尽量缓慢、平稳，不要直直地坐起身，更不要腹部用力，而是要侧着身体，先用下边的手臂撑住床面，然后借助另一只手的力量将身体慢慢撑起。如果自己起身有困难，可以让准爸爸帮忙将你扶起。

因为肚子太大，准妈妈坐在床边时脚不容易着地，在下床时可能会由于重心不稳而摔倒。建议在床边放置几块比较厚的硬垫子，在下床时用来搁脚。可以选用大而且稳固的板凳，这样安全而不容易摔跤。

在办公室午睡时，睡醒之后更要注意姿势的变化。先将上身移动到椅子的前沿，双手撑在桌面上，靠腿部肌肉支撑身体，使背部保持挺直，身体不要向前倾斜压迫腹部。不要坐有轮子的椅子，以免动作不稳导致摔倒。

如果准妈妈患高度近视，能否顺产

高度近视的准妈妈在分娩前应当先去眼科做一下眼底检查，判断有无眼底病变，再做决定。如果眼底检查显示可以顺产，准妈妈在分娩时要注意不要过度收缩腹部，避免视网膜脱落的风险。

准妈妈胎教进行时

自己动手制作一件宝宝装

自己动手为宝宝制作婴儿装并不是为了省钱，而是要在制作的过程中将爱心传递给胎儿，这样的胎教方式会让胎儿感到平静、温暖。

婴儿服装最好选择棉质布料，买回来后先过水、熨烫，然后动手裁剪。如果准妈妈心里没有把握，可以先用家里的旧报纸剪一下初样。裁剪前先设计好衣服的款式，裁剪时应注意留出缝制的余量。将剪好的各个布片缝起来，宝宝漂亮的小衣服就完成了。也许做得不如工厂流水线做出来的漂亮，可是从设计到剪裁都是妈妈亲自动手，对宝宝来说，有非同寻常的意义。

婴儿装上不宜钉扣子或摁扣，以免伤及宝宝的皮肤或被宝宝吞服，可用带子代替扣子。

让胎儿参与到家庭生活中来

在宝宝出生前就让他参与家庭生活，能够帮助他以后更好地适应社会环境。当决定让胎儿参与家庭生活时，首先要向他讲明原因和目的，培养他的主动意识。准妈妈可以在做家务的时候与胎儿进行交流，告诉他正在进行的是什么，对于整个家有什么好处，诸如让家里美观、让家人心情愉快等。并且告诉胎儿，做家务需要一定的时间和精力，但是仍然会带来愉悦感，这是因为，作为家庭的一分子，用自己的努力让家人高兴本来就是一件很有意义的事情。这样能够培养胎儿对家庭的责任感和荣誉感。

《渔樵问答》欣赏

《渔樵问答》是一首古琴曲,描述的是一位渔夫和一位樵夫聊天的情景,充满了自然的趣味。乐曲开始时曲调悠然自得,表现出一种飘逸洒脱的格调。之后主体音调开始变化发展,并不断加入新的音调,刻画出隐士豪放不羁、潇洒自得的情状。使人仿佛看到高山巍巍,听到咚咚的伐木声。

及时发现产前抑郁的苗头

怀孕不仅会让准妈妈生理发生变化,也会出现心理变化,有些准妈妈情绪调整得当或者家人呵护得无微不至,情绪的起伏不那么明显,也因此有一个健康的孕期。然而少部分准妈妈因为自身或者家庭环境的原因,会出现较严重的产前抑郁,这对准妈妈和胎儿都是极为不利的。

如果准妈妈发现自己莫名其妙地情绪低落、食欲缺乏,若不是身体出现不适,就应该有所警觉,是不是已经有点产前抑郁的苗头了。严重的产前抑郁还可能表现为躁狂、抑郁、精神分裂,甚至出现意识障碍和幻觉。

自我调节情绪的方法

准妈妈在怀孕期间要保持乐观、稳定的情绪,这对准妈妈和胎儿都是非常重要的。产前抑郁没有什么更好的预防措施,关键在于准妈妈要学会调节自己的情绪,适时缓解自己的压力。

❶ 情绪消逝法:可以通过给好朋友写信、交谈等方式来述说自己的处境和感受,让不良情绪消逝。

❷ 焦虑转移法:在不良情绪无法排解的情况下,准妈妈不妨脱离使自己不愉快的情境,去做一些自己喜欢的事,如唱歌、看书、郊游、画画等,使自己的情绪由烦恼转为愉快。

❸ 心情调整法:经常到大自然中去散散步、听听鸟鸣、嗅嗅花香,能消除紧张情绪,让心情变得舒畅。

❹ 朋友交往法:独处更容易郁郁寡欢,将自己置身于朋友圈中吧,充分享受友情的欢乐,感染朋友积极的情绪,从中得到心理上的满足和安慰。

❺ 正念、冥想、呼吸练习:都可以帮助调整情绪,必要的话需要进行心理咨询。

职场准妈妈须知

调整座椅高度, 缓解腰酸背痛

对于肚子日益增大的准妈妈来说, 在办公室办公可能就不那么轻松、舒适了。怎么样能让准妈妈感到舒适一些呢? 准妈妈可以根据自己的情况调整椅子的高度, 一般来说以准妈妈的视线与电脑屏幕平行为宜。正确的坐姿不仅可以缓解腰酸背痛, 还可以减轻视觉疲劳、眼部干涩等症状。

准妈妈停止工作的最佳时间

如果工作环境相对安静、安全, 如在办公室工作, 同时身体状况良好, 那么准妈妈可以在预产期的前一周或两周回到家中静静地等待宝宝的诞生。

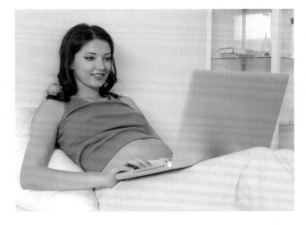

如果工作是饭店服务人员、销售人员, 或每天感觉很疲惫的工作, 建议准妈妈在预产期的前两周半就离开工作岗位, 回到家中待产。

如果工作中有被动吸烟、甲醛等环境污染, 或需要经常在工厂的操作间中工作, 或是要在暗室等阴暗、嘈杂的环境中久待, 或者不能满足准妈妈健康营养餐、合理运动和日晒的要求, 那么建议准妈妈应在怀孕期间调动工作或选择暂停工作待在家中休养。

如果工作中体力消耗相当大, 建议准妈妈根据自己的身体情况和感受提前休产假, 以免发生意外。

准爸爸胎教课堂

陪准妈妈散步的注意事项

此时准妈妈的肚子已经很大了,因此散步不宜走太远,最好去空气清新的公园或湖边散步。夏天宜选择上午10:00前或下午6:00后,冬天宜选择气候温和的下午。气候和空气质量不佳时不要出去散步。

陪准妈妈散步时,准爸爸应带上一瓶温开水和一些小零食,为准妈妈预备可以补充能量的食物。

随身带着手机,应对突发状况。如果准爸爸不能陪着准妈妈散步,应和准妈妈保持电话沟通,当准妈妈发生意外情况时可以及时应对。如果准妈妈在散步时发现阴道有液体流出、呼吸困难、腹部疼痛或头晕等问题,一定要马上停止散步,打电话通知家人,及时就医。

帮准妈妈准备待产包

离预产期越来越近了,准爸爸帮准妈妈准备待产包吧。

待产包里的妈妈用品

❶ 衣裤:要准备好妈妈的衣裤、帽子和哺乳内衣、宽松的内裤多件。

❷ 卫生用品:这些东西医院也提供,但最好是自带,包括卫生纸最少2卷、产妇卫生巾1包。

❸ 洗漱用品和餐具:在医院也要保持准妈妈的清洁卫生,带好洗脸盆、牙具、毛巾、拖鞋,还要准备好饭盒。

待产包里的宝宝用品

❶ 衣物:包被、婴儿服、围嘴,这些是最基本的。

❷ 清洁用品:纸尿裤1包、湿纸巾2包、大浴巾和小毛巾各1条、护臀霜1支。

其他物品

❶ 证件:带齐必不可少的一些证件,包括身份证、病历本、医保卡、母子健康手册等。

❷ 现金和银行卡:两者都需要准备,提前了解医院的支付方式。

❸ 照相机或摄像机：为妈妈、宝宝拍照、摄像留念，要确保电量充足。

《龟兔赛跑》，坚持和勤奋才能获得成功

对于大家都耳熟能详的《龟兔赛跑》，可以说给胎儿听，善于跑跳的兔子最后在比赛中输给走路慢腾腾的乌龟，告诉胎儿坚持和勤奋才能获得成功。

龟兔赛跑

很久以前，乌龟与兔子之间发生了争论，它们都说自己跑得比对方快，于是它们决定通过比赛来一决雌雄。确定了路线之后，它们就开始跑了起来。

兔子一个箭步冲到了前面，并且一路领先。看到乌龟被远远甩在了后面，兔子觉得，自己应该先在树下休息一会儿，然后再继续比赛。

于是，它在树下坐了下来，并且很快睡着了。乌龟慢慢地超过了它，并且完成了整个赛程，无可争辩地当上了冠军。兔子醒来时，才发现自己输了，后悔莫及。

绕口令:《一只青蛙一张嘴》

这个好玩的绕口令可不光是为了练练嘴皮子哦，更多的是考验准妈妈的速算能力，叫上准爸爸一起参与吧，一定很讨胎儿喜欢。

一只青蛙一张嘴，两只眼睛四条腿，扑通一声跳下水。

两只青蛙两张嘴，四只眼睛八条腿，扑通、扑通跳下水。

三只青蛙三张嘴，六只眼睛十二条腿，扑通、扑通、扑通跳下水。

……

就是这样，一只接着一只继续下去，相信准妈妈有胎儿的支持一定会赢准爸爸的。

孕期不适与疾病

压力性尿失禁

压力性尿失禁是孕晚期正常且常见的生理现象,如果准妈妈有大笑、咳嗽或打喷嚏等增大腹压的动作,不可避免地会发生压力性尿失禁。预防压力性尿失禁,准妈妈可以做骨盆放松练习。

四肢着地,呈爬行状,背部伸直,收缩臀部肌肉,将骨盆推向腹部。同时弓起背,持续几秒钟后放松。这种练习有助于预防压力性尿失禁。如果定期做了几周盆底肌肉练习后发现仍有漏尿现象,就要向医生咨询,看是不是由其他疾病引起的。

含咖啡因的饮料,如咖啡、可乐和茶,都是利尿物质,会使尿液增加,实际上加重了水的丢失。可以在水中放一片柠檬或酸橙,或加入一点果汁,改善水的味道,增加水摄入。

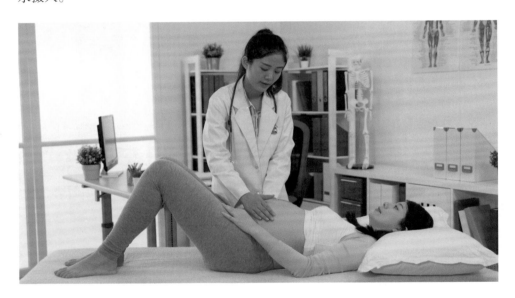

孕晚期生理性腹痛

随着胎儿长大,准妈妈的子宫也在逐渐增大。增大的子宫不断刺激肋骨下缘,可引起准妈妈肋骨钝痛。一般来讲这属于生理性疼痛,不需要特殊治疗,左侧卧位有利于疼痛缓解。

孕晚期,准妈妈夜间休息时,有时会因假宫缩而出现下腹阵痛,通常持续仅数秒钟,间歇时间长达数小时,不伴下坠感,白天症状即可缓解。

孕晚期病理性腹痛

胎盘早剥多发生于孕晚期,准妈妈可能有妊娠高血压综合征、原发性高血压、腹部外伤等。下腹部撕裂样疼痛是典型症状,多伴有阴道流血。

腹痛的程度受早剥面积的大小、出血量多少以及子宫内部压力的高低和子宫肌层是否剥离等综合因素的影响,严重者腹痛难忍、腹部变硬、胎动消失甚至休克。

产前检查

开始每半个月做一次产前检查

在孕 28 周以后,准妈妈就要缩短两次产前检查的间隔时间,由原来的每月检查 1 次改为每半个月检查 1 次。

本月产前检查的重点项目如下。

❶ 由于大部分的先兆子痫会在孕 28 周以后发生,所以,孕晚期准妈妈的产前检查重点项目有血压、蛋白尿、尿糖、心电图、肝胆超声等。

❷ 在孕 28 周以后,医生还要检查准妈妈是否有水肿现象。因为此时准妈妈的子宫已增大到一定程度,有可能会压迫下肢静脉,影响回流,所以,此阶段较易出现下肢水肿。

❸ 进入孕 8 月,医生还可以通过胎心监护和脐血流图,监测胎儿在宫内的生长情况以及是否缺氧等。

妊娠期高血压综合征：什么人群易患？如何治疗及预防？

"恭喜您，要当妈妈了哦！"

当准妈妈们得到这个消息，也就意味着您的身体里有新生命在萌芽，接下来您的身体也将因为神经内分泌的影响发生很多的变化，比如体重增加了，乳房发胀、增大，皮肤出现色素沉着等，甚至还可能会出现血压、血糖升高的情况。其中，怀孕后血压升高，也就是我们常说的妊娠高血压综合征。

妊娠高血压综合征是在妊娠期间出现高血压，这是在孕期特有的疾病。到目前为止，妊娠高血压综合征的发病原因还不清楚。很多准妈妈的血压在分娩后便得到了缓解，甚至自动痊愈了。但由于妊娠高血压综合征严重影响母体和胎儿的健康，是孕产妇和围产儿病死率升高的主要原因之一，我们对此不容忽视。

疑问1：妊娠高血压综合征会有什么症状呢？

我们把妊娠高血压综合征分为轻度与重度两种。程度不同，症状各异。

一般来说，轻度妊娠高血压综合征的症状表现为血压高、水肿、尿蛋白。而重度妊娠高血压综合征的症状则包括头痛、视物模糊、乏力、恶心呕吐、少尿、右上腹部疼痛、气短、出血倾向，甚至会发生胎死宫内、胎盘早剥、颅内出血等致命风险。

各位准妈妈，如果您感觉看东西的时候视线模糊，还有严重的头痛、腹痛，或者同时伴有少尿时，要及时到医院就诊。

疑问2：妊娠高血压综合征是如何影响胎宝宝的？

妊娠高血压综合征会引起全身的小血管痉挛，从而影响胎盘供血。

胎盘在胎儿的生长发育过程中起着重要的作用，如果胎盘没有得到足够的血液供应，胎儿就无法获得足够的氧气和营养，导致新生宝宝低出生体重等情况。因此，准妈妈们要接受规律的产前检查，尽早识别并治疗妊娠高血压综合征。

疑问3：哪些准妈妈是妊娠高血压综合征的高危人群呢？

像普通的高血压一样，妊娠高血压综合征也有高危人群，以下类型的准妈妈要特别留意。

① 初产。

② 前次妊娠并发子痫前期。

③ 慢性高血压和 / 或慢性肾脏疾病。

④ 血栓病史。

⑤ 多胎妊娠。

⑥ 体外受精－胚胎移植。

⑦ 子痫前期家族史。

⑧ 1 型糖尿病或 2 型糖尿病。

⑨ 肥胖。

⑩ 系统性红斑狼疮。

⑪ 高龄（≥ 40 岁）。

子宫动脉多普勒超声检查联合生化标志物检测，可能对早发型子痫前期的预测有一定价值。

疑问 4：准妈妈怎么知道自己患了妊娠高血压综合征呢？

主要是通过检查判断。

每一次产前检查，产检医生都会检查准妈妈的体重、血压、尿常规，如果有必要还会再做进一步的检查，如 24 小时尿蛋白、眼底检查、肾功能和凝血功能检查、超声等，彩色多普勒超声明确胎宝宝的生长发育速度以及检查胎盘的血供，眼底检查可以直视动静脉的比例等，以确诊是否有妊娠高血压综合征以及病情的严重程度。

疑问 5：如何治疗妊娠高血压综合征？

妊娠高血压综合征的治疗应该根据病情轻重分类，进行个体化治疗。

治疗的方法取决于病情的严重程度，同时还会综合评估孕妇和胎儿的情况、治疗效果等。

如果是轻度妊娠高血压综合征，但胎儿还不足月，那么医生会给您以下的建议。

① 多休息，并且要采用左侧卧位，避免胎儿的体重压迫大血管。

② 增加产前检查的频率。

③ 低盐饮食。

④ 每天喝 6 ～ 8 杯水。

如果是严重的妊娠高血压综合征，那么医生会根据情况给您进行解痉、降压、促进胎肺成熟等一系列治疗，并且积极观察病情。

疑问6：妊娠高血压综合征能预防吗？

对于低危人群来说，目前还没有有效的预防方法，但我们可以参考引起高血压的相关因素进行预防，比如孕前治疗内科疾病、保持合理体重、孕期要坚持适度的锻炼、合理安排休息、饮食要均衡、定期产检等。下面提供大家一些饮食和锻炼的小建议。

1. 食物中少加盐，不吃大量的油炸食品和垃圾食品。

2. 每天6～8杯水，不喝酒、不喝含咖啡因的饮料。

3. 充分休息，规律锻炼，学会自我减压。

4. 根据医生的建议补充多种维生素和钙剂。

对于有早发子痫前期且早于34孕周早产史，或多次子痫前期病史的女性，推荐在孕早期的晚期开始每日给予低剂量阿司匹林预防。对于有子痫前期高危因素的女性来说，早期使用阿司匹林有预防作用，而对于低风险的孕妇则没有太大意义。

不推荐使用维生素C、维生素E预防子痫前期。不建议限制孕期食盐的摄入量来预防子痫前期，不建议卧床休息或限制其他体力活动来预防子痫前期及其并发症。

提醒

妊娠高血压综合征病情复杂且变化快，产前的密切监测十分重要，可以帮助我们及时了解病情的轻重和进展情况，从而及时合理干预。当准妈妈确诊为妊娠高血压综合征，应积极配合医生进行治疗，大多数准妈妈还是能获得一个健康宝宝的！

再告诉大家做尿常规留取尿液的注意事项，一定要多喝水，留清洁的中段尿，就是前一段、后一段尿都不要，留中间的一段尿送尿常规检查，避免由于尿液浓缩、白带污染造成不准确的尿常规结果。

如果有必要留24小时尿液的话，需要从医院领取防腐剂，从早晨8点钟开始留尿，8点钟不管有没有尿意都去解小便，接下来留取24小时的尿液，在家里准备一个收集尿液的容器，把防腐剂倒在里面，每次尿都要量一下容积，可以使用大的水瓶、量杯，第二天早晨8点钟，仍旧是不管有没有尿意都去解小便，再次记录总的尿量，留取其中1管送医院做检查，同时别忘了标记你一天的总尿量。留尿的那一天不要刻意地多喝水或者少喝水。

胎心监护，了解胎儿是否缺氧

在做胎心监护前半个小时，准妈妈应先吃一些易消化、热量高的食物如巧克力；提前排空尿液，因为一次胎心监护需要 20 分钟，最长可能达到 40 分钟；做胎心监护时，最好左侧位躺着，在背后加个靠垫。在家里做胎心监护结果不太理想的准妈妈，可以去医院做胎心监护。

胎心监护图上有两条线，上面一条是胎心率，波动在 120 ～ 160 次之间为正常。基础心率一般表现为一条波形曲线，当胎动出现时心率上升，出现一个向上突起的曲线，胎动结束后会慢慢下降。胎动次数 ≥ 30 次 /12 小时为正常，胎动次数小于 10 次 /12 小时提示胎儿宫内缺氧。胎心监护图下面一条是宫内压力曲线，宫内压力在宫缩时会增高，随后保持在 20 毫米汞柱左右。胎心率如果超出 160 次 / 分钟，准妈妈也不要太紧张，医生会根据胎心监护图进行评分，8 ～ 10 分为正常，7 分以下为异常。出现异常时，医生会及时进行下一步处理。

特别关注：早产儿的科学照顾与喂养

早产的医学定义及原因

早产是指在孕 28 ～ 37 周的分娩。早产的新生儿出生体重一般为 1000 ～ 2499 克，身体各器官尚未发育成熟。早产儿的死亡率较高，死亡原因主要是围产期窒息、颅内出血、畸形。

准妈妈方面的原因

❶ 子宫疾病：准妈妈有子宫方面的疾病，如子宫畸形（双角子宫、纵隔子宫）以及宫颈松弛、子宫肌瘤等。

❷ 急性或慢性疾病：准妈妈自身有一些急性或慢性疾病，也是引起早产的诱因。如病毒性肝炎、急性肾炎、急性阑尾炎、病毒性肺炎、高热、风疹等急性疾病；心脏病、糖尿病、严重贫血、甲状腺功能亢进、高血压、无症状菌尿等慢性疾病。

❸ 妊娠高血压综合征。

❹ 不良生活习惯：如果准妈妈孕期有吸烟、吸毒、酗酒等不良生活习惯，会导致早产。

⑤ **其他因素**：比如准妈妈在孕期进行长途旅行、居住在高原地带、体力负担过重、受到精神刺激等；另外，腹部受到直接撞击、创伤、性交或手术操作刺激等也容易引起早产。

胎儿、胎盘方面的原因

① 前置胎盘或胎盘早剥。

② 胎儿畸形、胎死宫内、胎位异常。

③ 羊水过多或过少、多胎妊娠。

④ 胎膜早破、绒毛膜羊膜炎。

早产对婴儿发育的影响

① **身体消瘦**：早产儿可谓先天不足，出生时就比正常新生儿体重轻，加上消化吸收功能同样比较弱，对营养的消化吸收不足，因此早产婴儿一般比较消瘦。

② **身体免疫力低下**：早产儿的发育并不完全，出生时身体的许多器官仍未完全发育成熟，这些将影响婴儿的免疫力和对疾病的抵抗能力。因此，早产婴儿比一般婴儿更容易感染细菌，感染性疾病对他们来说是非常大的威胁。不过早产婴儿可以通过后天的一些措施来弥补先天的不足，如增强锻炼、摄入足量的营养物质，甚至注射医用的提高免疫力的药物来达到提高身体抗病能力的目的。

③ **神经系统疾病**：出生时体重在 800 克以下的新生儿中，有 1/5 的新生儿存在身心发育障碍，存活率仅为 50%，甚至会患有长期的神经系统疾病。

④ **影响性格**：早产儿的一些生理特征会影响孩子的性格，大部分早产儿长大后性格内向、敏感，不善交际，这与早产儿自身的身体发育状况不佳是分不开的。

早产儿的喂养要点

母乳喂养

母乳中富含易于消化吸收的蛋白质、脂肪、乳糖，还有适量的微量元素、维生素、酶及免疫因子等，因此是早产儿的最佳食物。

人工喂养

由于早产儿的生理特点，母乳中某些微量元素（如铁、锌等）及维生素（如维生素 B、维生素 C、维生素 D 等）的供给不能保证其需求，这些营养素是保证早产儿智力与体格发育所必需的,因此要及时添加这些营养素,避免因营养素的缺乏,而不利于早产儿智力的发育。如果母乳喂养不足,可以使用早产儿专用配方奶粉来喂养婴儿。

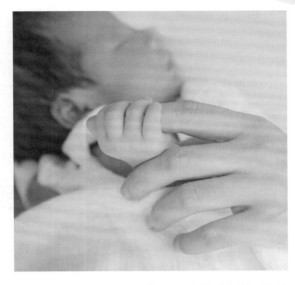

半卧位喂

早产儿吞咽功能不完善,有时会发生吐奶及呼吸运动不协调现象,可能导致奶水逆流至咽喉部,再吸进肺部,引起吸入性肺炎,严重者会立即窒息致死。

喂养时,最好使宝宝处于半卧位,若发现溢奶,应立即将宝宝俯卧或侧卧,让其口中的奶流出。吸吮力很差的宝宝,可用小匙喂养,但要注意保持奶的温度。

早产儿吃得慢,妈妈喂奶时要给宝宝一定的休息时间,吃 1 分钟后,让宝宝停下来休息一下,等 10 秒钟后再继续喂,这样可以减少吐奶的发生。

根据早产儿体重喂奶,也要注意按需哺乳

体重在 1500 克以下的早产儿每 1 小时喂奶 1 次,1500 ～ 2000 克的早产儿每 2 小时喂奶 1 次,2500 克左右的早产儿则每 3 小时喂奶 1 次。每次的喂奶量不宜多,15 毫升左右即可。

早产儿的日常护理

防止感染

早产儿抵抗力差,因此除了专门照看孩子的人外,最好不要让其他人走进早产儿的房间,更不要把孩子抱给来探视的亲戚、邻居看。专门照看孩子的人,在给孩子喂奶前要换上干净的衣服、清洗双手。妈妈患感冒时应戴口罩哺乳,哺乳前用肥皂及热水洗手,避免交叉感染。

早产儿由于体温调节困难,在护理中对温度和湿度的要求特别高。因此医院会根据情况让早产儿住保温箱,并由医生进行专门护理,直到达到一定条件才可出保温箱。

注意保暖

早产儿体温调节中枢发育差,在家庭护理中,室内温度要保持在 24 ～ 28℃,相对湿度 55% ～ 65%。

婴儿体温应保持在 36 ～ 37℃,上午和下午各测体温 1 次。若最高体温或最低体温相差 1℃,应采取相应措施以维持体温稳定。

婴儿体重低于 2500 克时,不要洗澡,每 2 ～ 3 天 1 次使用可用食用油擦拭婴儿的脖子、腋下、大腿根部等皱褶处。

多抚摸婴儿

抚摸会给婴儿带来触觉上的刺激,这一刺激将在婴儿大脑中形成一种反射,这时婴儿的眼睛、手脚会跟着活动起来,当这种脑细胞之间的联系和活动较多时,就促进了婴儿智力的发育。父母的抚摸还能让婴儿减少哭闹,利于更好地睡眠。而按摩腹部,还可以增强婴儿的消化吸收功能。

• 协和专家特别提醒 •

进入围产期,准妈妈们一定要知道的事情

围产期是指怀孕 28 周到产后 1 周这一重要时期。很多准妈妈觉得妊娠进入 28 周之后,唯一要做的就是安心等待宝宝的出生。妊娠 28 周除了标志着您进入了孕晚期,也表明您进入了对于您和宝宝来说容易出现危险的时期,这一时期容易出现早产。

早产是指怀孕满 28 周,但未满 37 周就把胎儿生下来了。早产的宝宝各器官还发育得不够成熟,独立生存的能力较差,称为早产儿。

● 早产儿各器官发育不成熟,功能不全,如宝宝的肺部发育不成熟,肺泡表面缺乏一种脂类物质,不能使肺泡很好地保持膨胀状态,导致宝宝呼吸困难、缺氧。

● 宝宝的吸吮能力差,吞咽反射弱,胃容量小,而且容易吐奶和呛奶。吃奶少,加上肝脏发育不全,容易出现低血糖。

● 体温调节功能弱,不能很好地随外界的温度变化而保持正常的体温,多见体温低等。

早产有哪些征兆

● 早产的主要表现是子宫收缩,常伴有少量阴道流血或血性分泌物。

● 如果宫缩变得比较频繁,最初为不规则宫缩,逐渐发展到 7～8 分钟 1 次,即半小时有 3～4 次,还可能伴随腰酸、腰痛,这种有规律的且伴随疼痛的宫缩变得越来越频繁时,子宫口开大,就是要早产了。

由于妊娠 36 周前,早产的初期宫缩与假性宫缩很难区别开来,从安全方面考虑,准妈妈不能自行判断是早产征兆还是假性宫缩,出现以下几种情况时需要及早就医进行检查。

● 准妈妈出现频繁且有规律的宫缩,并伴有疼痛,一般在半小时内出现 3～4 次及 4 次以上的宫缩。如果宫缩频繁且有规律,但准妈妈没有疼痛感,这时也要去医院检查。

● 准妈妈阴道分泌物有变化,如分泌物变黏稠、变稀或有血丝等都需要看医生。

● 准妈妈腹部下坠感明显,且伴有后腰疼痛的症状。尤其是以前没有腰痛的准妈妈,这时候感觉非常明显。

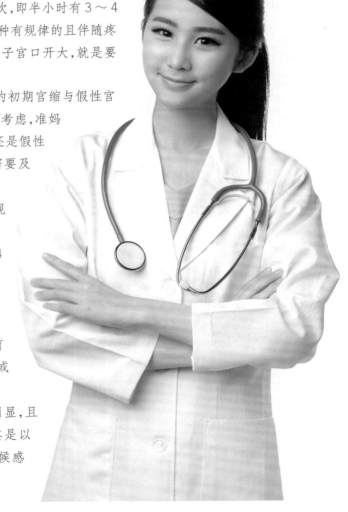

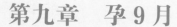

第九章　孕9月

胎儿身体发育

　　胎儿越来越大,已长到46～50厘米,重量2200～2800克。皮下脂肪丰富起来,身体圆滚滚的,甚是可爱。现阶段的胎儿,皮肤呈淡红色,皱纹、胎毛逐渐消失,指甲也长到指尖处;肺脏发育基本完成,可适应宫外生活。这一阶段的胎动仍较剧烈且力量大。到孕9月末,胎儿的身体会转为头位,头部进入骨盆中,开始为出生做准备。

准妈妈身体变化

　　准妈妈的膀胱因受胎儿头部的压迫,尿频现象再次加重;胃肠蠕动也相对减弱,容易导致便秘甚至痔疮。胀大的子宫挤压心肺,让准妈妈常感到胸闷、气喘加剧。不少准妈妈的手、脚、腿的水肿现象会较严重;腹部有时会发硬、紧张。随着体力的减弱,准妈妈变得容易疲倦。

营养与饮食

本月重点营养素

膳食纤维

　　准妈妈宜从大量不同的食物中摄取膳食纤维,例如燕麦、扁豆、蚕豆、水果以及轻微烹制的蔬菜等。超重或有便秘症状的准妈妈应注意增加膳食纤维的摄入量,以每日30～35克为宜。

维生素 B2

维生素 B2 可以促进铁的吸收,还可以促进神经系统的发育。准妈妈每天应摄入 1.5 毫克维生素 B2。富含维生素 B2 的食物有动物肝脏、鸡蛋、牛奶、豆类以及一些蔬菜如油菜、菠菜等。

铁

此时,胎儿的肝脏正以每天 5 毫克的速度储存铁,直到存储量达到 240 毫克。准妈妈如果铁摄入量不足,会导致胎儿出生后易患缺铁性贫血,并且体重不足,准妈妈也会感到倦怠乏力、食欲减退,并且腹胀、腹泻。

钙

准妈妈应每天摄入 1000 毫克以上的钙,除每天 2 杯牛奶外,还需要再补充一些富含钙质的食物,如虾皮、海带、紫菜、大豆及豆制品等。

维生素 K

维生素 K 是凝血过程所必需的营养素,它经肠道吸收,在肝脏能生产出凝血酶原及一些凝血因子,从而起到凝血的作用,有"止血功臣"的美称。若维生素 K 吸收不足,血液中凝血酶原减少,易引起凝血障碍,发生出血。孕妇如果缺乏维生素 K,其流产率会增加,即使胎儿存活下来,也会因为体内凝血酶低下而易出血。准妈妈摄入维生素 K 的适宜量为每日 80 微克。

绿色蔬菜是维生素 K 的最好膳食来源,例如,菠菜、莴苣、萝卜等,某些烹调油,主要是豆油和菜籽油也含有维生素 K。妈妈在预产期前一个月,尤其要注意每天多摄食富含维生素 K 的食物,必要时每天口服维生素 K。

速冻食品缺乏营养,准妈妈要少吃

速冻食品虽然方便、快捷,但却存在不少卫生和安全方面的隐患,准妈妈最好少吃。

在冷冻条件下,微生物基本上不会繁殖,但口感、鲜味却在慢慢变化,脂肪会缓慢氧化,维生素也在缓慢分解。如果过多地食用此类食品,会造成准妈妈和胎儿缺乏营养。如果购买散装的速冻食品,在销售人员拆除大包装和顾客挑选的过程中,都不可避免人与食品的接触,造成细菌污染。散装食品与空气接触面积大,还会造成水分蒸发、产品干裂以及油脂的氧化、酸败等现象,空气中存在的微生物、病毒等很可能污染食物,导致食用不安全。

速冻食品一般要求在零下 18℃保存,但是超市的冰柜是敞开的,人们翻来翻去,温度不可能一直保持在零下18℃。买回家的路上,环境温度要比冰柜高,产品虽然没有完全融化,但温度也会随之升高,这就会导致维生素大量损失和微生物快速繁殖。

买回家中冷冻时,冰箱的温度也难以保证适度,而食物在 -8 ～ -1℃存放时,很多维生素的损失比在 0 ～ 4℃要快。

补品、补药要遵医嘱食用

任何滋补性药品都具有药的属性,要经过人体内分解、代谢,会有一定的副作用。没有一种药物对人体是绝对安全的。如人参、蜂王浆是名贵补品,有很强的滋补作用,但它们并不适合准妈妈食用。这些都属于甘温补品,甘温极易助火,而准妈妈本来就阴虚内热,进补这些补品无异于火上浇油,易导致先兆流产或早产。

维生素是准妈妈和胎儿都不能缺少的,可是如果过量服用维生素,会对胎儿的健康造成损害。尤其是在怀孕的前12周,如果大量服用维生素 C 会增加流产的风险;大量服用维生素 A,可能增加胎儿骨骼畸形、泌尿生殖系统缺损以及硬腭豁裂的风险;服用维生素 E 过多,会增加胎儿大脑发育异常的风险;过量服用维生素 D,则会导致胎儿的大动脉和牙齿发育出现问题。

因此,如果准妈妈脾胃功能良好,食欲正常,就应该在吃得好、吃得全、吃得健康上下功夫,注重日常生活中饮食的搭配和多样化,多食新鲜蔬菜和水果,注意调养。如果要服用补品,一定要在中医科、营养科医生的指导下进行。

准妈妈多吃菌类可增强免疫力

菌类含有丰富的蛋白质、B 族维生素、维生素 C、维生素 D 和铁、锌、铜、硒、铬等微量元素,非常适合准妈妈食用。此外,菌类还含有丰富的单糖、双糖和多糖,其中分子多糖可以显著提高机体免疫系统的功能。常见的菌类有平菇、香菇、茶树菇、牛肝菌、杏鲍菇等,准妈妈可以多吃一些以增强免疫力。

由于菌类表面有黏液,容易沾有泥沙。清洗时可在水里先放些食盐搅拌使其溶解,然后将菌类放在水里泡一会儿再洗,或者放在淘米水中洗,这样就很容易洗掉泥沙。清洗前一定要把菌柄底部带着较多沙土的硬蒂去掉,这个部位即使用盐水泡过也不易洗净。

菌类食物口感好,适合做菜或做汤。常见的菌类食物可随意与肉类搭配,炖鸡、炒鱿鱼、炒肉丝等均可。个头小、味道甜的茶树菇、杏鲍菇、袖珍菇等最适合炒制；个大、肉厚、味道清淡的菇类则适合炖制,如平菇、百灵菇。

菌类生长过程中可能带有部分有害物质,故食用前最好先用开水烫洗,将有害物质去除,然后再炖或炒。

有助于润肠通便的食物

建议出现便秘症状的准妈妈经常食用一些有润肠通便功效的食物。

❶ 膳食纤维丰富的食物,可以促进肠胃蠕动,并且会产生较大量的食物残渣,对排便有促进作用。各种蔬菜、水果、粗粮都富含膳食纤维,是准妈妈餐桌上必不可少的食物。

❷ 含油脂、果胶等有润滑肠道作用的食物,也可以预防便秘,如香蕉、芝麻、杏仁、松子仁、蜂蜜、猪油等。

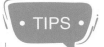

TIPS

　　准妈妈容易遭受便秘与痔疮的困扰,要缓解便秘,注意不可久坐,要多喝水,吃些润肠通便的食物,这些都是促进消化与排便的重要手段。

不能依靠补品来获得营养

很多人在孕期会吃海参、燕窝、虫草等高级补品,但是不建议准妈妈盲目滋补,主要有以下几方面的原因。

❶ 大部分准妈妈不是病人,只需要合理饮食即可。

❷ 补品是有针对性的,除了那些体质特别弱的准妈妈需要在医生的指导下进食滋补珍品,尽量不要随意吃补品。

❸ 不要有多吃多补的心理,吃得太多、太好反而容易造成身体负担,摄入和消耗不均衡,最终带来超重等一系列营养与健康问题。

❹ 高级补品因为利润高,造假的概率也很高,容易买到假货。

❺ 在中医医生的指导下进食补品。

建议准妈妈对各类营养品都抱着一颗平常心,一种食物营养价值再高,都比不上多种食物的搭配,所以平日饮食适当搭配五谷杂粮、蔬菜、水果、牛奶、坚果才是最好的,只要丰富了食物种类,营养是不会有问题的。

补充优质蛋白质,有助于产后泌乳

一般女性平均每天需要蛋白质 60 克,可一旦怀孕,为了满足胎儿生长的需要,母体的蛋白质需要量就会增加,而且随着妊娠期的延长而不断增加,在怀孕的早、中、晚期,每天应分别额外增加蛋白质 5 克、15 克和 20 克。

孕晚期储备足量的蛋白质不仅对胎儿有利,而且对产后乳汁分泌也十分有利,因为蛋白质是乳汁的主要成分之一,蛋白质充足,乳汁分泌也能更顺畅。

鱼、蛋、奶及豆类制品中的蛋白质属于优质蛋白,相对而言,动物性蛋白质在人体内吸收利用率较植物性蛋白质吸收利用率高。

日常生活保健

常做噩梦要引起重视

孕晚期准妈妈子宫已经极度胀大,各器官、系统的负担也接近高峰,心理上的压力也是比较重的。体型的变化造成了行动不便,很多准妈妈会出现情感不稳定、精神压抑等心理问题,甚至会因心理作用而自感全身无力、晚间睡不好并胡乱做梦。偶尔做梦是心理压力的反映,只要能保持每天的正常睡眠时间,倒也不用特别担心。

假如准妈妈夜间常做噩梦、易醒,次日醒来感觉倦怠、犯困、头晕等,且每周出现 2 ~ 4 次,一定不要掉以轻心,要及时到正规医院接受诊断和治疗。

解决做噩梦的唯一有效措施,就是加强孕期的心理卫生,不要有心理负担,出现心理问题或者疑虑应及时找医生或心理咨询师咨询或治疗,保证身心健康,愉快地度过孕期。

为了提高睡眠质量,上床前可以洗个热水澡或用热水泡泡脚,有助于睡前放松,有利于睡眠。

提前安排月子里的繁杂事

离宝宝出生就只有 1 个月啦，趁现在有时间和精力，赶紧提前安排好月子里的那些琐碎的事吧。

新妈妈坐月子多半时间在室内，要为自己准备几套棉质睡衣和软底鞋，方便在家穿着。为了防止寒从足生，还要准备几双棉袜，做足保暖的工作。当然还要为宝宝的哺乳做准备，准妈妈这时要多备几只新胸罩。如果是夏天坐月子，记得为自己备上一瓶爽身粉，让夏天过得更清凉、舒适。

新妈妈体虚，在坐月子时一定要好好休息，这一段时间内不要进行重体力劳动，也不要过于操心、费神。这就需要早点确定能够照顾新妈妈的人，可以是自己的婆婆或妈妈，也可以请月嫂。

新妈妈月子期间有一些必需的营养品，如红糖、红枣、小米、挂面、鸡蛋等，这些食物最好提前采购，这样一出院就可以马上做来吃。

提前确定到哪家医院分娩

在选择分娩医院时，最好在产检医院进行分娩，因为有妊娠期全部信息。另外，还可从如下两个方面加深对医院的了解，然后再确定是否在这家医院分娩。

首先，准妈妈应通过多种渠道，了解当地多个产科医院的情况。例如咨询有过生产经验的朋友、熟人或亲戚，也可以通过网络查询等方式，了解产科医院的硬件设施、医生的技术水平等，诸如住院条件、床位是否紧张、是否配餐、病房是否可以自由选择、紧急抢救设备或血源是否充足、能否选择分娩方式、分娩时家人能否陪伴、产后有无专人护理、剖宫产率是否很高、新生儿的检查制度是否完善、产后有无喂养专家指导等，这些都是评判一个医院医疗和服务水平高低的重要指标。

其次，准妈妈应了解自身情况，有内外科并发症的准妈妈需要选择综合医院，因为专科医院缺乏治疗并发症的医疗设备和技术力量，治疗这类疾病的药品也少。如果准妈妈有妊娠高血压综合征、妊娠糖尿病、心脏病等产科并发症，可以在妇产专科医院的产科分娩。不过，如果准妈妈患有急性脂肪肝、急性重症肝炎等疾病，以及发现有各类肝炎、梅毒、艾滋病等并发传染病，应当前往消毒和隔离条件较好的传染病专科医院的产科待产。

公立医院与私立医院对比

公立医院与私立医院对比表

医院类型	公立医院	私立医院
医疗设备	不同医院有所差异	设备先进
医疗水平	相对较高,有保障	视医护人员经验
医护人员	充足,但主治医生更换频繁,诊疗时间长,需要排队	有专职的医生全程负责,工作时间比较弹性,可预约
医疗环境	一般	较好
收费情况	有统一收费标准,经济实惠	价格会稍高,需要提前了解

勤数胎动,及时发现异常情况

数胎动是最好的母胎联结方法,是进行胎教的好机会。同时也是观察胎儿状态的最简易的方法。

接近分娩,胎动减少

孕晚期监护胎儿在子宫内是否缺氧的主要方法是准妈妈自数胎动、胎心监护、超声生物物理评分和脐动脉血流测定。最简单、实用、方便且能随时进行的就是准妈妈自数胎动了。孕 36 周后,由于子宫空间相对小、胎头入盆等因素,胎动次数较前几周减少 20% ～ 30%。

如何对胎动进行统计

数胎动时可采取任何体位,一定要思想集中,及时做好计数标记,以免遗漏。胎动的强弱和次数,个体间的差异很大,要按准妈妈习惯感受的胎动计数。每天早、中、晚固定时间各测 1 小时胎动数,3 次相加总数乘以 4,即为 12 小时胎动数。

孕晚期胎动次数

一般胎动 ≥ 3 次 / 小时或 12 小时胎动在 20 次以上为正常。胎动 ≤ 3 次 / 小时或 12 小时胎动 ≤ 20 次则为异常。准妈妈可将每周的胎动次数算出平均数,如果每天胎动次数大于平均数的 50%,或小于平均数的 30%,也为异常胎动。如果胎动频繁或无间歇地躁动,可能是胎儿宫内缺氧的表现。

运动以平稳和缓为原则

随着孕期月份的增加,准妈妈肚子逐渐突出,使身体的重心向前移,背部及腰部的肌肉常处在紧张的状态,这时进行运动的目的就是舒展和活动筋骨,一定要注意安全,本着对分娩有利的原则,千万不能过于疲劳。这时的运动要掌握一个总的原则就是平稳和缓,防止运动伤害。体操、孕期瑜伽是此时最适合的运动项目。

体操

体操不是广播体操,而是一些简单的伸展运动。比如坐在垫子上屈伸双腿,平躺下来轻轻扭动骨盆等简单动作。这些动作虽小,但是作用显著。可以加强骨盆关节和腰部肌肉的柔软性,既能松弛骨盆和腰部关节,又可以使产道出口肌肉柔软,同时还能锻炼下腹部肌肉,有利于顺产。

瑜伽

孕期瑜伽可不是要去挑战高难度的动作,而是进行呼吸吐纳的练习以及进行肌肉力量和协调力的锻炼,这对分娩时调整呼吸很有帮助。

• 协和专家特别提醒 •

了解这些技巧,成为产床上的大力士

"憋住气,全身的劲儿都往下使,用力! 用力!"

没错,这是产科医生或助产士接生时都会说的话。孩子要怎么生? 光知道生孩子的方法,如果肌肉的力量不够,无论医务人员喊多少遍"用力! 用力!",孩子生得也是费劲儿的。分娩本质上是一种在神经、激素调节下进行的一系列肌肉收缩与舒张的运动,孕期要多做分娩用力肌群的力量锻炼,分娩时才会有力气生孩子。

力量锻炼? 要上健身房吗? 如果准妈妈有时间,有专门的老师指导,那是极好的,但如果工作忙没时间,那可要好好看看下面的这些分娩用力肌群力量锻炼的轻运动,这些都是准妈妈随时随地、有事儿没事儿都可以做的小运动。

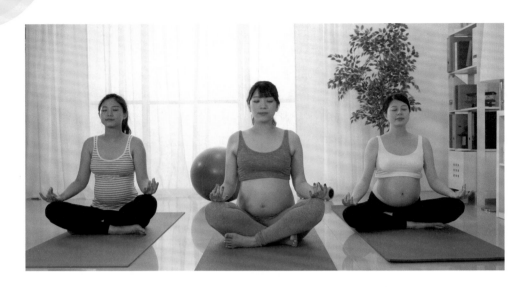

腹部肌肉力量锻炼:腹式呼吸

腹部肌肉力量的训练可以用简单的腹式呼吸运动达到锻炼目的。把自己的腹部想象成一个气球,用鼻子吸气,气球膨胀,感觉自己的腹部微微凸起,后用嘴巴呼气,气球变瘪,感觉自己的腹部回到原来的位置。我们平躺时的呼吸就是腹式呼吸,所以处于平卧或半卧状态时,我们就可以进行腹式呼吸锻炼。同时,腹式呼吸还能让我们提前适应分娩时用力的状态,因为分娩时"屏气用力"的感觉和腹式呼吸吸气时的感觉十分相似。

盆底肌锻炼:开电梯

盆底肌锻炼不仅可以增强我们的分娩肌力,还能有效预防产后尿失禁,准妈妈们一定要好好学习,积极锻炼。在进行盆底肌锻炼之前,我们先要找到盆底肌。尝试在小便时中断排尿,突然收紧的肌肉就是盆底肌(尝试一两次找到感觉即可,不能经常中断排尿,否则会引发泌尿系统疾病)。

找到盆底肌后,我们就可以用"开电梯"这种有趣的轻运动方式进行力量锻炼。把盆底肌收缩的过程想象成电梯一层层地上升,一点一点地收缩盆底肌,默数"1层、2层、3层……"同时向上跷起脚尖,当达到收缩极限时,我们再一点一点地放松盆底肌,电梯一层一层地下降,默数"4层、3层、2层……"脚跟缓慢落下。

无论站着、坐着还是躺着,随时随地都可以通过"开电梯"的肌肉锻炼方式来增强自己的盆底肌群力量,而且在公众场合不易被别人发觉,可以减少尴尬,也能成为工作之余放松、减压的好方法。

大腿根部肌肉力量锻炼：踮脚、下蹲、后背靠墙

踮脚、下蹲、后背靠墙这三种轻运动，可以轻松帮您达到大腿根部肌肉力量锻炼的目的。

踮脚就是抬起脚跟，踮起脚尖，如此简单的动作就能帮助准妈妈增强大腿根部的肌肉力量。踮脚的时候，为了保证身体的稳定性，建议两脚分开，与肩同宽，同时为了增强运动的效果，可以在踮脚时有意识地收缩大腿部肌肉，感觉大腿发酸、发胀，说明锻炼到位。

简简单单的蹲下起立也能带来不错的大腿肌肉锻炼效果。我们都有这样的体验，下蹲起立时大腿会有酸胀的感觉，这就是肌肉得到锻炼的表现。而且，下蹲的状态可以扩大我们的骨盆空间，促进子宫口扩张，是待产时较为推荐的自由体位之一。同时，也是出于安全性考虑，下蹲的时候最好能手扶把手，双脚分开与肩同宽，保证重心的稳定。

还可以进行后背靠墙的练习，注意膝关节不要超过脚尖，大腿与小腿的角度维持在 90° 或 120°，坚持 30 秒到 60 秒，循序渐进。

以上的这些运动方法都很简单，对吧？但它们对于肌肉力量的锻炼效果都很显著。有事儿没事儿都可以做，锻炼效果也挺不错的，对于这些"性价比"极高的分娩肌群锻炼方法，准妈妈一定要好好利用！一份付出，一分收获，简简单单地运动，轻轻松松地分娩。如果准妈妈平时不重视分娩肌群力量锻炼，等到上产床生孩子费劲儿的时候，可不许大喊大叫、哭鼻子啊！

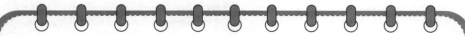

大夫贴心话

了解运动是基础，坚持锻炼是关键。建议准妈妈将这些小运动融入每天的生活当中。

站着没事儿的时候，或是排队、等电梯的时候，我们就可以踮踮脚，下个蹲，起床后或是入睡前也可以躺在床上做一做腹式呼吸，还有工作疲倦了，坐在椅子上开开电梯，让自己放松一下。

轻运动、易分娩，坚持每天锻炼，现在的付出，在产床上都会得到满意的回报。希望大家都能成为一名幸福的"产床大力士"！有很好的分娩体验！

利用健身球,锻炼盆底肌肉

健身球的健身效果良好,对脊柱和骨盆的锻炼特别有效。它能训练人体平衡能力,增强人体对肌肉的控制能力,提高身体柔韧性和协调性,锻炼时也比较安全,不容易出现损伤,很适合准妈妈。

准妈妈利用健身球可以做一些伸展运动,预防肌肉酸痛及受伤,促进身心松弛。健身球还有按摩的作用,当人体与球接触时,健身球就会均匀地给人体按摩。

准妈妈要充分利用健身球的这两种特质,一边玩球,一边健身,迅速掌握球操的技巧。做球操时心率保持在每分钟115～135次,这个强度不会让人感到气喘。另外,做球操时注意不要过分伸展,保证身边有人陪护,防止出现意外。

预防胎膜早破

胎膜早破就是通常所说的提前破水,正常情况下只有当宫缩真正开始,宫颈不断扩张,包裹在胎儿和羊水外面的卵膜才会在不断增加的压力下破裂,流出大量羊水,胎儿也将随之降生。提前破水是指还未真正开始分娩,胎膜就破了,阴道中的细菌会侵入子宫,给胎儿带来危险,因此要尽量预防。预防早期破水的发生,需做好以下几点。

❶ 定期到医院接受产前检查。

❷ 注意孕期卫生,及时治疗霉菌性阴道炎和其他妇科炎症。

❸ 注意保持膳食的平衡,保证充足的维生素C和维生素D的摄入,保持胎膜的韧度。

❹ 怀孕期间如果分泌物比较多,有感染的现象,应该及时到医院就诊,接受治疗。

❺ 孕晚期(尤其最后1个月)一定要禁止性生活,避免对子宫的任何压力。

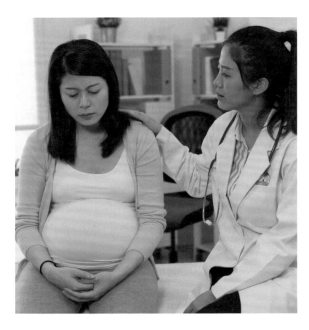

⑥ 如果是多胞胎,要多观察宫缩情况。

⑦ 避免过度劳累和对腹部的冲撞。

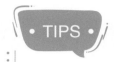

　　如果感觉阴道突然有大量液体流出,像尿液那样,可能是胎膜早破,有可能引起感染,也有脐带脱垂危害胎儿的可能,这时应该立即平卧,并立即叫救护车送往医院。

准妈妈胎教进行时

注意随时观察胎儿的反应

　　孕晚期,肚子里的胎儿反应已经非常灵敏了,准爸妈在进行胎教时,他还会回应,准爸爸和准妈妈一定要注意随时观察。

随时注意观察胎儿的反应

　　其实胎儿也有生物钟,他会在每天固定的时间里让准妈妈感受到胎动,这是准妈妈与胎儿交流的最佳时机。

　　一般准妈妈进行胎教的时间是固定的,如果到时间了而准妈妈却没有为胎儿"上课",他一般都会有反应,准妈妈会感觉到胎动非常厉害,这是胎儿在对准妈妈提出抗议。此时若准妈妈马上给他上课,他会像平时一样,安静地听准妈妈讲故事或者听音乐,或者随着音乐有规律地踢准妈妈的肚子。要是准妈妈此时还不给他"上课",他的意见就大啦,准妈妈最好跟他解释一下,他可是能听懂的。因此,准爸爸和准妈妈在做胎教时,最好能随时观察胎儿的反应,如果胎儿出现持续胎动过频或幅度过大,可能胎儿对这种胎教形式并不喜欢,对胎儿身体刺激过大,最好停止胎教。

　　并不是说只有胎教的时候胎儿才会有反应,只是胎儿在胎教时的反应更容易被准爸爸和准妈妈发现而已。如果注意观察,准爸爸和准妈妈会发现,其实胎儿一直在用不同的方式跟你们交流。

教胎儿认识一些简单的字

胎教的内容不应该一成不变,应该随着时间的推移而进行调整。孕中期的音乐和孕晚期选择的音乐要不一样,妈妈讲故事的长度和思想深度也应该有变化。

分娩前一个月,准妈妈还可以教胎儿认识一些简单的字,这可不是走形式,还未出生前让胎儿接触一些简单的字,在出生后进行早期教育的时候,会省不少力气。

怎么教胎儿认字

准妈妈可以一边想这个字,一边写下来,然后念给胎儿听,并且详细地为他 / 她解释这个字,最好能举一反三,这样不仅教会了他 / 她认字,还教会了他 / 她正确、有效的思维方法,一举两得。

比如,先教胎儿"人"字,告诉他 / 她这个字指的就是像爸爸妈妈这样的,可以直立行走,能够运用工具的高等动物。然后在"人"字上加一横,就是"大"字。等胎儿认识了"大"字,还能教他认识"大"的反义词——"小"。如果在"人"字上加两横呢,又是另外一个字"夫","夫"字中间加两个点就成了"夹"。

看看这样是不是挺简单的,胎儿也会很乐意用这样有趣的方式来识字的。

名画《舞蹈》,听听生命的呐喊

田地之间,被涂成土红色的人体在尽情舞蹈,舞者的姿态具有无限的张力,充满了激情。这不仅是生命的舞蹈,更是生命的呐喊。

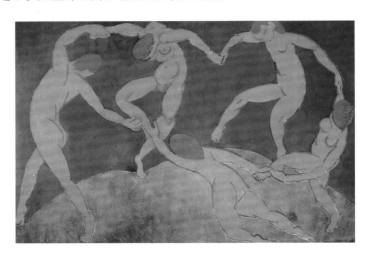

腹式呼吸,缓解孕期不适

腹式呼吸可以让准妈妈的神经镇静,消除紧张与不适,在分娩或阵痛时,还能缓解准妈妈的紧张心理。

练习腹式呼吸时,可以在背后靠一个小靠垫,把膝盖伸直,全身放松,两手轻轻放在肚子上。然后鼻子慢慢地长吸一口气,直到腹部鼓起为止;吐气时,把嘴缩小,缓缓地将身体内的空气全部吐出来。吐气的时候要比吸气的时候用力,慢慢地吐。每天做 2 ~ 3 次,每次 10 ~ 20 分钟。

练习腹式呼吸时注意要尽量拉长呼吸的周期,保证呼气、吸气的比例是 1 : 1,不要憋气。如果不会拉长呼吸,可以采用补吸和补呼的方式,也就是在吸满 / 呼出一口气之后再有意识地扩张 / 收缩腹部。这种方法可以补充气体的体积,帮助呼吸练习更加有效。练习时若出现不适的状况,要立即停止,调整自然顺畅的呼吸。

职场准妈妈须知

休产假前要考虑的事情

如果怀孕期间选择了继续工作,那么到了怀孕第 9 个月就必须考虑休产假的事情了,并在休产假前尽量安排好工作上的事情。

国家法定的产假不少于 98 天,有 2 周产前假,因此,准妈妈可以根据自己的实际情况决定回家待产的日子。

如果准妈妈身体较好,工作环境及工作量对怀孕的影响也不大,完全可以不用辞职,可以工作到孕期的第 36 ~ 38 周,也可以一直工作到分娩前的最后 1 周或 2 周再考虑休息。当然,对于那些高龄妊娠或有早产危险的孕妈,则要听从医生的安排,如需要住院监护或在家休养等,不可为了工作而拿自己的身体冒险。

在休产假之前,准妈妈应做好交接工作,所从事的工作不可替代性越高,交接准备工作就越复杂,最好是在产假前一两个月就开始着手准备,应让交接的同事了解工作的脉络与流程,并提前进入工作状态,以备出现早产等症状时能轻松离开。

在之后的产假中,准妈妈也要注意与交接的同事保持联系,关心一下交接同事的工作状态,这对以后重返工作岗位有很大的帮助。

产假的法律规定

我国法律以及各公司对于怀孕职工的产假都有特殊的照顾政策,准妈妈可以了解一下。

一般公司的规章制度里会清楚地写明产假的相关规定,如果公司根本没有这些方面的相关规定,可能需要与主管沟通。在沟通前,你要先明确想要了解清楚的事宜。

① 产假期间的薪水支付。

② 能不能出具留职证明,以保证你的工作机会不受剥夺。

③ 可以给你多长时间的产假。

④ 是否允许你以其他的假(如病假、事假、年假)来延长产假。

⑤ 对于产假延期有何相关规定:支薪? 不支薪? 还是部分支薪?

⑥ 兼职在家工作的可能性如何。

国家法定的产假权利

2012 年 4 月 18 日,国务院常务会议审议并原则通过《女职工劳动保护特别规定(草案)》,草案将女职工生育享受的产假由 90 天延长至 98 天。

晚婚、晚育夫妻双方中有一方可申请增加产假天数。多胞胎生育的,每多生育一个婴儿增加产假 15 天。

丈夫的护理假由是否是晚育及所在省份的规定决定,大多数省份《人口与计划生育管理条例》中都规定了晚育者丈夫护理假的时间,一般在 7 ～ 10 天,有的地方甚至可长达 1 个月。

• TIPS •

准妈妈怀孕后将受到劳动法的保护,在孕期、产期、哺乳期内享受以下特殊的权利。

1. 女职工在孕期、产期、哺乳期内,单位不得辞退,不得降低其基本工资。

2. 孕期与哺乳期,用人单位不得安排强度大的、有危险性的工作。怀孕 7 个月以后不得安排加班和夜班。

准爸爸课堂

准爸爸陪产，准妈妈更坚强

准爸爸进产房陪产，能给准妈妈精神支持，有效地消除准妈妈的恐惧、紧张等情绪，帮助准妈妈树立分娩的信心。在准妈妈阵痛时，可以为其按摩，减轻阵痛的不适。同时还可以给准妈妈精心的照顾：喂饭、擦脸、按摩、讲故事、唱歌、放音乐等，减轻准妈妈的痛苦。

不过有的爸爸在陪产后有心理障碍，不愿进行性生活，因为看到了妻子分娩的痛苦，所以产后再进行性生活时就会联想到分娩的画面，有些爸爸会感到内疚、恐惧甚至不由自主地厌恶性交，从而出现心理性的勃起功能障碍。所以，要提前进入孕妇学校学习分娩知识，上模拟产房体验生产过程。

准爸爸也有"妊娠反应"

约90%即将做父亲的男子会出现妊娠症状，如恶心欲吐、食欲缺乏，或想吃特定食品。准妈妈分娩时准爸爸会焦虑、食欲缺乏、腹胀，有时还会抑郁、失眠、易怒、头痛。这主要是心理因素造成的，女性孕期的气味也会促使准爸爸们的激素分泌产生条件反射性变化。

准爸爸的"妊娠反应"，通常来自几个方面，一是对孩子性别的过分关注；二是准妈妈的生理反应和焦躁情绪会影响准爸爸，特别是性格比较外向的男性，更容易在准妈妈分娩前夕出现焦虑反应。准爸爸需要做的是多关怀准妈妈，感受和分享胎儿带给家庭的喜悦，了解孕产知识，参与胎教活动，就能够认识到孕育的艰辛，增加对准妈妈的关怀和体贴，用男性宽广的胸怀来分担准妈妈的情绪，陪伴准妈妈一起迎接挑战。

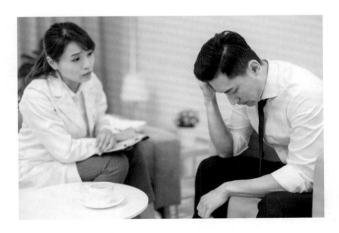

做一道芦笋鸡柳，增强准妈妈的食欲

材料 | 鸡脯肉 200 克，芦笋 200 克，胡萝卜 100 克，葱末、姜末各 1 小匙，水淀粉
1 大匙，料酒、酱油各 2 小匙，盐 1 小匙，香油适量。

做法 | 1. 将鸡肉洗净切条，用 1 小匙料酒和 1 小匙酱油腌制 5 分钟；芦笋洗净，
切成小段；胡萝卜洗净切条备用。
2. 锅内加入植物油烧热，放入葱末、姜末爆香，依次倒入鸡肉、胡萝卜和
芦笋，加料酒和盐炒至断生。
3. 用水淀粉勾芡，淋入香油即可。

为胎儿唱《采蘑菇的小姑娘》

放松心情，想象自己和胎儿正漫步在一个青草味浓郁的树林中，地上有很多美
丽的蘑菇，小松鼠在树上跳着，小鸟唱着动人的歌曲，随着音乐响起，小蘑菇也欢快地
摇动起来，那一定是个很温馨、很美丽的画面。不妨听着这首轻松的《采蘑菇的小姑
娘》，尽情想象吧。

采蘑菇的小姑娘，
背着一个大竹筐，
清早光着小脚丫，
走遍森林和山冈。
她采的蘑菇最多，
多得像那星星数不清，
她采的蘑菇最大，
大得像那小伞装满筐。
噻罗罗罗哩噻罗哩噻……
谁不知这山里的蘑菇香，
她却不肯尝一尝，
盼到赶集的那一天，
快快背到集市上，
换上一把小镰刀，
再换上几块棒棒糖，

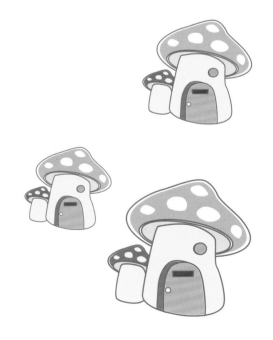

和那小伙伴一起，

把劳动的幸福来分享。

噻罗罗罗哩噻罗哩噻……

孕期不适与疾病

痔疮

随着孕周的增加，子宫不断增大，准妈妈腹腔内压力不断增加，会压迫或阻碍静脉回流，直肠静脉的回流受阻，使得痔静脉丛压力增加而引起高度曲张，同时子宫压迫直肠肛门部位，这也会造成痔疮的发生。痔疮发展到一定程度可脱出肛门外，形成外痔。在行走、咳嗽等腹压增加的情况下，痔块就会脱出，坐、行走、排便时都会疼痛难忍，严重者会影响正常工作和生活。因此，准妈妈在孕期要养成好习惯，预防痔疮的发生。

不要久忍大便，养成定时排便的习惯。排便时专心致志，不看手机也很重要。每次蹲厕所的时间不要超过 10 分钟，以免引起肛管静脉扩张或曲张。排便后用温水清洗肛门，促进肛门处血液循环。

多吃膳食纤维含量丰富的新鲜蔬果，不要吃辣椒、大蒜、大葱等刺激性食物。平时注意多饮水、少喝饮料。排便困难时可多吃些芝麻、核桃等含丰富植物油脂的食物，以起到润肠的作用。

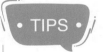

做提肛运动和按摩预防痔疮

提肛运动：并拢大腿，吸气时收缩肛门，呼气时放松肛门。每日做 3 次，每次 30 下，能增强骨盆底部的肌肉力量，有利于排便和预防痔疮发生。

按摩肛门和腹部：大便后用热毛巾按压肛门，顺时针和逆时针方向各按摩 15 分钟，能改善局部血循环。腹部按摩则取仰卧位，双手在下腹部顺时针和逆时针方向各按摩 15 次，每日早晚各进行 1 次，有利于防止便秘，也有助于痔疮的好转。

胎盘早剥

孕 20 周后或分娩期,正常位置的胎盘在宝宝娩出前,部分或全部从子宫壁剥离,称为胎盘早剥。胎盘早剥是孕晚期的一种严重并发症,起病急、进展快,若处理不及时,可能危及母婴生命。有些轻型胎盘早剥在临产前无明显症状,只在产后检查胎盘时,发现早剥处有凝血块。

准妈妈若有妊娠高血压导致的血管病变、动脉痉挛或硬化,引起远端毛细血管缺血坏死,以致破裂出血,血液流至某处形成血肿,导致胎盘自子宫壁剥离。外伤(特别是腹部或腹部直接受撞击等)、行外倒转术矫正胎位、脐带过短或脐带绕颈均可能促使胎盘早剥。孕晚期准妈妈长时间取仰卧位,会发生仰卧位低血压综合征。此时妊娠子宫压迫下腔静脉,回心血量减少,血压下降,而子宫静脉瘀血,静脉压升高,造成静脉瘀血或破裂,导致部分或全部胎盘自子宫壁剥离。

胎盘早剥会危及母婴的生命安全。胎儿未娩出前,胎盘可能继续剥离,难以控制出血,持续时间越长,病情越严重,并发凝血功能障碍等并发症的可能性也越大。因此,一旦确诊,必须及时终止妊娠。根据胎次、早剥的严重程度和胎儿状况及子宫口情况而决定是顺产还是剖宫产。

产前检查

脐带绕颈要坚持数胎动

看到超声报告单上"胎儿颈部有压迹",这就是脐带绕颈,根据脐带缠绕颈部的圈数可见 U 形、W 形和"品"字形。准妈妈看到脐带绕颈往往会莫名地感到害怕,其实脐带绕颈的发生率比较高,大概有 1/3 左右。一般情况下,脐带缠绕比较松弛,就像围巾套在脖子上一样,不影响脐带血循环,不会危及胎儿,而且胎儿可能自行绕出,不用太担心,准妈妈只要做到下面几点即可。

❶ 坚持数胎动,胎动过多或过少时,应及时去医院检查。

❷ 坚持做好产前检查,及时发现并处理胎儿可能出现的危险状况。

❸ 通过胎心监测和超声检查等间接方法,判断脐带目前的情况。

胎儿出现脐带绕颈危险多发生于分娩期,这种情况会提前通过心跳、胎动等其他信号表现出来,此时医护人员一般是全程在为准妈妈做胎心监护,因此一旦出现异常就会引起医护人员的注意,并及时采取可行的措施,所以准妈妈不用过于担心。

测量骨盆,判断能否顺产

宝宝从母体娩出必须通过骨盆。除了由子宫、宫颈、阴道和外阴构成的软产道外,骨盆是产道最重要的组成部分。分娩的快慢、顺利与否,都和骨盆的大小与形态有着密切的关系。狭小或畸形骨盆均可引起难产。胎儿能不能通过骨盆顺利娩出,既与骨盆的大小有关,也和胎儿的大小有关。为了弄清骨盆的大小和形态,了解胎儿和骨盆之间的比例,产前检查时要测量骨盆。

骨盆的大小是以骨盆径线长短来表示的。骨盆的大小与形态,因个人的身体发育情况、营养状况、遗传因素及种族差异而不同。

骨盆的大小与形态都很重要。骨盆形态正常,但各条径线均小于正常径线最低值2厘米以上,会发生难产。若骨盆形态轻微异常,但各径线均大于正常低值径线,则可能经阴道顺利分娩。

如骨盆外测量各径线或某一条径线异常,应在临产时行骨盆内测量,并根据宝宝大小、胎位、产力选择合适的分娩方式。

屁股大小并不决定分娩难易

屁股大的准妈妈生起来快,屁股小的准妈妈生起来难,实际上这是不准确的。衡量分娩难易的条件之一是骨盆形态,但是骨盆形态无法由肉眼透视,并不是屁股小的准妈妈骨盆就小。

骨盆由两侧髋骨、骶骨及尾骨连接而成,也就是通常所说的"骨产道"。医生会依照骨盆入口的形态,将骨盆分为四类:①女式,即圆形或横卵圆形;②男式,即心脏型或楔形;③扁平式,即横卵圆形,但前后径很短;④类人猿式,即前长后卵形。

这四类骨盆对分娩的影响,以"女式"及"类人猿式"较有利于自然生产,"男式"及"扁平式"都不利于自然生产。

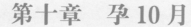

第十章 孕10月

胎儿身体发育

这个月胎儿的生长发育达到高峰,身长约为 50 厘米,重量 2900 ～ 3400 克。胎儿皮下脂肪继续增厚,体态圆润,皮肤皱纹消失,呈现有光泽的淡红色;感觉器官和神经系统发达,能够对外界的各种刺激做出反应;手脚肌肉发达,骨骼变硬,头发长出 3 ～ 4 厘米。最重要的是,胎儿的头部已经固定在骨盆中,胎动减弱,跟准妈妈一起安静等待分娩时刻的到来。

准妈妈的身体变化

随着胎儿进入骨盆,准妈妈的胃和心脏的压迫感顿时减轻,食欲逐渐恢复,呼吸变轻松,但尿频和便秘现象会更加严重。阴道的分泌物会增加,且有更多的乳汁从乳头溢出,并且开始出现不规则的宫缩现象。

营养与饮食

本月重点营养素

维生素 B12

本月胎儿的神经开始发育出起保护作用的髓鞘,这个过程将持续到出生以后。维生素 B12 对髓鞘的发育有着重要的促进作用。准妈妈本月每天以摄入 3.1 微克维生素 B12 为佳。维生素 B12 几乎只存在于动物性食品中,准妈妈可以从瘦肉、禽肉、低脂奶制品中获得。

维生素 K

准妈妈适量补充维生素 K,可预防新生儿因维生素 K 缺乏引起的颅内、消化道出血。

铁

除了胎儿需要在体内储存一定量的铁以外,准妈妈在分娩过程中也会失血。顺产出血量为 350 ～ 500 毫升,剖宫产失血量最高可达 750 ～ 1000 毫升。准妈妈应适量补充铁,避免产后贫血。

锌

胎儿对锌的需求量在孕晚期最高,准妈妈应每天摄入 9.5 毫克的锌。含锌食物有猪肝、猪腰、瘦肉、鱼、紫菜、牡蛎等,准妈妈可适量食用。

维生素 B1

孕 10 月准妈妈应补充各类维生素,尤其是维生素 B1。维生素 B1 在人体内仅停留 3 ～ 6 小时,因此必须每天补充。

不需要刻意增加饮食量,也不要刻意少吃

从怀孕第 8 个月开始到临产前,胎儿的身体长得特别快,他的体重通常是在这个时期增加的。所以准妈妈一定要合理地安排好饮食。

胎儿的大脑、骨骼、血管、肌肉都在此时完全形成,各个器官发育成熟,皮肤逐渐坚韧,皮下脂肪增多。准妈妈若营养摄入过多,会使胎儿长得太大,容易在出生时造成难产。按照以前的饮食结构就已经能够为胎儿提供足够的营养,不用担心他会营养不良。

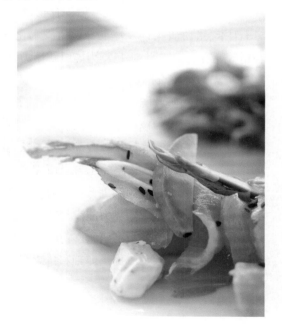

准妈妈此阶段的饮食最好以量少、丰富、多样为主。建议采取少食多餐的方式进餐,适当控制进食的数量,特别是高蛋白、高脂肪食物,防止血压升高。饮食的调味宜清淡,少吃过咸的食物,每天的盐量应控制在 6

克以下,不宜大量饮水。

准妈妈应选择体积小、营养价值高的食物,避免吃体积大、营养价值低的食物,以减轻胃部的胀满感。

注意摄入足量的钙和维生素,保证足够的优质蛋白质和必需脂肪酸的摄入。尿蛋白高的准妈妈应限制蛋白质、水分和食盐的摄入,植物油最好选用橄榄油或茶树油,每日不得超过 30 毫升(3 茶匙),每日食盐不得超过 6 克,以免引发妊娠高血压。要多吃含有优质蛋白质的蛋、牛奶、肉类以及大豆制品等,注意营养均衡。

还有些准妈妈担心宝宝太大,害怕难产,刻意少吃,也是不可取的。

产前慎服补气的中药

建议准妈妈在临产前不要吃人参、黄芪等补气的中药补品,人参、黄芪属温热性质的中药,产前服用会因为补气提升的效果而造成产程迟滞,甚至阵痛暂停的现象。

由于中药目前还没有像西药一样有十分详细的药理和副作用研究,所以建议准妈妈无论是否怀孕,都不要自行服用中药,避免不必要的风险。

产前吃些巧克力迅速补充能量

巧克力是大多数女性都喜爱的食物,特别是黑巧克力。每 100 克巧克力含热量 516 千卡、蛋白质 4.2 克、脂肪 30 克、碳水化合物 63.1 克,还有微量元素、维生素、铁和钙等。有研究表明,吃巧克力能缓解压力,使人心情变得愉快。

巧克力很符合准妈妈产前的生理需要。首先,它含有能很快被吸收、利用的碳水化合物,其被吸收、利用的速度是鸡蛋的 5 倍;其次,它富含准妈妈产前十分需要的营养素。它们可以加速产道创伤的恢复,还能促进母乳的分泌,增加母乳的营养成分。

临产前正常子宫每分钟收缩 3 ～ 5 次,正常产程需 12 ～ 16 小时,总共约需消耗热量 2.6 万焦,相当于跑完 1 万米所需要的能量。这些被消耗的能量必须在产程中加以补充,分娩才能顺利进行。准妈妈产前需要多补充热量,以保证有足够的力量,屏气用力,顺利分娩。巧克力能满足准妈妈的这些需求,而且它体积小,热量高,香甜可口,吃起来也很方便。准妈妈产前吃一两块巧克力,就能为分娩过程提供热量。现在还有分娩能量棒,可以提供即刻和持续两个小时的能量。

越临近预产期,越需加强补铁

临近预产期,准妈妈和胎儿的营养需求量都在猛增,许多准妈妈开始出现贫血症状。铁是组成红细胞的重要元素之一,所以,越临近预产期,越要注意铁元素的摄入。准妈妈要多吃含铁高的食物。

1 含铁丰富的食物:动物血、肝脏、鸡胗、牛肾、大豆、黑木耳、芝麻酱。

2 含铁良好的食物:瘦肉、红糖、蛋黄、猪肾、羊肾、干果。

3 含铁一般的食物:鱼、谷类、菠菜、扁豆、豌豆、芥菜叶。

4 含铁微量的食物:奶制品、蔬菜和水果。

存在于肉类、鱼类、肝脏等动物性食物中的铁大多属于血红素铁,易被人体吸收、利用,吸收率高达 10% ～ 25%;而存在于植物性食物中的铁属于非血红素铁,吸收率只有 1%。尽量多利用动物类食物补铁,提高吸收率。此外,柠檬酸、维生素 C、维生素 A、动物蛋白、果糖、山梨醇能促进铁的吸收。吃含铁食物的同时,吃一些含维生素 C 多的水果,会使铁的吸收率提高 4 倍以上。

减少补钙,以免胎儿头骨过硬

胎儿在母亲体内生长发育需要大量的营养元素,其中对钙的需要量达到了 40 克。我国营养学会推荐的膳食中钙的供给量标准为:孕前 3 个月每日 800 毫克,孕 4 ～ 6 个月每日 1000 毫克,孕 7 ～ 9 个月每日 1200 毫克。

从上面的标准可以看出,准妈妈对钙的需要量随着孕期的增加而不断地增大。孕晚期是胎儿牙齿和骨骼钙化的最后时期,对钙的需要量较大,如果准妈妈从饮食中摄入的钙够了,也就不建议额外补充。而且过度地补钙会造成胎儿头骨过硬,这样会增加从产道娩出的难度。

因此,孕晚期补不补钙,要看准妈妈的需要量和摄取量,不要把补钙独立出来,武断地说补还是不补。

补充维生素 B1,缩短产程

维生素 B1 又被称为抗神经炎素。在体内,维生素 B1 以辅酶形式参与糖的分解代谢,有保护神经系统的作用,还能促进胃肠蠕动、增加食欲。准妈妈对维生素 B1 的摄入量为每天 1.5 ～ 1.6 毫克。最后一个月里,准妈妈必须补充维生素 B1。如果维生素 B1 不足,容易引起准妈妈呕吐、倦怠乏力,影响分娩时子宫收缩,使产程延长,分娩困难。

维生素 B1 主要存在于种子的外皮和胚芽中,谷类食物一般含维生素 B1 较多,但谷类食物碾磨得越精细,维生素 B1 的含量就越少。植物性食物中,豆类和花生含维生素 B1 最多。在蔬菜中,苜蓿、枸杞、毛豆的维生素 B1 含量较多。动物性食物中,畜肉及内脏维生素 B1 很多。干酵母中含维生素 B1 最高,每 100 克为 6.53 毫克,可以作为治疗维生素 B1 缺乏的补充来源。

入院待产时的饮食

分娩相当于一次重体力劳动,能量消耗大,准妈妈一定要有足够的能量供应才行。那么入院待产时,准妈妈要怎么安排自己的饮食呢?

碳水化合物

碳水化合物在胃中停留的时间比蛋白质和脂肪短,不会引起准妈妈的不适感。这类食物稀软、清淡,容易消化吸收,在体内的供能速度快,可选择蛋糕、挂面、粥等。

流质食物

果汁、菜汤、牛奶等流质食物,既能补充水分,又能及时供给准妈妈所需的能量。如果准妈妈不愿意吃这些,可以通过输入葡萄糖、维生素来补充水分和能量。

水果

待产时由于阵痛频发,准妈妈出汗多,体力消耗大,如果不好好进食,容易引起脱水。这时准妈妈可以吃一些水分多的含糖水果,如西瓜、葡萄等,一方面解渴,另一方面其中的糖分可直接供应能量。

日常生活保健

再次检查确认待产包

由于孕 9 月后准妈妈随时有分娩的可能,准爸爸要做好一切准备。将待产包放在容易找到的位置;记下分娩医院的联系电话、乘车路线和孕期检查记录,以便准妈妈有分娩征兆时准爸爸可快速行动。

为防止准妈妈在家中无人时突然发生阵痛或破水,准爸爸要为准妈妈建立紧急联络方式,并随时携带手机。最好给准妈妈预留好离家较近的亲朋好友的电话和出租车电话,必要时请她们协助送准妈妈到医院。

决定要不要为宝宝保存脐带血

脐带血是宝宝娩出、脐带结扎并离断后残留在胎盘和脐带中的血液。

脐带血中富含的干细胞是具有自我复制和多项分化潜能的原始细胞,是机体的起源细胞,是形成人体各种组织器官的组织细胞。通过移植进入人体后,干细胞不仅可以分化为红细胞、白细胞和血小板,而且还可以跨系统分化为多种组织器官的细胞,可以对病变、衰老损伤的组织器官进行修复或替代。从目前临床应用来看,脐带血造血干细胞移植对治疗白血病、再生障碍性贫血、恶性血液系统、重症免疫缺陷等疾病均有很好的疗效。

脐带血库是专门提取和保存脐带血造血干细胞,并为患者提供查询的特殊医疗机构。脐带血必须立即处理,否则就会废弃。

与感冒等常见疾病相比,血液病的得病率低,因此,脐带血真正发挥作用的概率很低。而自留脐带血的使用权归存储者所有,不会被用来给公众做配型。因此是否保存脐带血,准妈妈和家人事先要商量好。

提前考虑胎盘的处置,是否留取胎盘干细胞

胎盘富含营养,有些地方会将胎盘当成补气养血的营养品食用,有些地方则带回家自己销毁或请医院销毁。一些准妈妈自行销毁胎盘的方式是埋到地下,但这样容易污染土壤和地下水,因此最好是请医院统一销毁。如果胎盘健康,会经过处理制成中成药。经过正规处理的胎盘对于一些体质虚弱的病人有提高免疫力的作用,正常人服用则毫无益处。如果胎盘可能传播传染病,医院会进行消毒处理后作为医疗废物进行处理。是否保存胎盘干细胞,准妈妈和家人也要做好充足的准备。

发生胎膜破裂(即破水)应该怎么办

胎儿在子宫内,周围包着薄薄的一层膜,叫作胎膜。羊水就包在胎膜里。临产后子宫收缩,压迫胎膜中的羊水作用到子宫口,使子宫口逐渐开大。在子宫口开大的

过程中,胎膜逐渐增大,一直到破裂,羊水流出,这个过程称为胎膜破裂,也就是常说的破水。在正常情况下,破水是在子宫口开全前后,破水时由阴道流出一股暖水,以后还会不断地向外流出。若是在临产前 12 小时就破水了,这就是胎膜早破。

准妈妈发生了破水,千万不要慌张,尽量减少活动,取仰卧位或半坐位姿势,马上通知家人,带好医保卡、准生证、户口本、身份证、产前检查手册等就医证件,立即去医院。在去医院前或在就医的路上与主治医师联络,确保得到及时处理。

胎位不正,提前去医院

正常的胎位应为胎体纵轴与母体纵轴平行,胎头在骨盆入口处,并俯屈,颏部贴近胸壁,脊柱略前弯,四肢屈曲交叉于胸腹前,整个胎体呈椭圆形,称为枕前位。除此之外,其余的胎位均为异常胎位。常见的胎位不正有胎儿臀部在骨盆入口处的臀位、胎体纵轴与母体纵轴垂直的横位,或斜位、枕后位、颜面位等。

胎儿位置不正,不易随着准妈妈用力而娩出,也不能自我调整位置以适应产道的变化,将给分娩带来程度不同的困难和危险,因此发现胎位不正的准妈妈,应提早入院,或在医生的帮助下纠正胎位,或以剖宫产结束妊娠。

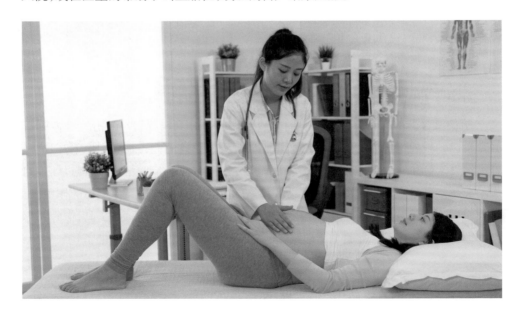

什么时候入院最合适

一般来说,准妈妈在分娩前 24 ～ 28 小时会经阴道排出少量血性黏液,这就是"见红",见红后观察胎动和宫缩,如果没有发现异常,不用着急去医院。当准妈妈感觉到宫缩,并确定阵痛开始时,就可以准备去医院了。

如果发现阴道有透明的水流出,这说明准妈妈已经"破水"了,这时,不管是否到了预产期,准妈妈都应当去医院。

多走动有助于顺产

怀孕的最后一个月,准妈妈仍然要保持运动,当然不是说要进行大汗淋漓的运动,适量的运动就好,此时推荐的运动是走动,哪怕是在室内走动就很好。准妈妈此时身体达到了最笨重的时刻,要走远路或者散步会太累,因此,可在室内多走走,不要总坐着或者躺着。

别小看这一步步的走动,这样小幅度的运动能帮助准妈妈顺产。此时胎儿的头部已经入盆,是一个向下的状态,准妈妈多走动可以帮助胎儿持续这样的状态,也有助于锻炼自己的体力,为分娩时积蓄产力,有助于分娩的顺利进行。

提前了解分娩时可能遇到的尴尬事

临近分娩,准妈妈大多数已经了解到不少分娩知识,这些知识告诉准妈妈该如何迎接分娩的到来。不过,分娩时除了努力配合产程外,还可能要应付一些不经意的尴尬事,我们在这里将它们列出来,希望能让准妈妈有一些思想准备,知道一切都很正常。

尴尬 1:遭遇男医生

遭遇男医生接生有些不可避免,几乎大部分准妈妈都会觉得非常难为情,但在医生眼里,这些是工作,是严肃的事情,也习以为常,他们只会从专业的角度看待准妈妈,所以准妈妈要尽快调整心态。

尴尬 2:被要求脱光

进入产房或手术室前,护士会为准妈妈做"备皮",即在肚子和大腿上部涂上肥皂液,然后剃除那些部位的体毛,为了方便,护士通常会要求准妈妈脱掉裤子,直至手术结束。

尴尬 3：会制造一些尴尬的声音

胎儿降生过程中会促使一些气体和大便从肛门排出，通俗地说，就是你可能会在产床上放屁或大便。不过，医生对这件事的态度很客观，他们认为这只是人体器官一种正常的运动，如果真的发生了这样的事情，准妈妈也不用感到难堪和不好意思，这完全是正常的反应。

尴尬 4：头脑一片空白

在分娩的紧要关头，准妈妈很容易就会忘掉分娩要点，这时助产士会随时提醒你怎样放松、怎样呼吸和用力，你只需按要求去做就可以了。

尴尬 5：宝宝第一眼并不可爱

这是必须给准妈妈打的预防针，现实生活中确实有准妈妈看到孩子第一眼产生厌恶情绪，宝宝第一眼不可爱是生理因素决定的，过一些日子就会变漂亮。分娩后，妈妈可以先好好地休息一下，然后给孩子喂奶，相信那时候你看小宝贝会越看越着迷。作为妈妈，要从为人母的那一刻，就要学会给宝宝无条件的爱。

准妈妈胎教进行时

多多复习，巩固胎教成果

怀孕的最后一个月，准妈妈的胎教训练可不要停滞，这是巩固胎教成果的最好时机。

孕晚期，准妈妈的身体很沉重，行动不便。前期进行的胎教训练，对胎儿进行各种有益刺激，胎儿已形成了条件反射，为了巩固这种条件反射，孕晚期更应坚持胎教。

益智题：妈妈肯动脑，宝宝才聪明

准妈妈应该少用电脑，远离辐射，那空闲的时间用来干什么？不如做做益智题，妈妈多动脑，开拓思维，也是在带动胎儿做头脑风暴，让胎儿更聪明。下面提供几道流行的益智题。

❶ **涨潮**：一艘船的绳梯悬挂在船的一侧，正好触及水面，这绳梯为每梯级 8 厘米，那么当水位上升 4 米时，水下将会有几个梯级？

❷ **过河**：杰克站在河的一侧岸边，他的狗站在河的另一边，杰克喊他的狗过来，于是狗就过了河，跑到了杰克身边，但狗身上却是干的。一滴水也没有，那么，这条狗是怎么过的河呢？

❸ **挖土**：在一个圆形的直径为 3 米、深度为 9 米的井内有多少土？

答案

❶ **涨潮**：无论水位怎么上升，船和绳梯都将随着上升，所以，不会有水漫过梯级。

❷ **过河**：有两种可能：一是河水封冻结冰了；二是河上有座桥，狗是沿桥过去的。

❸ **挖土**：一点土也没有。在挖井时已经将土挖出，所以，井内没有土。

欣赏《婴戏图》，想象胎儿玩耍的样子

这幅画作是清代画家焦秉贞的作品。焦秉贞是天主教传教士汤若望的门徒，精通天文，擅长画肖像。焦秉贞的作品从整体上看多用色浓重艳丽、布局紧凑、细致工整，采用西洋画法来安排布局。其山水、人物、楼观之位置，自近而远，自大而小，不爽毫发。

《婴戏图》中描绘了儿童玩耍、游戏的情景。画中一群小儿嬉戏打闹、形态各异，整个画面童真十足、兴趣盎然，充满欢乐的气氛。细赏此画，能将准妈妈带入一个充满童声童趣的绝美意境中，相信准妈妈能通过画面走入儿童纯真的世界中，展开对宝宝美好的想象，自然与淡泊的画境能令准妈妈心绪宁静，这是给胎儿最好的胎教。

聆听《摇篮曲》，妈妈唱给宝宝的旋律

《摇篮曲》歌词

睡吧，睡吧，我亲爱的宝贝，妈妈的双手轻轻摇着你，摇篮摇你，快快安睡，夜已安静，被里多温暖。

睡吧，睡吧，我亲爱的宝贝，妈妈的手臂永远保护你，世上一切美好的祝愿，一切幸福，全都属于你。

睡吧，睡吧，我亲爱的宝贝，妈妈爱你，妈妈喜欢你，一束百合一束玫瑰，等你醒来，妈妈都给你……

这首《摇篮曲》旋律舒缓、深情。准妈妈可以在睡觉之前听，随着轻柔的音乐，想象着腹中的胎儿，让胎儿在母爱的温暖下和准妈妈一同进入梦乡，做着天使般的梦。

当然，准妈妈在心情烦躁的时候也可以听一听这首神奇的《摇篮曲》，不仅能让胎儿安静地入睡，也可以让准妈妈的心情变得平和。

消除紧张的意念预产法

生产前的紧张多少是会存在的，消除紧张可以试试意念预产法。意念预产法即用自己的意念和想象进行生产的预演，进入一种真实的情境。结束后准妈妈会发现，其实生产并不是那么困难的事情。

意念预产法应用步骤

想象自己的产程已经开始了，慢慢地呼吸，现在自己正躺在舒服的产房里，全身放松，全部的注意力放在呼吸上。

阵痛开始了，准妈妈正在用产前训练学到的方式进行呼吸，这时宫颈张开，宝宝将要从子宫里出来了。调整呼吸，是的，现在有点痛，不过还能接受，这是宝宝要和妈妈见面的讯息。

全身的器官都在为宝宝的娩出努力着，妈妈也在努力。准妈妈要放松，这时宫颈张开得更大了，宝宝的头已经出来了，慢慢地宝宝被挤出了产道，此时宝宝的大部分身体已经出来了，完全出来了。宝宝来到这个世界了！

这种方法其实就是用思维进行生产的预演，缓解准妈妈的紧张情绪。如果准爸爸和准妈妈有机会上分娩教育课程，将是更理想的选择。

职场准妈妈须知

做好工作交接

在离开工作岗位,准备休产假前,要在主管领导的认可下与工作接手同事交接工作,这是一个很重要的环节。准妈妈要做的就是列出工作明细表,告知接手同事工作中的重点及可能遇到的问题,并亲自做示范,让接手同事了解你的工作脉络与流程,提前进入工作状态,这样也为自己提供了方便,万一出现临产症状,可轻松离开。

产后也别忘了跟同事保持联系

宝宝出生了,别忘了告诉同事们,与他们分享初为人母的喜悦。分享幸福的感觉还能拉近与同事的距离。

同事们有些已经为人父母了,还有些过着二人世界或者是单身贵族,但不管是什么身份,相信他们都会由衷地祝福你:你已经为人母啦!

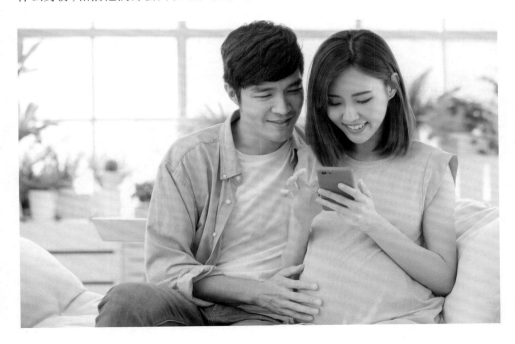

准爸爸胎教课堂

随时准备休产假

准妈妈临近预产期,准爸爸应尽量避免出差,跟单位提前打好招呼,随时准备休产假。陪伴准妈妈生产并照顾新妈妈和新生儿,既是男人的责任,也是准爸爸的义务。

协调婆媳关系

很多准妈妈由于和婆婆的生活习惯不同、思想观念不同而容易发生矛盾,这时候准爸爸就要在中间起调和作用,及时沟通双方关系,避免婆媳关系恶化,造成家庭不睦。

确定去医院的路线

准爸爸应提前确定去医院的路线以及要乘坐的交通工具,最好先演练一下去医院的路程和时间。考虑到准妈妈临产时间不确定,有可能会遇到交通堵塞,准爸爸最好再选一条备用路线,以便在最短的时间内到达医院。

做好准备,随时待命

到了孕期的最后一个月,准爸爸应该随时处于待命状态,保证准妈妈随时可以找到准爸爸。如果准爸爸因为工作原因需要暂时离开本地,也可以委托亲友来陪伴准妈妈。

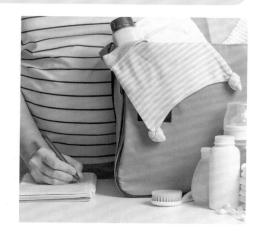

建议准爸爸把紧急时需要拨打的电话号码和住所等资料做成一览表贴在电话机旁,以便准妈妈在遇到紧急情况时不至于惊慌失措,表格内容提示如下。

紧急情况联系表

联系人	电话号码	地址	备注
住院的医院			（休假日、夜间就诊情况）
丈夫公司			（常去的地方、饭店等）
娘家			
婆家			
兄妹			
好友			
出租汽车公司			

给准妈妈准备临产食物

临产期间，由于宫缩的干扰及睡眠的不足，准妈妈胃肠道分泌消化液的能力降低，蠕动功能也减弱，吃进的食物从胃排到肠道的时间（胃排空时间）也由平时的 4 小时增加至 6 小时，极易积食。因此，最好不吃不容易消化的油炸或肥肉类油性大的食物。

建议准爸爸给准妈妈准备一些富含糖分、蛋白质、维生素且容易消化的食物。根据准妈妈自己的爱好，可选择蛋糕、面汤、稀饭、肉粥、藕粉、点心、牛奶、果汁、苹果、西瓜、橘子、香蕉、巧克力等多种食物。每日进食 4～5 次，少食多餐。

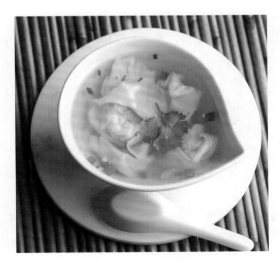

身体需要的水分可通过果汁、水果、糖水及白开水补充。注意既不可过于饥渴，也不能暴饮暴食。准妈妈若发生恶心、呕吐、进食过少的情况，应及时报告医生。

孕期不适与疾病

静脉曲张

孕晚期准妈妈容易受静脉曲张的困扰。静脉曲张最易发生的位置是腿部,最常见的症状就是站起来时腿部出现怒张的蓝色静脉,在小腿后面或踝部到腹股沟之间靠近腿部内侧的任何地方都可能出现这种蓝色,甚至可能发生在肛门附近或阴道内。准妈妈在怀孕期间体内激素水平改变,分泌增多的黄体素造成血管壁扩张,怀孕时全身血流量增加,使原本闭合的静脉瓣膜分开,造成静脉血液的逆流。同时胎儿和子宫增大,压迫骨盆腔静脉和下腔静脉,使下肢血液回流受阻,造成静脉压升高,曲张的静脉也会越来越明显。如果孕期体重过重,对下肢的血液循环造成影响,也容易产生静脉曲张。

如何预防静脉曲张

1 每天适度、温和地运动,帮助血液循环。

2 保持适当的体重,防止体重过度增加。

3 不要提过重的物品,避免压迫下肢静脉。

4 休息时将双腿抬高,帮助血液回流至心脏。

5 避免长期坐姿、站姿或双腿交叉压迫,否则易造成腿部静脉充血,使血液回流受阻。建议睡觉时用枕头垫高腿部。

6 睡觉时尽量左侧卧位,避免压迫腹部下腔静脉,减少双腿静脉的压力。

7 如果需要久坐,记得穿防血栓袜。

急产

医学上对急产的界定为:初产妇,每小时宫颈扩张的速度大于 5 厘米;经产妇,每小时宫颈扩张速度大于 10 厘米。或从有产前阵痛到完成分娩,只用了少于 3 小时,就是急产。

急产的一般表现为:孕 28 周以上的准妈妈,突然感到腰腹坠痛,很短的时间内就会有排便感,短时间内出现有规律的下腹疼痛,间隔时间极短。之后破水、阴道出血、出现排便感,甚至阴道口可看见胎头露出。

子宫连续不断地强烈收缩,会使胎盘的血液循环受到极大阻力,胎盘的血液供应因此减少,胎儿在子宫内缺氧,很容易造成窘迫,甚至窒息死亡。胎儿的过快出生,还可导致孩子不能及时适应外界气压的突然变化,造成颅内血管破裂,出现颅内出血,影响孩子日后的智力发育。

如果在非医疗场所发生急产,来不及去医院,准妈妈及家人要谨记以下几点。

❶ 叮嘱准妈妈不要用力屏气,要张口呼吸。

❷ 因地制宜准备接生用具,包括干净的布、消毒的剪刀、酒精等。

❸ 婴儿头部露出时,用双手托住头部,注意千万不能硬拉或扭动。当婴儿肩部露出时,用两手托着头和身体,慢慢地向外提出。等待胎盘自然娩出。

❹ 婴儿出生后,做好保暖工作,并用干净、柔软的布擦净婴儿口鼻内的羊水。不要剪断脐带,将胎盘放在高于婴儿或与婴儿高度相同的地方,然后尽快将产妇和婴儿送往医院。

过期妊娠怎么办

在自然临产的准妈妈中,仅 5% 左右正巧在预产期分娩,85% 左右在预产期前后2 周内分娩,这都属于正常范围。大于 42 孕周时分娩,被称为过期产。过期产属于不正常分娩,会给胎儿带来不良影响。

过期产的危害

❶ 胎盘功能退化:过期妊娠的胎盘常有退行性改变,俗称胎盘老化。主要表现为胎盘血管梗死、闭锁不通或不通畅,造成胎盘血流量减少,使胎儿生长发育必需的血氧和营养物质供应减少,导致胎儿营养不良和宫内缺氧。如果胎盘功能进一步衰退、临产时的宫缩较强等,都会引起胎儿明显缺氧,发生宫内窘迫,甚至导致胎死腹中。

❷ 影响新生儿发育:过期产宝宝出生后大多身体瘦小,皮下脂肪缺乏,皮肤干燥、多皱褶,犹如一个小老头,医学上称为"过熟儿"。过熟儿不仅发育差,而且还易发生新生儿脱水、低血容量、低血糖及代谢性酸中毒等并发症。出生后,新生儿窒息的发生率也高,是足月妊娠的 2 ～ 4 倍。

孕 41 周时可到医院催产

建议孕周大于 41 周的准妈妈都应及时到医院咨询医生,是否要结束妊娠。孕

41 周的胎儿发育已成熟,体重适中、颅骨不硬,分娩过程中发生难产、颅内出血等产伤的可能性很小,较安全。

如果规律产检,医院就会安排在孕 41 周左右催产。

了解药物催产

催产针的主要药物成分是催产素,催产素的作用是引起子宫平滑肌兴奋,促进子宫收缩,在用量得当的情况下,对胎儿的健康一般没有什么影响。在使用催产针催产时,一般会有医护人员随时看护,调节药物浓度和滴注的速度,从而控制子宫收缩的频率和强度。还有促宫颈成熟的前列腺素制剂。

羊水过少

羊水的性状、多少能够很好地反映宫内状况。

羊水是怀孕时子宫羊膜腔内的液体。到了孕晚期,羊水主要靠胎儿的尿液产生。在整个怀孕过程中,羊水是维持胎儿生命不可缺少的重要成分。孕晚期羊水量 < 300ml,为羊水过少;B 超诊断羊水过少的标准是羊水指数(AFI)≤ 5cm 或最大羊水池深度 ≤ 2cm。

如果发现羊水过少,首先要明确胎儿是否存在畸形,常见的胎儿畸形是泌尿系统畸形,如果存在,应尽早进行遗传咨询。如果胎儿是正常的,应寻找和排除羊水少的病因,比如喝水少、腹泻,复查超声。根据孕周、胎儿宫内情况、是否合并感染等综合情况决定是否终止妊娠、终止妊娠方式及是否行期待治疗。

羊水过多是指妊娠期间羊水量超过 2000 毫升,超声测量羊水四个象限的总数超过 20 厘米。主要症状为子宫增长速度过快,明显大于孕周,可有压迫症状。病因有胎儿疾病、多胎妊娠、胎盘脐带病变和妊娠合并症等。需根据胎儿有无畸形、孕周、孕妇压迫症状的严重程度进行处理。妊娠合并糖尿病,多胎妊娠等更容易发生。

羊水过多除了遵从医嘱查找原因和治疗之外,生活上的护理包括以下方面。

饮食护理

❶ 孕产妇饮食宜清淡、易消化,避免辛辣、刺激、生冷、过硬、过热的食物。

❷ 食物种类需注意多样性和营养均衡,建议多吃新鲜水果和蔬菜。

❸ 避免高碳水化合物、高糖负荷饮食,比如点心、蛋糕、白面等。

④ 建议多吃富含优质蛋白的食物,如蛋类、奶类、瘦肉类、鱼、虾、豆制品等。

⑤ 如果平常喝水过多的话,治疗期间适当减少饮水量,包括含有水分的各种食物,治愈后可正常补充水分。

生活习惯

① 运动方面,病情好转后可每日适当散步。

② 睡眠方面,保证足够的睡眠和休息时间,推荐左侧卧位。

③ 心理方面,孕妇和家属要树立治疗信心,避免过度焦虑。

④ 家属要注意关心孕妇,给予足够的支持和鼓励,注意孕妇负面情绪的疏导。

注意定期复查,关注羊水情况和胎儿生长情况。

产前检查

开始每周做一次产前检查

越接近临产,产前检查频率越高,36 周以后大约 1 周 1 次。这时准妈妈要密切观察,随时注意自己的身体是否有"风吹草动"。

检查项目

一般从 32 周开始,产前检查会加入胎心监护,每次约 20 分钟。从怀孕 37 周开始,每周要做一次胎心监护,借助仪器记录下胎儿瞬间心率的变化,这是了解胎动、宫缩时胎心率反应的依据,同时可以推测出胎儿有无缺氧。除此之外,血压、体重、宫高、腹围、血常规、尿常规、超声等仍是例行的检查项目。

重要内容

确认胎位是临产前很重要的一项检查,医生会告诉准妈妈胎儿是头位(头先露)、臀位(臀先露)还是其他异常胎位。这是确定准妈妈顺产还是手术助产的重要依据。

血小板检查

许多准妈妈在孕晚期可能会出现血小板减少,因此,准妈妈在临产前还需要进行一次血小板检查,以确认血小板是否正常,为分娩过程中可能出现的意外做准备,以防准妈妈发生阴道撕裂或进行剖宫产时血液不凝固而出现意外。

血小板减少症的症状表现为皮肤及黏膜出血,体表可见出血点,或皮下成片出血形成紫斑,刷牙时牙龈、口腔出血,或者是便血、尿血等。如果出现此类症状,准妈妈应及时就医治疗。平时要注意不要受伤,提前入院待产,做好输血、补充血小板的准备。

内诊检查

内诊检查的目的主要是了解准妈妈的子宫口是否如期扩张,以及胎头衔接、产位、宫颈顺应情况等,帮助医生判断准妈妈适合采取哪种分娩方式。做内检的头天晚上,准妈妈应用清水将外阴清洗干净,并换上干净的内裤,选择易穿脱的衣裤,内检前排空膀胱。

孕 38 周后严密监测胎动

孕晚期,尤其是孕 38 周以后,由于宝宝胎头下降,胎动次数有所减少。准妈妈应该以 24 小时作为一个周期,来观察胎动是否正常。当胎动规律发生变化时,如胎动次数少于或超出正常次数,要格外小心。如果发现异常,如平均 1 小时内胎动次数少于 3 次,要立即去医院检查。

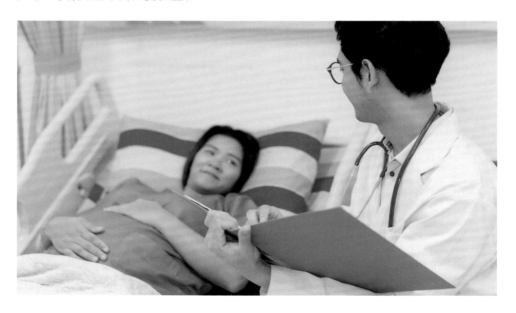

关于胎心监护

胎心监护是胎心、胎动、宫缩监测的简称,指应用胎心率电子监护仪将胎心率曲线和宫缩压力波形记下来供临床分析,是正确评估胎儿宫内状况的主要检测手段。

何时开始进行胎心监护

准妈妈一般从怀孕第 37 周开始每周做一次胎心监护,如有并发症,可以从怀孕第 32 周开始做。

怎样读懂胎心监护仪

胎心监护仪上主要有两条线,上面一条是胎心率,正常情况下波动在 120 ～ 160 次 / 分钟之间,一般基础心率表现为一条波形直线,出现胎动时心率会上升,出现一个向上凸起的曲线,胎动结束后会慢慢下降。胎动计数大于 30 次 / 12 小时为正常,小于 10 次 /12 小时提示胎儿缺氧。下面一条表示宫内压力,只有在子宫收缩时会增高,随后会保持在 20 毫米汞柱上下。

做胎心监护时准妈妈要做什么准备

做胎心监护不用特别准备,准妈妈只要吃饱喝足、保证自己是舒服的状态,观察胎儿在做胎心监护时是否处于清醒状态就行了。如果胎儿睡着了,是需要重新做胎心监护的。

协和专家特别提醒

不可不知的临产三大征兆

对于准妈妈来说,当预产期就要到了,她们不免担心临产之前可能会出现哪些征兆,以及如何应对的问题。

临产三大征兆之见红

见红是即将分娩的一大信号,因为胎儿即将离开母体时,包裹着胎儿的包膜与子宫开始剥落,多表现为阴道出现血色分泌物,俗称"见红"。准妈妈需要注意的是,不是见红了就立即分娩,一般见红后会很快出现规律性的宫缩,然后进入产程。但见红后要做好随时住院的准备。

如何区分假见红

有一些特殊情况也会造成阴道出血,这种不属于临产征兆。比如孕晚期或临产时发生无痛性反复出血,这可能是前置胎盘的征兆。一般来说,如果产前检查正常,平时无异常,预产期前后伴有宫缩,同时出现阴道出血,可以判断为"见红"。

见红后如何应对

如果只是淡淡的血丝,可不必着急去医院,留在家里继续观察,别做剧烈运动。如果出血量达到甚至超过月经量,颜色较深,并伴有腹痛,就要立即去医院。

一般见红后24小时内会出现宫缩

有规律的子宫收缩就是宫缩,这是临产的最有力证据。一般来说,见红后24小时内会出现宫缩,进入分娩阶段。但是也有见红后没有宫缩的情况。

临产三大征兆之宫缩

只有宫缩规律的时候才是产程的开始,如果肚子一阵阵发硬、发紧,疼痛无规律,这是胎儿向骨盆方向下降所致,属于前期宫缩,可能1小时疼1次,持续几秒转瞬即逝。当宫缩开始有规律,一般初产妇每10～15分钟宫缩1次,经产妇每15～20分钟宫缩1次,并且宫缩程度一阵比一阵强,每次持续时间延长,这就表示很快要进入产程了。

宫缩达到什么程度需要去医院

分娩并不是说开始就立刻开始的,是有一个过程的,所以即便是初产妇也不必惊慌,一般第一次分娩的准妈妈,胎儿会在孕38周左右头部入盆,孕39周以后开始出现不规律宫缩,从没有痛感到有痛感,持续的强度也会逐渐增强。

如果宫缩不规律,1小时之内不超过3次,准妈妈还能自由活动,这时一般离分娩还有较长一段时间,如果从家到医院的路程不远,可以不必着急去医院,等宫缩规律的时候再去就行。但是最好及时和医院取得联系,随时准备住院。

如果临近预产期,宫缩开始规律,初产妇每10～15分钟宫缩1次,经产妇每15～20分钟宫缩1次,并且宫缩程度一阵比一阵强,或者间隔时间逐渐缩短,那么就要及时去医院了。

临产三大征兆之破水

破水就是包裹胎儿的胎膜破裂了,羊水流了出来。破水一般在子宫口打开到胎儿头能出来的程度时出现。有的人在生产的时候才破水,有的人破水成为临产的第一个征兆。一旦破水,保持平躺,无论有无宫缩或见红,必须立即去医院。

破水是什么感觉

发生破水时准妈妈会感觉到一股热流从阴道流出,不能自控,类似尿失禁的感觉,有强烈的湿润感。临近分娩的时候要留意这些征兆。

破水后如何处理

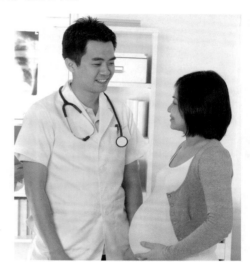

① 破水后,不管在何时何地,应立即平躺,并垫高臀部,不能再做任何活动,防止脐带脱垂、羊水流出过多。

② 立即去医院准备待产,在去医院的路上也要保持平躺。

③ 如果阴道排出棕色或绿色柏油样物质,表示胎儿宫内窘迫,需要立即生产。

④ 一般破水后 6 ～ 12 小时即可分娩,如果没有分娩迹象,大多会使用催产素引产,以防止细菌感染。

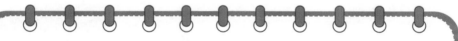

大夫贴心话

不是每个孕妇都同时有这些临产征兆

见红、宫缩、破水,这三者的出现没有固定的先后顺序,也并不是所有的准妈妈都会出现这些临产征兆。有的准妈妈子宫口全开了都没有发生破水,而是胎儿娩出和破水同时发生;有的出现假性宫缩后很快就进入规律宫缩,子宫口打开得也很快,整个生产过程非常迅速;可有的产妇虽然前期子宫口开得快,后期却又慢下来……总之,了解临产征兆,结合自我感觉,随时咨询医生,是非常安全的做法。

另外,需要肯定的是,妈妈天生有保护宝宝的本能,如果您自己拿不准,那就去医院,如果医生认为还不会那么快生,那就大胆回家。消除紧张、保持放松是最关键的,生产是个很自然的过程,相信自己一定能应对自如。

有些征兆不明显,不要忽视

有些临产征兆,像见红之类,非常明显,不易被忽视,但是还有一些不明显的征兆,同样不能忽视。

阴道分泌物增加

孕期黏稠的分泌物累积在子宫口,由于非常黏稠,平时就像塞子一样,将子宫口堵住。而临产时,宫颈胀大,这个"塞子"就不起作用了,分泌物就会流出来。这种现象多在分娩前数日或在即将分娩前发生。

感觉胎儿要掉下来了

这是胎儿头部已经沉入妈妈骨盆的一种反应。这种情况多发生在分娩前的一周或数小时。

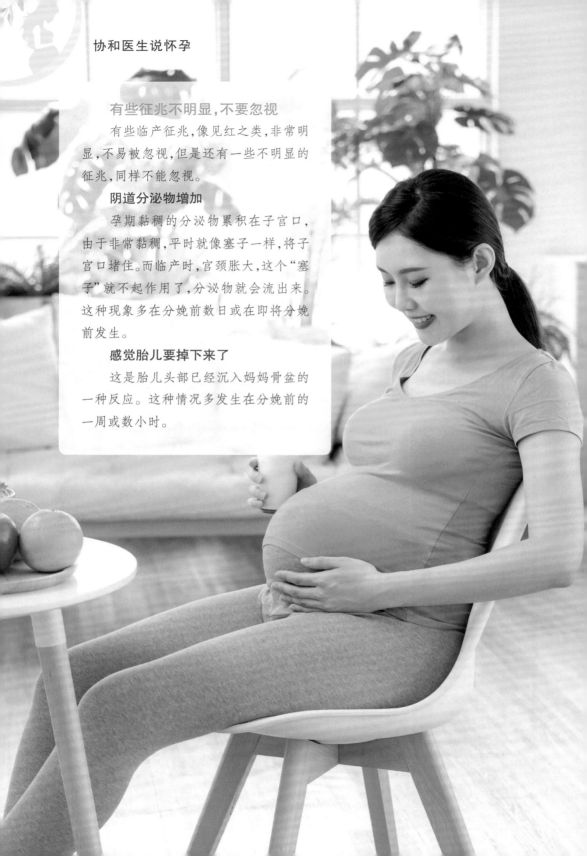

PART 4

分娩

　　所有准妈妈生下宝宝前,都会经历一段时间的疼痛。很多准妈妈想到要面临分娩痛时,心里都会打鼓。其实当准妈妈真的了解分娩痛之后,会发现,其实生孩子真的没那么疼……

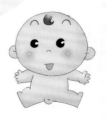

分娩前的准备

准妈妈待产时精神不宜紧张

准妈妈的情绪会影响分娩。如果准妈妈精神放松,可使子宫肌肉收缩规律、协调,子宫口容易开大,使产程进展顺利。如果准妈妈精神高度紧张,分娩时大喊大叫,会导致子宫收缩不规律,宫颈很难张开,会延长产程,甚至导致危险。而且,精神过度紧张的准妈妈往往不会利用宫缩间隙休息,如果休息不好,再加上吃不好,就会在分娩过程中得不到足够的热量和水分的补充,不能满足分娩期能量消耗的需要,造成极度疲劳,同样不利于顺产。

临产前怎样吃

临产前,阵发性宫缩带来疼痛和疲倦感,影响产妇的胃口,但不吃就没有力气分娩,所以要抓住宫缩间歇期积极进食,为生产积蓄体力。饮食以富含糖分、蛋白质、维生素、软烂、易消化的为好。可根据自己的爱好,选择面汤、稀饭、面条、肉粥、藕粉、牛奶、果汁、苹果、西瓜等食物,少食多餐。

如果快进产房了,不妨带些巧克力或分娩能量棒,它携带方便、营养丰富,能在很短时间内被人体消化吸收,产生大量的热量。在生产过程中随时吃一些,还有放松心情、减缓疼痛的作用。

如何选择分娩方式

在选择分娩方式前,医院会为准妈妈做详细的全身检查,检查胎位是否正常、估计胎儿大小、测量骨盆大小是否正常等。如果一切正常,准妈妈在分娩时就可以采取顺产的方式;如果有问题,医生则会建议采取剖宫产。有条件顺产的准妈妈还可根据自己的需要来决定是否选择无痛分娩,无痛分娩也有药物镇痛和非药物镇痛的选择。

头胎剖宫产,二胎能顺产吗

只要之前子宫恢复得好、胎儿体重控制得好,再次妊娠无顺产禁忌证,头胎剖宫产的准妈妈是可以实现顺产的,但生产过程中子宫破裂的风险会相对较高,而且随着剖宫产次数的增加,子宫破裂的危险性也相应增加。所以,临床上头胎剖宫产的准妈妈再次分娩选择顺产需要全程严密监控,在产程的观察中医生会尤其注意子宫破裂的先兆症状。

如果是头胎经过试产后出现难产而改为剖宫产的准妈妈,再次分娩时子宫口可能会开得快一些。如果是头胎直接进行剖宫产的二胎准妈妈,再次分娩时选择顺产的话,其子宫口还相当于初产准妈妈的状态,产程相对较长,对子宫下段瘢痕处压迫和拉伸时间也相应变长,那么子宫破裂的风险也会增高。

双胞胎及多胞胎妈妈分娩前的准备

在医疗技术发达的今天,多胞胎接生技术已经十分成熟。但是为了安全起见,不少医院选择剖宫产终止妊娠。但是怀有双胞胎或多胞胎的准妈妈也是有机会顺产的。要提前评估两个宝宝的胎位,根据助产人员的经验,充分告知分娩风险,理性选择分娩方式。因此在临产前也不必过分紧张,保持平常心态即可。在准备宝宝物品时,需要比怀有一胎的准妈妈准备得多一些。产前检查单一定要保存好。

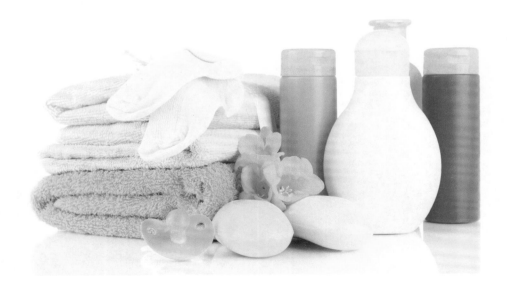

双胞胎或多胞胎的分娩方式

双胞胎的分娩方式取决于双胞胎在子宫内的姿势。如果两个宝宝都是头下臀上,或者一个头下臀上、一个臀上头下,是可以顺产的。两个宝宝的自然娩出间隔通常是 20 分钟。

如果两个胎儿都是臀下头上,或者是横位,就要实行剖宫产了。而多胞胎分娩,当前国内外众多产科医生和新生儿科医生都认为实行剖宫产术是最佳的分娩方式。

如果准妈妈有如下剖宫产适应证,为了母子的安全,也要进行剖宫产。

❶ 准妈妈患有重度妊娠高血压综合征,前置胎盘,较重的心脏、肝脏、肺脏、肾脏等并发症。

❷ 三胎及三胎以上。

❸ 估计胎儿体重小于 1500 克或大于 3000 克的。

❹ 胎位不正时,如双胎为非头位时,以剖宫产为宜。

❺ 具有单胎妊娠所具有的任一剖宫产特征,如头盆不称等。

多胞胎分娩时间会提前

大多数单胎准妈妈会在孕 38 ～ 42 周内分娩,但多胞胎准妈妈的分娩时间可能会提前到孕 37 ～ 39 周。很多的多胞胎准妈妈会在孕 37 周之前出现阵痛,早产的宝宝容易出现肺部发育不全,需要借助医疗手段维持生命体征。为了防止这一情况,怀有多胞胎的准妈妈在孕晚期一定要注意休息、适量饮水,避免提重物,学会观察宫缩情况。

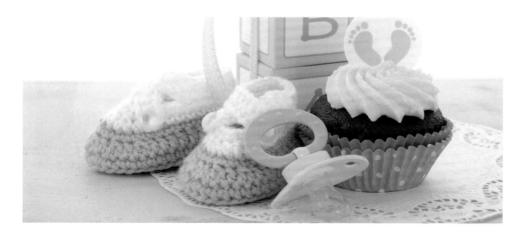

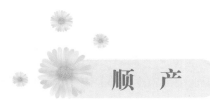

顺 产

顺产的四大条件

影响女性顺产的因素有哪些呢？准妈妈提前来了解一下吧。

产力

准妈妈需要一种把胎儿逼出来的力量，也就是子宫收缩力，即医学上所说的产力。产力有节率性、对称性、极性和缩复作用。这些特点能让子宫下段、子宫口和阴道慢慢地、被动地扩张开大，让胎儿平安娩出。一般来说，宫缩在孕晚期就已经出现，临近预产期出现的频率更高。

产道

产道就是胎儿从阴道娩出的通道，它包括骨通道和软产道。

软产道是由子宫下段、宫颈、阴道及盆底软组织构成的弯曲管道，通常是紧闭的。分娩时，由于强有力的宫缩以及胎头下降的挤压，软产道被动地、慢慢地张大，当扩张达到直径10厘米时，胎儿就可以顺利通过。

骨产道是通常说的产道，即骨盆，是一个8～9厘米深、形态不规则的椭圆形弯曲管道，管道中间还有两个坐骨棘，胎儿只能从两者中间通过。两个坐骨棘的平均距离为10厘米，所以，大脑袋的胎儿容易被卡住。

胎儿情况

胎儿的身体大小及胎位，是实现顺产非常重要的因素。

一个足月胎儿的头径为91～100毫米，而骨盆中最窄径线宽度约为100毫米。一般来说，3000～3500克的胎儿顺利通过骨盆是没有什么问题的，若胎儿的体重大于4000克，通过骨盆就会有一定难度。

有些胎儿位置不对，如仰面朝天、屁股或腿朝下，或头部不紧贴胸部等，在产道里不能及时转动以适应产道，可能会被卡住而影响娩出。

准妈妈的精神因素

精神的好坏会直接影响大脑皮质神经中枢命令的传送,使产力过强或过弱,直接影响胎儿的下降及转动,影响产程进展。焦虑和紧张会影响准妈妈的情绪、消耗她的体力,让她对疼痛的敏感性增加,使大脑皮质神经中枢指令的发放紊乱。

熟悉顺产的三大产程

第一产程的特点

第一产程为活动期,此时宫颈扩张从 4 ～ 5 厘米持续进展至 10 厘米。初次生产的妈妈需经历 16 ～ 18 小时。此时由于产程进展较快,宫颈变得较薄且柔软,宫颈扩张时产生较少阻力,子宫收缩较强,且持续时间更长,平均 3 ～ 4 分钟规律收缩 1 次。

第二产程的特点

子宫口全开以后,就进入第二产程。这时胎儿会慢慢往下降,产妇会感到疼痛的部位也逐渐往下移。胎头逐渐经由一定方向的旋转、调整下降,最后娩出。第二产程通常持续半小时到 3 小时。

第三产程的特点

第三产程是指从宝宝出生到胎盘娩出这段时间,等宝宝产出后将脐带分离,再等胎盘自行剥落或协助排出。第三产程通常于 15 分钟到半小时内完成。

第一产程切忌大喊大叫

打消顾虑,稳定情绪,保持安静,切忌大喊大叫,消耗体力。

吃好、喝好、睡好。可以吃些易消化的食物,如稀粥、鸡蛋、青菜、鱼和瘦肉等清淡的食物,可以多喝些糖水,以保证充沛的精力。

膀胱充盈会影响胎头下降和子宫收缩,所以要经常小便,排空膀胱,至少每 2 ～ 4 小时排尿 1 次。

主动向医生提供信息,如阴道是否流血、流水,宫缩时是否有屏气感等。

经医生许可才能用力。在第一产程快要结束时,为了度过子宫强烈收缩的阶段,在腹式深呼吸之间可轻微用力,但是不可刻意用力,必须获得医生或助产士的许可才行。所谓"轻微用力",是指能度过收缩程度的用力,而非使全劲、真正地用力。

宫缩时可采取一些辅助动作,如可以斜靠床旁,轻轻按摩下腹部,深吸气时将两手移向腹部中央,呼气时双手移向腹部两侧。腰骶部胀痛较重时,用手或拳头压迫胀痛处,直至疼痛减轻。

第二产程注意用力的方式

用力间隙做腹式深呼吸。当子宫收缩暂停时,可乘机做 2～3 次腹式深呼吸,为下次收缩时的用力做准备。

短促呼吸时不可发出声音。胎儿头部最大的部分要出来时,不可用力,只要反复做短促呼吸即可。此时,医生或助产士会教你怎么做,当你获得指示后,应立刻将手交叉放在胸上,无论如何都不可用力,只要"哈!哈!"地做短促呼吸。即使是轻微地用力或发出声音,都可能使胎儿的头部顺势迅速娩出,会对会阴部造成意想不到的伤害,有时甚至会伤及肛门。

第三产程注意与医生积极配合

两脚要尽量张开。胎盘娩出后,在外阴部消毒干净之前,两脚要尽量张开,以方便医生和助产士工作。

不可用手碰触下腹部,以免刺激子宫。在胎盘娩出之前,如果用手碰触下腹部,尤其是子宫的部分,会造成反射性的子宫口收缩,从而阻碍胎盘的娩出。

因分娩而使会阴部、外阴部或宫颈管部出现伤口,必须将伤口缝合。此时,要继续忍耐,并采取医生指示的姿势,与医生充分配合,以方便医生缝合阴道壁及阴道入口的伤痕,才不会妨碍日后的性生活。

产后 1 小时内开奶

开奶是指妈妈第一次给宝宝喂母乳,越早越好,一方面能迅速建立宝宝和妈妈的感情,让宝宝熟悉妈妈的味道,得到充分的安全感,而且能让乳腺管尽早得到疏通,避免涨奶的痛苦。另一方面,宝宝的吮吸动作能给妈妈的脑垂体有利的刺激,刺激多分泌催乳素,以便更早、更多地下奶。

如果分娩顺利,宝宝出生以后,护士将他放到妈妈的怀抱里,这个时候就可以给宝宝喂奶了。虽然可能吸不出奶,或者吸出来也很少,但是也要喂。

不过妈妈此时还没有出产房,还要平躺在产床上,操作起来有点不太方便,所以当护士抱来宝宝的时候,可以请她把宝宝放在他／她的嘴巴正好可以含到乳头的高度,然后妈妈自己用手臂托住他／她的后背和臀部,让他／她侧脸俯卧在自己身上。等他／她的嘴巴触碰到乳头就会自动寻乳,含住乳头开始吮吸。如果宝宝自己没有寻乳,就用手指顶着乳头在他／她嘴角边摩擦几下,刺激他／她来含乳。这一次吃奶没有时间限制,宝宝含着吸就让他／她吸,松开了就松开了,不必再给他／她喂。

如果护士没有抱来宝宝,可以询问一下。一般在宝宝、大人都没有问题的情况下,最好在 20 分钟之内开奶,最晚也应在 1 个小时内。

如果你是剖宫产,要等麻醉药效过后给宝宝喂奶。

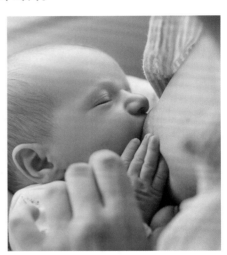

开奶后还要让宝宝多吮吸,这是刺激泌乳、疏通乳腺管最有效的办法。

刚开始给宝宝喂奶,头一次分娩的你可能会不好意思,也可能因为太累,想偷懒,但是一定要坚持一下,只要宝宝醒来,就要抱起来喂一喂,直到他吐出乳头为止。虽然真正下奶要在产后两三天,但是现在也不是一点都吸不出来的,虽然量比较少,但却是浓稠的初乳,营养价值是很高的。

排尿困难及时用导尿管

分娩的时候,胎儿头部经过产道时,会严重挤压尿道,可能使尿道发生一定的角度改变,这会导致产后第一次排尿困难。另外,分娩时膀胱也受到了很大的压力,容易充血、水肿,肌肉张力有所降低,神经也有可能受损,让你在膀胱充盈的时候仍然感觉不到尿意。还有些妈妈因为会阴疼痛而不敢排尿,憋得时间长了,第一次排尿的时候也不容易排出来。发生这种情况多数是第二产程较长的妈妈,而且初产妇比经产妇更容易出现这样的问题。

所以,回产房时,护士会叮嘱你在 2 小时后排尿,过后也会关注这个问题,要尽量在 4 小时内排出。如果顺产 6 小时后新妈妈还是排尿困难,就应用导尿管排尿。

无痛分娩

无痛分娩需要提前了解

常用的分娩镇痛方法可分为两种：一种是使用药物，应用麻醉药或镇痛药达到镇痛效果。另一种是不使用药物，是通过产前训练、指导产妇呼吸，以减轻子宫收缩时的产痛。陪伴分娩、水中分娩、音乐镇痛分娩、按摩疼痛部位或中医针灸等方法属于非药物性分娩镇痛。

呼吸法减痛需要准妈妈在产前学习、训练，在生产时才能应用。如果担心紧张、疼痛不能有效使用呼吸法的话，还可以选择一些辅助镇痛的工具，比如口腔开口器，可以通过物理的方式打开口腔，即使紧咬牙关，口腔依然能保证"O"型，增大呼吸空间，同时保持下颌与颈部以及肩膀的放松，能够减少分娩疼痛和缩短生产的时间。

音乐镇痛分娩是一种新型的、无副作用、无药物干预的、天然的镇痛分娩方式。基于不同产程阶段和产妇的各种身心、生理需求与感受，科学地运用音乐，结合呼吸、放松、催眠、自由体位、分娩球、抚触、按摩、导乐陪伴等方法进行系统服务，能有效减缓分娩疼痛，缩短产程时间，提升自然分娩成功率。

准妈妈需要提前了解药物分娩镇痛的利弊和适应证，在产程中合理应用。任何的医学操作都伴随一定的风险，无痛分娩也一样。

1. 可能会延长产程。麻醉可能会导致宫缩减缓、胎儿心率下降、产程变长等后果。

2. 可能增加产钳或吸引术的使用率。因为没有了痛感，有些产妇会不知道什么时候该用力，怎么使劲，一旦时间拖得太长就不得不使用器械助产。

3. 可能导致顺转剖。如果太早打麻醉药，胎头可能因伸展的姿势被卡住，四肢一直不蜷曲，无法下降至产道，导致不得不剖宫产。

当然，并不是所有产妇都会出现以上的风险，总的来说，无痛分娩还是比较安全的。还要注意的是，并不是所有孕妈都适合无痛分娩，血压过低、患有出血性疾病、背部皮肤有感染以及服用特定血液稀释药物的产妇，都不能进行硬膜外麻醉。

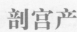

剖宫产

哪些情况需行剖宫产

施行剖宫产的情况有两种:一种是产前已经明确不能顺产,或者顺产对胎儿和母体有危险;另一种是在顺产过程中发生异常,必须紧急取出胎儿。具体说来,当出现这些情况时必须行剖宫产。

母体方面

❶ 骨盆狭窄或骨盆腔肿瘤:因阻碍产道,使产道狭窄,足月胎儿不能通过。

❷ 产前出血:如前置胎盘、胎盘早期剥离,为避免产时大出血,可能需要立即终止分娩。

❸ 母亲患有严重的心脏或肝肾疾病,不能承受自然分娩过程。

❹ 产程迟滞,即产程进展较慢或停滞。

❺ 母亲生殖道受到感染,如尖锐湿疣。

❻ 分娩过程发生问题,如先兆子宫破裂、产妇出现脏器衰竭等。

❼ 瘢痕子宫:产妇既往有剖宫产史、子宫肌瘤剔除或子宫破裂病史。

胎儿方面

❶ 胎儿窘迫:胎心音每分钟持续小于 120 次或大于 160 次,胎心监护提示胎儿缺氧、羊水被胎粪污染。

❷ 巨大儿:胎儿预估体重超过 4000 克,产程进展缓慢。

❸ 胎儿宫内发育迟缓,预计不能耐受阴道分娩者。

❹ 胎位不正,如横位、臀位等。

❺ 多胞胎怀孕且胎位不正。

❻ 胎儿畸形,或胎儿长肿瘤。

❼ 脐带脱垂。

剖宫产的注意事项

手术前注意保持身体健康,最好不要感冒。实施剖宫产前一天晚饭后就不要再吃东西了。手术前 6～8 小时不要再喝水,以免麻醉后呕吐,引起误吸。

一般以术后排气作为可以进食的标志,快的 6 个小时,慢的要 1～2 天。因为手术麻醉的作用会使肠道平滑肌的蠕动减弱,排气意味着肠道的消化功能已经恢复了。由于产后不能立刻下地活动,新妈妈可以在床上多翻身,这样有利于尽快排气。恢复进食后,最好食用一些蛋羹、藕粉等容易消化的食物,等到胃肠功能完全恢复后,再恢复正常饮食。

剖宫产时准妈妈的配合方法

不只是顺产需要准妈妈的配合,剖宫产也同样需要准妈妈的配合,使医生能准确地掌握病情,顺利地施行手术。

手术之前,医生要向准妈妈及其家属阐明与手术有关的问题,比如手术的理由、手术的全过程、手术中可能发生的意外,以使准妈妈有充分的思想准备,手术过程中能够密切配合。

产妇配合的一个重要方面就是如实报告自己的感觉,为医生提供准确的信息,以便医生能够有针对性地进行处理。尤其是在反映麻醉结果时要注意,麻醉并非越多越好,过多的麻醉药可能会引起不良后果。只要产妇信赖医生,在手术过程中听从医生的指令,真实反映情况,一般手术都会比较顺利、安全。

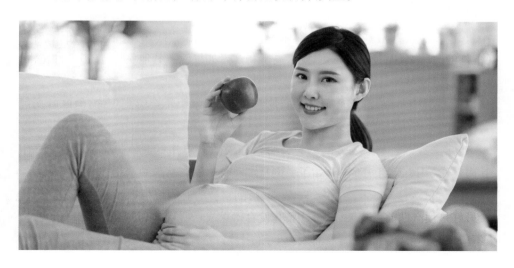

分娩中的其他常见疑问

顺产都要侧切吗

由于采用会阴正中切开的方式会有损伤直肠的危险,因此目前多采用会阴左侧切开术,简称"侧切"。侧切前会给孕妇进行局部麻醉,切口从会阴后联合中点向左侧45°切开,这样的切口不易延长累及直肠及直肠括约肌,但术后可能较疼痛。

并不是所有的顺产都需要侧切,但有以下几种情况则需要会阴切开:①初产妇会阴组织紧或胎头过大;②需要行阴道助产手术时,如产钳术或胎头吸引术等;③胎位不正;④早产胎儿对宫缩的耐受差,为避免早产儿颅内出血需要会阴切开;⑤为缩短第二产程,如妊娠高血压综合征、心脏或肺脏疾病患者;⑥胎儿宫内窘迫,或胎头停滞于阴道口,为使胎儿尽快娩出等情况。

会阴切开能缩短分娩时间,减少盆底组织松弛、产后阴道膨出及子宫脱垂,且不会影响以后的性生活。

剖宫产的认识误区

❶ 高龄产妇都应剖宫产:一般来说,高龄初产妇剖宫产的概率较高,但随着生活条件的改善,个人身体素质更好了,高龄初产者如果没有其他疾病,产道条件正常,也有很多可以顺产。

❷ 剖宫产不疼:剖宫产前会进行麻醉,所以手术中不会感到疼痛,但麻醉药过后,伤口的疼痛仍会持续很多天。

❸ 剖宫产有助于保持身材:打开骨盆和松弛韧带并不是顺产那一段时间产生的,而是在孕中、晚期就逐渐开始了。剖宫产对身材的影响与顺产是完全一样的。

❹ 可以选择剖宫产的时间:一般来说,剖宫产的时间应根据产妇情况由医生确定,最好是预产期前后几天,尽量让胎儿发育得更成熟些。产妇和家属不要自行决定,更不应该为了某个吉利的时辰而人为干预。

关于分娩的误传及真相

至今,仍然有很多关于分娩的荒诞说法,许多人信以为真。而这些说法从"过来人"的口中传递给临产准妈妈,常常会导致准妈妈紧张或担忧,给分娩增加额外的压力。因此,事先了解真相,有利于分辨与分娩有关的误传和认识误区。

误传 1:高度近视的产妇如果顺产,容易导致视网膜脱落

真相:分娩的第二产程,的确需要产妇配合医生屏气用力,但只要方法得当,是不会导致视网膜脱落的。高度近视的产妇要在产前进行眼科检查,了解是否有眼底病变、是否有视网膜脱落的风险,如果可以试产,要提前练习分娩正确的用力方法。

误传 2:打催产针可以生得快一点儿,减少宫缩时的痛苦

真相:催产针,也就是指产科医生常用的催产素,它的作用主要是加强子宫收缩,以促使婴儿娩出。是否使用催产针,并非由产妇或家属随意要求,它必须经产科医生进行细致的评估,并对产妇和胎儿进行一系列的检查和检测才可以决定。如超声测定胎盘的成熟度、胎儿的大小、羊水的状况等检查,对产妇宫颈条件的检查,以及对胎儿入盆情况的检查等。催产素使用正确,可以起到催生作用,若使用不得当,对产妇和胎儿都不利,严重时还会危及生命。所以,催产素的使用必须谨慎,作为产妇和家属,不要为此而干扰医生的决策。

另外,即使使用了催产素,也并不意味着宫缩及分娩就会立即开始,往往是使用催产素数小时后,临产才开始,而有的时候催产素根本起不到作用。如果没有其他危险因素,使用了催产素仍不能顺产的,就只能通过剖宫产来解决问题了。

因此,使用催产素并不像有的人想象的那样,缩短了产程,减轻了疼痛,使正常的分娩变得更轻松和顺利。除非是过期妊娠或者在其他必要的情况下,才遵从医生安排使用催产针。

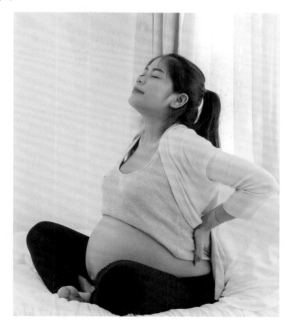

误传 3：临产前一定要吃巧克力，补充体力

真相：在待产时，医护人员会鼓励产妇吃一些东西，这是因为整个分娩的过程时间较长，产妇既要忍耐疼痛，又要在需要时配合用力以娩出婴儿，体力消耗非常大。如果没有足够的体力，分娩时用力会有损产妇的健康。有很多人首选巧克力，是因为巧克力能在短时间内被人体吸收，转化为大量热量。但此时进食，仍然要以自己的口味和习惯而定，有些产妇不喜欢吃甜食，吃巧克力会出现胃灼热，加重待产时的痛苦，则没有必要。像稀粥、蛋糕这样易消化、少脂肪的流质或松软的食物也可以吃。鸡蛋、肉类食物在胃里停留时间较长，容易在分娩过程中导致胃部不适，甚至呕吐，所以不宜进食。需要注意的是，不管吃什么都不能进食过多，同时要注意补充水分。还有专门为分娩研发的分娩能量棒，其实是更不错的选择。

误传 4：顺产会对膀胱造成损害，产后会憋不住尿

真相：产后的尿失禁，在医学上被称为压力性尿失禁。最常见的情形是，只要腹部一用力，例如咳嗽、大笑、腰腿的大动作等，就会漏尿。有些产妇顺产后可能会出现这种状况，但这不能完全归咎于顺产。因为在怀孕期间，随着胎儿逐渐生长，子宫不断膨胀、增重，就很容易造成固定膀胱颈及尿道的肌肉、韧带松弛，从而改变膀胱与尿道的正常位置。加之生产后骨盆肌肉、韧带也会相对松弛，膀胱和尿道的位置相对下降，这些就都为尿失禁提供了可能。这只是产后短期的自然现象，不应看作是顺产的坏处，并因此对顺产产生恐惧。只要产后很好地调养，适时、适度、科学地进行盆底肌肉的自我锻炼，避免过早负重，由于孕产原因引起的压力性尿失禁是可以痊愈的。

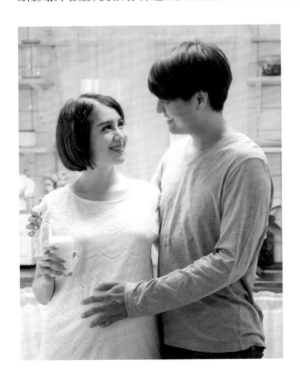

如果误认为剖宫产就不会有这样的担忧，那么也应该了解，剖宫产其实是一项有很大风险的手术，有引发多种并发症的危险，其中就包括手术切口对膀胱的伤害。

待产室里的准爸爸要做的事

搀扶准妈妈运动

在阵痛不强烈、羊水未破的时候，准爸爸可以搀扶准妈妈下床走动，不仅可以缓和准妈妈的紧张情绪，还有助于子宫口的打开。

为准妈妈提供食物

这个阶段需要耗费很长的时间，而且准妈妈的阵痛还没有达到高峰，准爸爸最好准备一些食物给准妈妈补充能量，让她有足够的体力迎接漫长的分娩过程。

帮准妈妈按摩以减轻阵痛

阵痛初期

臀部后方的疼痛：准妈妈用手抵住墙壁站立，准爸爸用掌缘或将手握拳，从准妈妈的裤线按摩至耻骨末端。按摩时准妈妈最好采用腹式呼吸。

耻骨上方疼痛：准妈妈屈膝坐下，双手轻轻握住脚腕。准爸爸蹲在准妈妈身后，握住其大腿内侧（靠近膝盖部位）并向后牵引。牵引过程中，准爸爸不得分开准妈妈的腿，身体不得随准妈妈一起向后移动，而应挺起胸膛，向前用力推准妈妈的背。

阵痛中期

松弛按摩：对准妈妈的身体进行按摩使其身体逐渐放松。轻揉或长时间的抚摸都可以。如果得不到改善，可进行揉捏按摩。

阵痛后期

骨盆疼痛：准妈妈侧卧，准爸爸在其腰部附近用力抚摸准妈妈臀部后方，按摩时间越长越好。

手臂按摩：准妈妈以舒适的姿势躺下，准爸爸握住准妈妈的手臂用力拉伸，轮流按摩双臂，用手指按压准妈妈的胳膊肘回弯处。

脚部按摩：准爸爸用力按压准妈妈踝骨上方5厘米处，采取与按摩手臂相同的方法按摩此处肌肉。

脚掌按摩：对准妈妈的整个脚掌进行按摩。用棉棒蘸水擦拭准妈妈的双唇。分娩时，准妈妈会耗费非常大的体力，需要及时补充水分，为了不打断生产过程，准爸爸可以用棉花棒蘸上温开水，擦拭准妈妈的双唇。

助力冲刺

在一些医院，准爸爸可以陪伴准妈妈进入产房，参与整个分娩过程，这时，准爸爸可以从以下方面助力准妈妈分娩。

安抚准妈妈的情绪

很多准妈妈会在分娩时脾气变得很暴躁、情绪失控、精神消极，这不利于分娩。准爸爸要以宽容的心态，在准妈妈耳边耐心地鼓励。随时告诉她生产状况，稳定她的情绪，使准妈妈的分娩顺利进行。

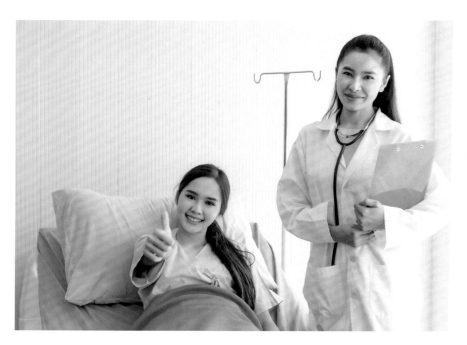

提醒准妈妈调整呼吸

分娩呼吸法有利于准妈妈更顺利地分娩，准爸爸应事前学习分娩呼吸法，在生产时配合助产士教导准妈妈正确呼吸，以帮助准妈妈更轻松、快速地娩出宝宝。

引导准妈妈用力分娩

准爸爸可以握紧准妈妈的手，让她更容易用力，同时给予准妈妈精神上的鼓励和支持，舒缓准妈妈紧张、痛苦的情绪。

• 协和专家特别提醒 •

顺产：请勇敢地选择

生产过程中最理想的就是顺产。关于生产我们开始认为最重要的几大因素是产力、产道、胎儿。

产力：也就是子宫的收缩力，很好的腹肌和大腿肌肉的力量以促进胎儿的下降。

产道：大夫会去测量骨产道和软产道，看看您的骨盆有没有出口的问题。

胎儿：是宝宝的大小和宝宝的位置。

所以准妈妈可以培养自己的产力、控制体重让胎儿大小合适。

后来我们发现除了这三个因素外，还有很重要的一点是心理因素。准妈妈要有必胜的信心，准妈妈知道凭着自己的信心和努力，并且相信宝宝也会配合，宝宝可以顺产来到世上的。

现在又提上日程的是自由体位。准妈妈在宫缩后，不是完全躺在床上，您要下来走、坐、慢舞，或者是坐在瑜伽球上，这样有助于生产。

产力　产道　胎儿 + 心理 + 自由体位

所以说成功的顺产，准妈妈要有很好的心理准备，很好的产力，准妈妈有不错的产道，胎儿大小合适，以及临产时用了很好的自由体位。自然设计女性就是会生孩子的。所以准妈妈们要特别有信心，绝大多数女性都是可以通过顺产把孩子生下来的。

有的准妈妈认为：自己生太疼了，简直无法忍受。剖宫产会使用麻醉药，既不疼，母子又平安,多好啊!

大夫的经验之谈:顺产是一种最自然的过程,生完还是完整的,没有缺陷。

●尽管暂时有宫缩的疼痛,但是准妈妈身上所有的伤口,甚至侧切的伤口都是暂时的,不是永久的。准妈妈不会有子宫上的切口,不会有剖宫产以及使用麻醉药等的副作用和风险,将来再次妊娠、瘢痕妊娠、剖宫产内膜异位症等风险对于顺产妈妈来说都是降低的。

●宝宝经过宫缩和产道的挤压可以预防感觉统和失调,就是因为生产挤压的过程,把宝宝视觉、触觉、听觉、嗅觉统和在一起了,这种宝宝不容易出现多动症。

●宝宝在肚子里是无菌状态的,他生出来的环境越天然越好,经过产道、母乳喂养,宝宝所接触的细菌都是最好的细菌。那么,他就可以预防比如常见的湿疹、过敏以及哮喘等过敏性疾病。

●经顺产的宝宝,新生儿湿肺的风险是最低的。

剖宫产是产科领域重要的、紧急的手术,是去抢救大人和孩子生命的一项技术,经剖宫产生产虽没有顺产那么疼,但由于麻醉药的止痛作用,分娩痛是减轻了,但在某种程度上存在以下风险。

●麻醉意外。

●若膀胱充盈或肠道胀气、存在粘连等异常情况,便易伤及膀胱或肠管。

●术后妈妈出血和产后感染率都较高。

●可能引起术后肠粘连、切口子宫内膜异位症。

●再次怀孕可能会发生瘢痕妊娠(怀孕时胚胎种在瘢痕上),这种情况可能引起大出血。

还有,剖宫产的妈妈恢复是要慢一点的。下地、喂奶、进食都要差一点。

有的准妈妈认为:顺产会导致阴道扩张,使其失去原有弹性,由此降低敏感度而影响性生活质量。

大夫的经验之谈:实际上无论是哪一种分娩方式,只要怀孕都会造成盆底肌肉的损伤,导致阴道松弛,而这就需要准妈妈做一些盆底肌肉的锻炼。

部分顺产的新妈妈可能出现暂时的性功能下降,但这是由以下因素造成的。

●分娩后体内性激素水平骤降,提不起性欲。

●分娩时阴道壁神经受压,导致性刺激敏感度降低。

●新妈妈要哺乳、哄孩子,精力容易不足。

随着新妈妈身体复原,性激素水平恢复到原有水平,性功能也会随之恢复正常。因此,性敏感度与顺产无关,完全不必为此担心。

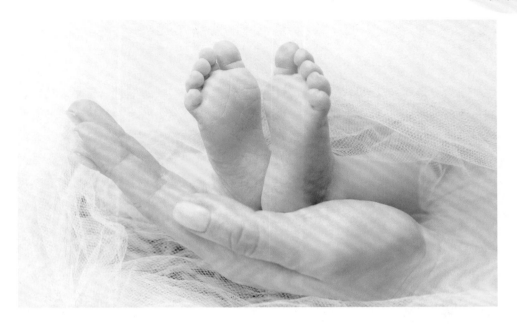

有的准妈妈认为：顺产时，使骨缝打开、骨盆结构发生改变，产后很长一段时间没办法恢复孕前身材。

大夫的经验之谈：顺产的新妈妈在子宫收缩的作用下，打开、扩张的是宫颈，并非骨盆的骨缝儿，宝宝娩出后 1 个月左右宫颈口会关闭。

但在孕期，为了顺利分娩，准妈妈体内激素水平的变化会使连接骨盆的韧带松弛，这与分娩方式无关，分娩后会慢慢恢复。因此，顺产不会影响日后体形恢复。新妈妈在分娩后应坚持母乳喂养、合理进食、适当运动，身材一定能恢复到孕前。

有的准妈妈认为：如果没力气生产，顺产不成，还是得剖宫产，还不如一开始就剖，免得受二茬罪。

大夫的经验之谈：产力与体质不是绝对成正比的，子宫收缩是生理性、规律性的，分娩动力神奇而巨大，因此符合顺产条件的准妈妈，要给自己试产的机会。

为了增强产力，准妈妈需要在孕期加强运动。顺产是个动态的过程，一些突发情况是不可预知的，如胎心率、胎位、羊水情况、准妈妈的血压和产程进展等，二茬罪的确存在，但发生率比较低，仅占 5%～10%。因此，别放弃顺产的机会而直接选择剖宫产。医生评估后没有剖宫产适应证的话，准妈妈就勇敢地顺产吧！

顺产妈妈的福利：无痛分娩

应对分娩痛可以采用无痛分娩解决。无痛分娩也称"分娩镇痛"，简单来说就是利用各种医学措施，对分娩痛进行一些"镇压"的分娩方式。这种分娩方式可以减轻准妈妈的剧痛感，在一定程度上能消除准妈妈对分娩疼痛的恐惧。而且无痛分娩也会让准妈妈在第一产程得到充分休息，为之后的分娩保存体力。目前应用最为普遍的无痛分娩法为硬膜外阻滞镇痛分娩法。它的具体做法是将适量浓度的局部麻醉药及镇痛药注射到准妈妈的硬膜外腔，阻断其支配子宫的感觉神经，减少其在分娩时的疼痛感。

【准妈妈的困惑】

无痛分娩是在彻底"消灭"产痛吗？

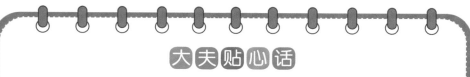

大夫贴心话

不是的！无痛分娩是通过阻滞痛觉神经传导，以此来缓解宫缩过多带来的负面影响。也就是说无痛分娩是减轻产痛，而不是让产痛消失。

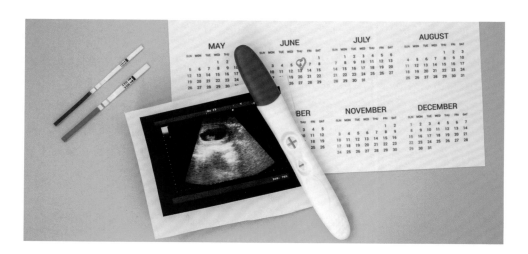

【准妈妈的困惑】

我都无痛分娩了,还用使劲儿吗?

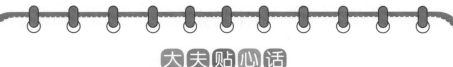

大夫贴心话

需要!无痛分娩所用的镇痛药是一种感觉与运动分离的神经阻滞药,它只是麻痹了准妈妈的感觉神经,但运动神经和其他神经是不受影响的。所以,分娩期间,准妈妈的肌肉活动是完全自如的,能感觉到腹肌收缩和子宫收缩,准妈妈可以根据医护人员的指令用力。如果没有用力的感觉,准妈妈也可以在医护人员的指导下使劲,促进分娩的顺利完成。

【准妈妈的困惑】

所有的准妈妈都可以无痛分娩吗?

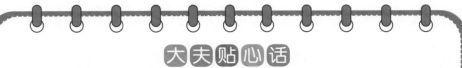

大夫贴心话

不是所有。无痛分娩让准妈妈不再经历宫缩疼痛的感受,减少对顺产的恐惧,但并不是所有的准妈妈都适合采取无痛分娩方式。不适合选择无痛分娩的准妈妈有以下几种。

1. 准妈妈有顺产禁忌证,如胎盘早剥、前置胎盘、胎儿宫内窘迫等,不适合无痛分娩。

2. 准妈妈有麻醉禁忌证,如对麻醉药或镇痛药过敏、耐受力超强等,也不适合无痛分娩。

3. 准妈妈有凝血功能障碍,也不能采用无痛分娩。

4. 准妈妈有妊娠合并心脏病、腰部有外伤史等情况,应提前告知医生,由医生决定是否进行无痛分娩。

附 录

备孕男性检查项目

检查项目	检查内容及目的	检查方法	准妈妈的检查记录
血常规	白细胞、红细胞、血沉、血红蛋白、血小板等，判断是否贫血、感染或患有血液病	静脉血检查	
血型	ABO 血型，Rh 血型，预测是否会发生血型不合	静脉血检查	
染色体检查	检查遗传性疾病，减少由染色体异常导致的缺陷儿出生	静脉血检查	
肝功能、肾功能	检查肝功能、肾功能是否正常	静脉血检查	
精液检查	了解精液中精子是否有活力，是否患有精子减少症、弱精子症	精液常规	
传染病检查	肝炎、梅毒、艾滋病等传染病检查	静脉血检查	
男性泌尿生殖系统检查	检查是否有隐睾、鞘膜积液、斜疝、尿道流脓等情况	超声检查	

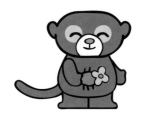
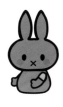
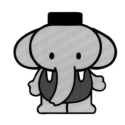

备孕女性孕前常规检查

检查项目	检查内容及目的	检查方法	准妈妈的检查记录
生殖系统	通过白带常规筛查滴虫、霉菌、支原体、衣原体感染的阴道炎症，以及淋病、梅毒等性传播疾病。如患有性传播疾病，最好彻底治疗后再怀孕，否则会有流产、早产等危险。通过彩色多普勒超声检查是否患有子宫肌瘤、卵巢肿瘤、子宫内膜异位等妇科疾病，这些都是引起异位妊娠的重要因素	白带常规筛查、彩色多普勒超声检查	
肝功能及乙肝五项	肝功能包括谷丙转氨酶、谷草转氨酶等项目，如有异常应及早查找原因并治疗。乙肝五项可以检查准妈妈是否患有肝炎或携带乙肝病毒。如果处于肝炎活动期，需先行治疗，如果准妈妈是乙肝病毒携带者要咨询医师，尽量避免肝炎病毒垂直传播	静脉血检查	
肾功能	检查准妈妈的肾功能，有助于肾脏疾患的早期诊断	静脉血检查	
尿常规＋沉渣	检查尿酸碱度、红细胞、白细胞、蛋白质及尿糖定性等	尿液检查	
凝血	检查凝血酶原时间、部分活化凝血酶原时间等	静脉血检查	
空腹胰岛素	检查血糖和胰岛素水平	静脉血检查	
口腔检查	检查牙齿是否健康，健康的话只需洗牙，不健康要及早治好，该修补的修补，该拔掉的拔掉	口腔科医生诊断	
妇科内分泌	诊断月经不调等卵巢疾病，为受孕和孕期做好健康准备	静脉血检查	
血常规	检查血红蛋白、白细胞、血小板等，排除血液系统疾病及感染问题	静脉血检查	
血型	包括 ABO 血型和 Rh 血型鉴定，目的是判断是否为 Rh 阴性特殊血型，避免发生因母胎血型不合所导致的新生儿溶血症	静脉血检查	
染色体检查	检查遗传性疾病，减少由染色体异常导致的缺陷儿出生	静脉血检查	

续表

检查项目	检查内容及目的	检查方法	准妈妈的检查记录
心电图	检查心脏情况,排除心律失常等问题	心电图	
甲状腺功能	促甲状腺激素、游离甲状腺素、甲状腺过氧化酶抗体	排除甲状腺功能亢进(下文简称甲亢)或甲状腺功能减退(下文简称甲减)的可能	

备孕女性孕前特殊检查

检查项目	检查内容及目的	检查方法	准妈妈的检查记录
优生四项(TORCH)	检查风疹病毒、弓形虫、巨细胞病毒和单纯疱疹病毒。因为怀孕后一旦感染风疹病毒,特别是怀孕头三个月,会引起流产和胎儿畸形	静脉血检查	
性病检测	艾滋病、梅毒等性病都具有传染性,会严重影响胎儿的健康	静脉血检查以及分泌物的实验室检查	
心理状态测评	心理健康状态、社会支持和夫妻、婆媳等亲密关系也会影响到孕育和养育状态,提前诊断并治疗抑郁、焦虑,学会情绪控制非常关键	问卷调查、咨询访谈	
营养素检测	检查血脂、铁、碘、硒、叶酸、维生素A、维生素B、维生素D、维生素E水平及叶酸代谢基因等,精准营养管理,个体化科学选择膳食补充剂	静脉抽血、尿液检查	
体成分分析	了解身体脂肪、肌肉和水分的组成,了解是否有肌少症、脂肪含量过多的问题,加强科学合理的运动	体成分检测仪器检测	
中医调理	对健康夫妇进行体质辨识、药食同源指导,对亚健康和患病夫妇进行中西医协同治疗	中医四诊	

注:参考价格受地域及时效影响,具体价格请与当地相关部门确认。

孕前疫苗接种一览表

疫苗	前因后果	接种时间	免疫效果	好孕提示	我的检查记录
风疹疫苗	孕期如果感染风疹病毒，有25%的概率出现先兆流产、胎死宫内等严重后果，也可能会导致胎宝宝出生后发生先天性畸形或先天性耳聋	孕前3个月或更早	有效率在98%左右，可以达到终身免疫	注射前先抽血检查有无抗体，如有则不必注射	
乙肝疫苗	乙肝病毒可透过胎盘屏障垂直传播给胎宝宝，还可导致胎宝宝发生先天性畸形	孕前9个月接种第1针，此后1个月时注射第2针，6个月时注射第3针	免疫率可达95%以上，免疫有效期在7年以上	接种前先做"乙肝五项"检查，如无抗体则需注射3针	
水痘疫苗	孕早期感染水痘，可导致胎儿出生后患上先天性水痘或新生儿水痘；孕晚期感染水痘，可能会导致准妈妈患严重肺炎	孕前3~6个月	终身免疫	接种前先抽血检查有无抗体，如有则不必接种	
流感疫苗	孕期感染流感病毒，容易导致准妈妈抵抗力下降	孕前3个月	1年左右		
狂犬病疫苗	准妈妈被猫、狗咬伤的意外情况	随时接种	1年左右	灭活疫苗，不会对胎儿产生不利影响	
破伤风疫苗	准妈妈被利器割伤的意外情况	随时接种	1年左右	灭活疫苗，不会对胎儿产生不利影响	

图书在版编目（CIP）数据

协和医生说怀孕 / 马良坤主编. —— 北京：人民卫生出版社，2022.1

ISBN 978-7-117-32694-0

Ⅰ.①协… Ⅱ.①马… Ⅲ.①妊娠期－妇幼保健－基本知识 Ⅳ.① R715.3

中国版本图书馆 CIP 数据核字（2021）第 277729 号

| 人卫智网 | www.ipmph.com | 医学教育、学术、考试、健康，购书智慧智能综合服务平台 |
| 人卫官网 | www.pmph.com | 人卫官方资讯发布平台 |

协和医生说怀孕

Xiehe Yisheng Shuo Huaiyun

主　　编：马良坤

出版发行：人民卫生出版社（中继线 010-59780011）

地　　址：北京市朝阳区潘家园南里 19 号

邮　　编：100021

E - mail：pmph @ pmph.com

购书热线：010-59787592　010-59787584　010-65264830

印　　刷：北京铭成印刷有限公司

经　　销：新华书店

开　　本：710×1000　1/16　**印张**：17

字　　数：313 千字

版　　次：2022 年 1 月第 1 版

印　　次：2022 年 3 月第 1 次印刷

标准书号：ISBN 978-7-117-32694-0

定　　价：58.00 元

打击盗版举报电话：010-59787491　**E-mail：WQ @ pmph.com**

质量问题联系电话：010-59787234　**E-mail：zhiliang @ pmph.com**

28